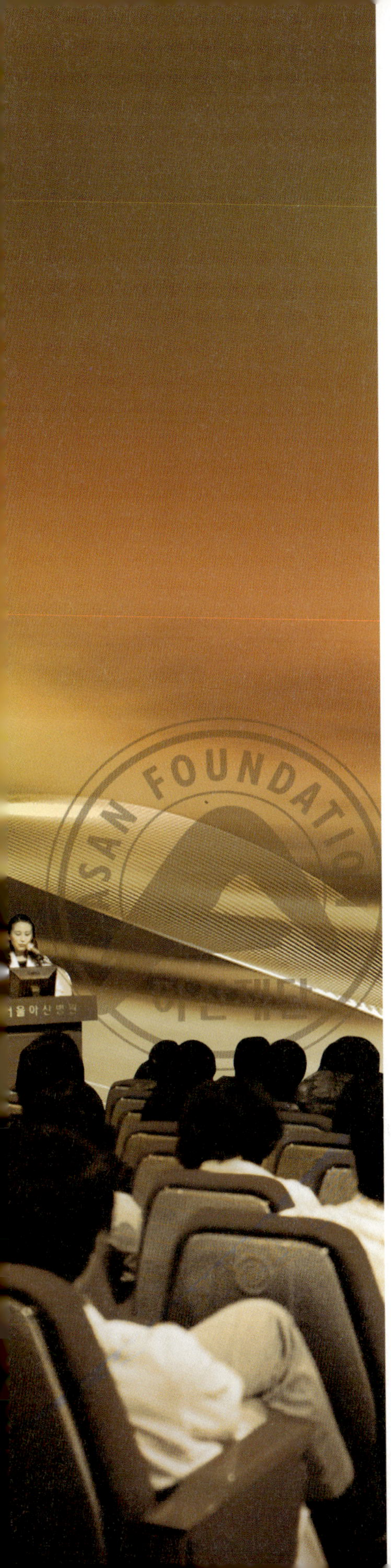

울산대학교 의과대학 서울아산병원 내과

CASE of the WEEK

• 편집 서울아산병원 내과 전공의위원회

• 감수 홍창기

군자출판사

울산대학교 의과대학 서울아산병원 내과

Case of the Week

Asan Medical Center Department of Medicine Case of the Week;
Edited by Residency Program Committee, Introduction by Changgi Hong

첫째판 인쇄 | 2012년 4월 10일
첫째판 발행 | 2012년 4월 20일

편　　집　서울아산병원 내과 전공의위원회
감　　수　홍창기
발 행 인　이규형
편집디자인　오선아
표지디자인　김명애
발 행 처　군자출판사
등　　록　제 4-139호(1991. 6. 24)

본　　사　(110-717) 서울특별시 종로구 인의동 112-1 동원회관 BD 6층
Tel. (02) 762-9194/5　Fax. (02) 764-0209

ISBN 978-89-6278-552-4

정가 50,000원

발 간 사

울산대학교 의과대학 서울아산병원 내과 Case of the Week를 발간하게 된 것을 전체 내과의국원과 더불어 축하하는 바입니다.

의학지식을 습득하는 가장 좋은 방법은 환자 증례를 통한 학습입니다. 우리 내과에서는 1989년 병원 개원 때부터 매주 교육적 가치가 있는 환자증례를 Case of the Week라는 집담회를 통하여 발표하고 공유함으로써 내과 안에서의 교육의 도구로 삼고자 하였습니다. 제가 매주 Case of the Week 집담회에 참석하면서 항상 느끼는 바는 발표되는 증례에서 배울 점이 매우 많아서 발표 후 그냥 버려두기에는 아깝다는 것이었습니다. 이에 지난 해에 내과전공의위원회 교수님들과 몇몇 전공의가 중심이 되어 그간에 발표되었던 증례를 정리하여 책으로 묶게 되었습니다. 이제 누구라도 언제든지 서울아산병원내과에서 경험한 좋은 증례를 책을 통하여 공부할 수 있게 되었습니다. 또한 수년 후 또는 수십 년 후의 세월이 지난 후에 우리의 후배 의사들이 현 시대의 의사들이 어떤 환자들을 경험했고 또 어떻게 치료했는지 구체적인 자료가 되어 줄 수 있게 되었습니다.

우리 내과 의국은 300명이 넘는 의국원(교수 및 staff 116명, 임상강사 76명, 전공의 112명)이 모여 매일 환자를 돌보고, 연구하고, 그리고 서로 교육하는 커다란 조직입니다. 우리가 하는 일은 참으로 중요하고 보람있는 일이며, 따라서 우리 의국 구성원 모두가 큰 자부심을 가지고 각자 맡은 일에 더욱 정진하여 주실 것을 당부 드립니다.

다시 한번 서울아산병원 내과 Case of the Week의 발간을 축하하면서 그간 책 발간에 힘써 주신 여러분들께 감사의 말씀을 드립니다.

서울아산병원 내과장 **이 규 형**

Case of the Week를 내면서

서울아산병원 내과의 Case of the Week를 참석한 지 20년이 넘었지만 증례를 토의할 때마다 저는 신선한 도전을 만납니다. 내과 증례들은 늘 저의 지식과 경험의 바닥을 두드리기 때문입니다. 그간의 많은 증례들을 통해 알게 된 것은 사람의 얼굴만큼이나 환자는 다양하다는 것입니다.

오래 전부터 Case of the Week에서 다룬 증례들을 정리하고 싶었습니다. 우리가 만나 온 어려운 환자들은 다른 내과 의사들에게도 공통적인 고민일 것이기 때문입니다. 그리고 이 증례들이 내과 전공의들에게 선행 학습이 되면 유사한 환자들에 대한 진단이 좀 더 수월해 지지 않을까 하는 생각도 했습니다. 특히, 사람의 질병이 사회환경과 무관하지 않은 것이라 할 때 이 증례집은 서양 교과서적인 감별진단이 아닌 우리 현실에 맞는 감별진단을 하는데 도움이 될 수 있을 것입니다.

이 책은 '정리된' 증례집이 아닙니다.

이것은 서울아산병원 내과에 입원된 환자들이 어떻게 진단되고 치료되었는지를 현실 그대로 보여 주는 기록입니다. 독자들은 자신도 가상의 주치의가 되어 이 환자들을 진단하고 치료해 볼 수 있을 것입니다. 마치 가지치기를 하지 않은 나무같이 때로 부정확한 추론들이 삐져 나와 보일 것입니다. 또한 전공의들의 의무 기록을 맨 얼굴로 보여주는 것이기 때문에 Problem-Oriented Medical Record(POMR) 상의 미흡한 부분도 있습니다. 그러나 평범해 보이는 증상, 미세한 징후 속에 숨겨진 병태생리학적 의미를 포착하고 검사 결과와 영상 등을 나름대로 통합해 보는 것은 독자들에게 흥미로운 일이 될 것입니다.

아무쪼록 이 증례집이 동료 의사들, 특히 내과 전공의들에게 간접 경험을 일으켜 유사한 환자들이 좀 더 잘 진단받고 치료되기를 바랍니다. 끝으로, 이 책이 나오게 되기까지 협조해 준 모든 서울아산병원 내과 의국원들께 감사드리고 특별히, 원고의 중요한 부분마다 comment를 달아 주신 홍창기 선생님과 편집을 위해 많은 시간을 함께 수고해 준 최상호 선생께 감사드립니다.

서울아산병원 내과 전공의위원회 위원장 **임 채 만**

Why Case of the Week? Why POMR?

서울아산병원 내과에서 시행하고 있는 "Case of the Week"(임상증례토론회)은 우리나라 타 교육병원에서는 보지 못하는 독특한 점이 있다. 이는 임상현장에서 의사가 진단과 치료에 관한 결정을 어떻게 내리는지 그 추론의 과정을 훈련시키려고, 실제 있었던 증례자료를, 진료현장을 simulation 하는 식으로 진행되는 것이기 때문이다. 전공의가 의학지식을 축적하는 것은 필수적인 준비이지만, 그것만으로는 임상현장에서 올바른 판단과 결정을 내리는데 충분하지 않다는 것은 모두가 주지하고 있다. 그 축적된 지식을 활용하여 적절한 결정을 내리는 skill은 의과 대학 교과과정이나 수련과정 아무데서도 정식과목으로 학습할 기회가 없는 것이 현실이다.

1960년대 서울대학교병원에서 내과 전공의 과정을 마치고 기회가 있어 1970년대에 미국의 한 대학병원에서 내과 전공의 과정을 다시 밟은 일이 있었다. 당시 내과 과장은 Harvard 의과 대학병원에서 온 비교적 젊은 분이었는데, 매주 임상증례토론회를 직접 주관하였다. 이것은 내가 그때까지 못 본 방식으로 진행되었고 전공의 수련에 참 좋다고 생각했다. 환자에게서 단계별로 수집한 자료를 가지고 그때 그때 어떻게 다음 단계의 진단이나 치료에 관한 올바른 결정을 내리는 가를 토의하였다. 그가 주관하는 이 임상증례토론회에는 내과의 전스태프가 참석하게 되어 있어 어떤 문제나 어떤 issue에도 그 자리에서 즉시 권위 있는 전문적 자문을 스태프로부터 얻을 수 있었다. 그 때문에 예상 못한 문제에 대한 자문을 해야 하는 스태프들에게는 좀 부담스러웠어도 배우는 입장의 전공의들에게는 그 이상 좋을 수가 없었다. 환자로부터 자료를 수집하는 일은 전공의 몫이기에 필요한 검사를 빠트리지 않으면서 불필요한 검사는 절대로 해서는 안 되었다. 왜 무엇은 안했느냐, 왜 무엇은 했느냐, 무슨 생각을 했느냐, 왜 그렇게 생각했느냐 등의 질문을 받을 때 곤경에 처하지 않으려고 엄청난 준비를 하고 긴장하곤 했다. 이 conference에 참석하면서 이런 것을 한국에 도입하여 전공의 수련과정에 활용하면 참 좋겠다고 생각했다.

때마침 많은 미국의 교육병원에서는 Weed가 개발한 문제중심의무기록(Problem-Oriented Medical Record, POMR)을 채택하고 있었는데, 내가 수련을 받던 병원에서도 이 system을 도입하기로 하고 전공의는 물론 스태프들도 workshop에 같이 참석하여 배웠다. 내가 한국에서 임상수련을 받을 때 진단 란에 "Impression"이라고 쓰는 것이 주관적인 개인의 "인상" 만으로 치료를 하겠다는 것 같아 못마땅했는데, POMR에서는 진단자리에 "문제"가 들어서고, 반드시 병명이 아니어도 된다고 하여 '아! 바로 이것이구나' 하는 생각이 들어 잘 배워 가지고 가야겠다고 결심했다. POMR은 과학적 사고를 요하며 확실하지 않은 것은 확실하지 않은 것으로 인정하고 기록하는 솔직함이 있었다.

나는 POMR이 앞서 말한 미국대학병원의 임상 증례 토론회와 그 기본적인 사고방식이 잘 합치된다는 것을 간파하였다. 이 둘을 잘 접목하면 scientific principle에 근거한 clinical reasoning skill을 가르치는, 지금까지

Why Case of the Week? Why POMR?

체험한 것 중 가장 효과적인 teaching platform이 될 것이라는 확신을 가지게 되었다. 이러한 속셈 때문에 나는 수련을 받으면서도 학습과정에 대한 많은 자료에 접하고 나름대로 mental experiment를 하는 버릇이 생겼는데 마침 서울아산병원의 내과과장직을 맡게 되었다. 내가 내과 수련을 받을 때 체험했더라면 좋았을 것이라고 생각되는 여러 가지를 시도하고자 했다.

그 중에서도 "Case of the Week"는 가장 정열을 바쳤던 program이었다. POMR은 과학적 임상추론을 돕는 가장 효과적인 도구라는 확신으로, 전공의가 이 도구를 잘 사용하도록 숙달시키려는 노력을 기울였다. 다른 술기와 마찬가지로 이 도구를 사용하는 술기도 숙달하면 art의 경지에까지 이를 수 있다고 생각한다. 술기의 숙달은 제2의 천성이 될 때까지 계속 반복하는 노력을 기울여야 가능한 것이다. 제 2의 천성이 되면 그때는 생각하지 않고 "반사적으로" 해도 잘하게 된다. 운동선수와 음악연주가가 매번 지식과 원리를 생각하며 경기하고, 연주하지 않는다.

나는 운동선수를 배출하는 것이나 음악가를 배출하는 것과 임상 수련을 비교한다. 운동 coach나 음악 lesson을 시키는 사람은 배우는 사람이 제대로 하는지 잘 못하는지를 현장에서 check하고, 필요한 교정을 그때그때 해 주는 과정을, 제대로 할 때까지 몇 번이고 되풀이 한다. 전공의 지도도 이처럼 지도교수의 헌신이 요구되는 일이다. 훌륭한 의사를 길러내는 일이 훌륭한 운동선수나 훌륭한 음악가를 길러내는 일보다 쉬우리라고 기대할 수는 없지 않은가. 전공의가 의무기록을 제대로 작성하는지 그렇게 못하는지를 check하고, 잘 안되면 그때그때 몇 번이고 교정해주는 일이, 병실이나 외래에서 이루어지지 않고 있는 것이 현실이다. 지식을 전수하는 것이 아닌, 임상술기를 숙달시키는 과정에 들이는 노력은 아직도 충분하지 않다.

사실 임상경험이 많은 선생님들이 진료하는 것을 보면 마치 임상추론이 생략되고 직관에 의해 판단하고 결정하는 것처럼 보이기도 하지만, 이는 그 reasoning skill이 상당한 경지에 다다랐기 때문에 추론의 과정이 거의 무의식적인 것처럼 보이기 때문이다. 이런 분께는 POMR의 각 단계를 차근차근 밟아 간다는 것이 불필요한, 오히려 귀찮은 일로 느껴지는 것이 사실이고, 아직 숙달되지 않은 전공의에게 POMR의 각 단계를 차근차근 거쳐가도록, 그래서 숙달될 때까지 반복해지도 한다는 것이 견디기 어려운 작업으로 느껴진다. 더구나 매년 새로 입국하는 전공의에게 또 처음부터 시작해 같은 교육을 해야 하는 것은 교육적 사명감 없이는 어려운 일이다.

미국에서 신장내과 스태프로 일하면서 체험한 중요한 전기가 또 하나 있다. 나름대로 성실하게 환자중심의 진료를 한다고 했어도 환자의 outcome은 기대한 만큼 만족스럽지 못하여 왜 그런지 이해할 수가 없었다. 많은 성찰과 연구 끝에 터득한 insight는, 한마디로, 내가 배워 가지고 있었던 인간관, 질병관이 불충분하다는 것이었다. 내가 의과대학에서 또, 내과 수련 중에 배운 것은 인체에 관한 것, 질병이 어떻게 생기고 증상과 증후가 어떻게 해서 나타나게 되는지 하는 pathogenesis, pathology 위주의 공부였다(정신과학에서 정신이나 심리적인 면에 접하기는 했지만). 그리고 치료는 그 pathology, pathogenesis를 correct하여 정상으로 돌이키는 것을 목표로 하는 paradigm 의 임상의학이었다. 그러나 pathology를 normal로 되돌이킬 수 없는 경우가 허다하다는 것을 임상체험으로 알게 되었고, pathology가 정상화되지 않아도 삶을 잘 견디고, 삶에서 의미를 찾아 "건강하게" 삶을 지속해 가는 경우를 허다하게 경험하면서 임상의학의 paradigm 변화가 필요함을 절감하게 되었다. 즉 pathogenesis(genesis of disease)에 기반을 둔 의료에서 holiogenesis(genesis of health, genesis of wellness; 이 단어는 사전에도 없는, 내가 만들어낸 말이다)를 추구하는 의료로의 전환이 필요하다고 생각했다. Human health의 신체적 측면, 심리적 측면, 사회적 측면에 덧붙여 한 걸음 더 나아가 가치와 의미를 고려하는 spiritual dimension도, 사람 건강의 필수요소라고 생각하게 되었다. Holistic medicine은 이 네 가지 측면을 다 고려하는 의료이고, 의사는 늘 이것을 염두에 두어야 한다는 생각을 갖게 되었다.

그렇다면 holistic medicine을 구현하기 위하여 POMR이라는 도구와 임상추론이라는 술기를 어떻게 적용할 것인가? 결론적으로 말하면, history taking이 그런 면에서 대단히 중요하다는 것이다. 병력청취는 단순히 질병관련 자료수집의 과정이 아니라, 의사와 환자의 인간관계가 시작되는, 신뢰를 획득하는, 사실상 치유가 이미 거기서 시작되는, 중요한 수순절차라는 것을 요즈음 진단학에서도 강조하고 있다. 병력을 청취하는 중, 사회적 존재로서의 인간, 영적존재로서의 인간을 이해하기 위하여, 환자의 social history가 그 역할을 하여야 한다고 믿는다. 기계적으로 직업이나 음주와 흡연력을 물어보는 것을 넘어 이 환자를 한 인간으로 이해하기 위한 깊이 있는 탐색이 이루어지는 단계라고 생각한다. 물론 환자를 한 인간으로 이해하는 것이 첫 만남에서 충분히 이루어지기를 기대할 수는 없다. 신체적 문제를 다루면서 입원기간 내내 혹은 반복되는 외래방문을 통한 여러 번의 만남으로 social history taking이 누적적으로 이루어져, 건강상의 문제를 assess하고 management plan을 세울 때, 한 인간으로 이해된 환자의 특성이 반영되는 개별적인 건강관리(individualized management)가 되어야 한다. 이렇게 하지 않으면 우리는 수의사와 다름이 없게 된다.

서울아산병원 내과에서 수련 받고 나간 많은 분들이 전공의시절에는 그 가치를 잘 느끼지 못하고 오히려 귀찮아했으면서도 자기들이 가르치는 입장에 서게 된 후에는 POMR이 전공의 수련에 좋다는 것을 느꼈다고 말한다. 그동안 축적된 이 conference의 자료 중 일부를 모아 책으로 내어 전공의 수련에 자료로 삼는다고 하니 무한한 기쁨과 보람을 느낀다. 아무쪼록 좋은 도구를 사용하는 술기의 숙련을 위한 지속적 교육과 학습 노력이 내과 과원 전원의 참여 속에 이루어져 좋은 성과와 전통이 이루어지기를 기대한다.

서울아산병원 내과 초대과장 **홍 창 기**

CONTENTS

CASE 1

5일 전 악화된 호흡곤란과 발열을 주소로 내원한 49세 여자

Chief Complaints

Dyspnea, started 5 days ago
Fever, started 1 day ago

Present Illness

6년 전 mitral regurgitation으로 mitral valve replacement를 받았다. 3년 전 흉부압박감 및 호흡곤란이 생겼으며 심초음파 검사 상 ejection fraction(EF) 33%, moderate mitral regurgitation, multiple regional wall motion abnormalities가 확인되었다.

2년 전 심실 빈맥과 연관된 의식 소실이 있었으며 제세동으로 회복되었다. 이 일로 intracardiac defibrillator(ICD)를 삽입하여 cardiac resynchronized therapy(CRT)를 시행받았고 이후 NYHA class II의 호흡곤란이 있는 상태로 지냈다. 5일 전부터 NYHA class III로 호흡곤란이 악화되었고, 1일 전부터 37.8℃의 발열이 있어 응급실 경유하여 입원하였다. 오한은 없으나 전신 쇠약감과 피로감이 있었으며 흉통, 심계항진 및 기좌호흡(orthopnea)은 없었다.

환자는 최근 digoxin 0.125 mg, warfarin 2 mg, spironolactone 25 mg, amiodarone 200 mg과 denopamine 10 mg을 복용하고 있었다.

Past History

diabetes (-)
hypertension (-)
tuberculosis (-)
hepatitis (-)

Family History

diabetes (-)
hypertension (-)
tuberculosis (-)
hepatitis (-)

Social History

occupation : 주부
alcohol drinking (-)
smoking : never-smoker

Review of Systems

Skin

purpura (-)	easy bruisability (-)
rash (-)	erythema (-)

Head / Eyes / ENT

headache (-)	visual disturbance (-)
rhinorrhea (-)	sore throat (-)

Respiratory

cough (+) : non-productive	hemoptysis (-)

Gastrointestinal

anorexia (+)	dyspepsia (-)
nausea (-)	vomiting (-)
diarrhea (-)	abdominal pain (-)

Genitourinary

dysuria (-)	urgency (-)
frequency (-)	suprapubic pain (-)
polyuria (-)	flank pain (-)
anuria (-)	gross hematuria (-)

Neurologic

sensory change (-)	seizure (-)
motor change (-)	

Musculoskeletal

arthralgia (-)	back pain (-)
muscle pain (-)	morning stiffness (-)

Physical Examination

height 165.7 cm, weight 42.4 kg, body mass index 15.6 kg/m²

Vital Signs

BP 126/72 mmHg - HR 63/min - RR 24/min - BT 37.8℃

General Appearance

emaciated, tachypneic acute ill looking appearance	alert
oriented to time, person, place	

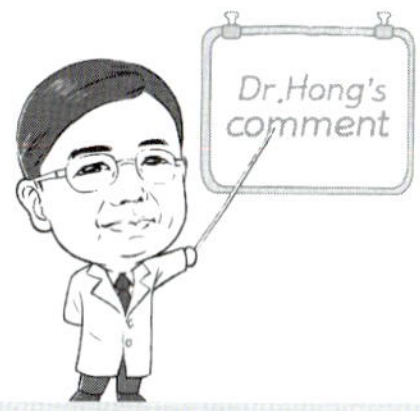

Infective endocarditis를 고려해야만 하는 상황으로 dental exam과 splinter hemorrhage 및 osler node 등이 있는 지가 궁금하다.

Skin

rash (-)	ecchymosis (-)
petechiae (-)	purpura (-)

Head / Eyes / ENT

pinkish conjunctiva	anicteric sclera
dehydrated tongue	neck vein engorgement (-)
palpable lymph nodes (-)	

Chest

symmetric expansion without retraction	end-inspiratory crackles in both anterior & posterior chest

Heart

regular rhythm	pansystolic murmur at apex

Abdomen

soft & flat	normoactive bowel sounds
tenderness (-)	rebound tenderness (-)
hepatomegaly (-)	splenomegaly (-)
palpable mass (-)	shifting dullness (-)

Musculoskeletal

costovertebral tenderness (-)	pretibial pitting edema (-)
joint swelling (-)	joint tenderness (-)

Neurology

motor weakness (-)	sensory disturbance (-)
gait disturbance (-)	neck stiffness (-)

Initial Laboratory Data

CBC

WBC (4,000~10,000/mm^3)	9,700	Hb (13~17g/dL)	11.6
WBC differential count	neutrophil 64% lymphocyte 14% monocyte 11%	platelet (150~350 × 10^3/mm^3)	285

Chemical & Electrolyte battery

Ca (8.3~10 mg/dL) P (2.5~4.5 mg/dL)	9.3 3.7	glucose (70~110 mg/dL)	99
protein (6~8 g/dL)/ albumin (3.3~5.2 g/dL)	7.6 3.0	aspartate aminotransferase (AST) (~40 IU/L) /alanine aminotransferase (ALT) (~40 IU/L)	29/25
alkaline phosphatase (ALP) (40~120 IU/L)	93	Creatine kinase (CK) (50~250 IU/L)	83
total bilirubin (0.2~1.2 mg/dL)	1.1	CK-MB (~5 ng/mL)	0.3
BUN (10~26 mg/dL) Cr (0.7~1.4 mg/dL)	23 0.9	troponin-I (~1.5 ng/mL)	0.1
C-reactive protein (~0.6 mg/dL)	8.07	brain natriuretic peptide (BNP) (0~100 pg/mL)	301
Na (135~145 mmol/L) K (3.5~5.5 mmol/L) Cl (98~110 mmol/L)	134 4.1 101	total CO_2 (24~31 mmol/L)	27

Coagulation battery

prothrombin time (PT) (70~140%)	24.6 %	PT (INR) (0.8~1.3)	2.58
activated partial thromboplastin time (aPTT) (25~35 sec)	50.5 sec		

Urinalysis with microscopy

specific gravity (1.005~1.03)	1.025	pH (4.5~8)	5.0
albumin (trace)	(-)	glucose (-)	(-)
ketone (-)	(-)	bilirubin (-)	(-)
occult blood (-)	(-)	nitrite (-)	(-)
RBC (0~2/HPF)	21-30	WBC (0~2/HPF)	6-10/HPF
squamous cell (0~2/HPF)	3-5	bacteria (-)	A few

ABGA (Room air)

pH (7.35~7.45)	7.49	pCO_2 (35~45 mmHg)	34
pO_2 (80~90 mmHg)	64	HCO_3 (23~29 mmEq/L)	26
Base Excess	2.8 mmEq/L	SpO_2 (94~100 %)	94

Initial ECG

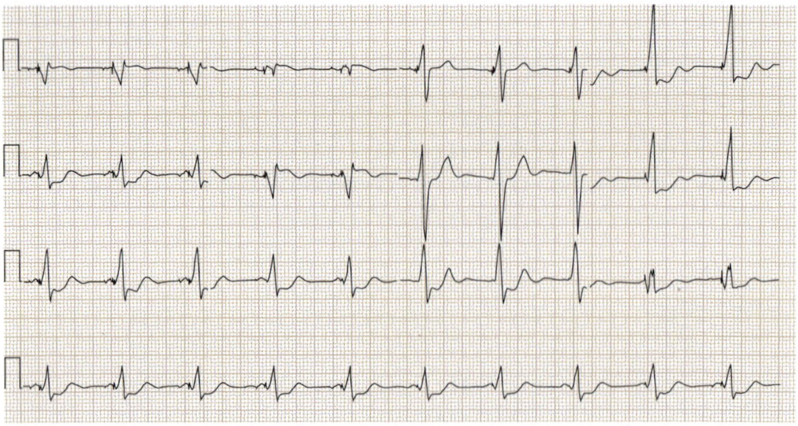

내원 당시 시행한 ECG로 cardiac resynchronized therapy에 따른 pacemaker rhythm이 보인다.

Chest X-ray

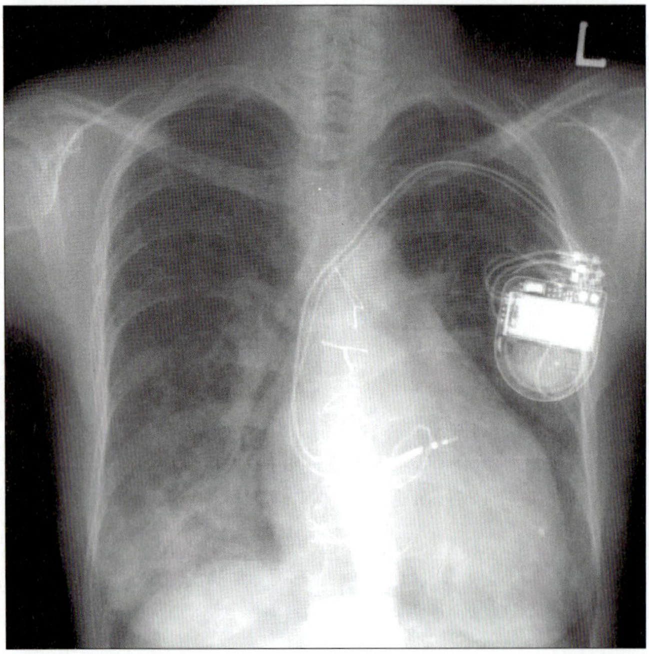

내원 당시의 chest X-ray로 mitral ring이 보이고, intracardiac defibrillator(ICD) insertion state로 Rt. atrium과 Rt ventricle 및 coronary sinus를 통해 Lt. ventricle에 각각 pacing lead가 보인다. Cardiomegaly와 left atrial enlargement가 있고, 양측 lower lung field 및 upper lung field에 inhomogenous opacity가 보인다.

Initial Problem List

1 s/p Mitral valve replacement due to severe mitral regurgitation
2 Heart failure with multiple regional wall motion abnormalities
3 s/p Cardiac resynchronized therapy/intracardiac defibrillator due to ventricular arrhythmia with syncope
4 status Anticoagulation
5 Recently worsening dyspnea
6 Fever
7 End-inspiratory crackles, both anterior & posterior chest
8 Pansystolic murmur at apex
9 Respiratory alkalosis & hypoxemia
10 Elevated C-reactive protein
11 Inhomogenous infiltration in both lower lung zones

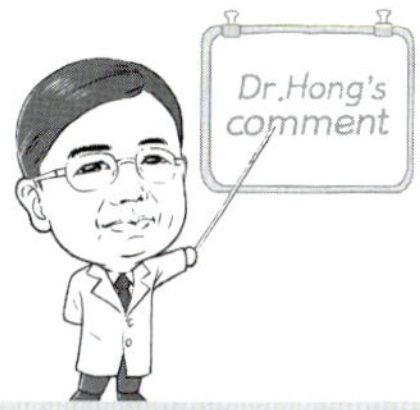

Infective endocarditis 배제할 수 없는 환자인데 urinalysis에서 보였던 hematuria가 문제 목록에서 빠져 있다.

Assessment and Plan

인공판막이 있는 환자에서 발열과 심부전 소견이 있어 endocarditis를 제일 먼저 고려하였다.

# 1 s/p Mitral valve replacement due to severe mitral regurgitation # 2 Heart failure with multiple regional wall motion abnormalities # 5 Recently worsening dyspnea # 6 Fever # 7 End-inspiratory crackles both anterior & posterior chest # 8 Pansystolic murmur at apex # 11 Inhomogenous infiltration in both lower lung zones		
	A)	• Infective endocarditis • Pulmonary edema d/t heart failure
	P)	• Diagnostic plan : echocardiography, blood culture • Therapeutic plan : 현재 medication에 diuretics 추가 투여, chest X-ray 추적

Heart failure가 있었던 환자에서 acute onset으로 dyspnea 악화되었고 fever와 함께 lower lung fields에 infiltration이 발생하였기 때문에 pneumonia도 고려하였다.

# 5 Recently worsening dyspnea # 6 Fever # 7 End-inspiratory crackles both anterior & posterior chest # 8 Pansystolic murmur at apex # 9 Respiratory alkalosis & hypoxemia # 10 Elevated C-reactive protein # 11 Inhomogenous infiltration in both lower lung zones		
	A)	• Community acquired pneumonia • Pulmonary tuberculosis, less likely
	P)	• Diagnostic plan : - sputum gram stain/culture - sputum AFB smear/culture - blood cultures - pneumococcal urinary antigen test - *Legionella* urinary antigen test - cold agglutinin test - anti-mycoplasma antibody • Therapeutic plan : - ceftriaxone + azythromycin 투여 - chest X-ray 추적

Hospital Day 3

5 Recently worsening dyspnea
6 Fever
7 End-inspiratory crackles both anterior & posterior chest
8 Pansystolic murmur at apex
9 Respiratory alkalosis & hypoxemia
10 Elevated C-reactive protein
11 Inhomogenous infiltration in both lower lung zones

S) 숨이 더 차요.

O)

- V/S : 110/70 mmHg - 64/min - 22/min - 37.6℃
- Microbiology :
  - sputum gram stain/culture : normal flora
  - sputum AFB smear : negative
  - blood cultures : no growth after 2 days (3쌍 모두)
  - pneumoccal / *Legionella* urinary antigen (-/-)
- Lab :
  - CBC 13,600/mm^3 - 11.6 g/dL - 322K/mm^3
  - C-reactive protein 13.61 mg/dL
  - ABGA 7.46 - 35.4 - 89.4 - (1.6) - 25.7 - 97.5% (FiO2 40%)
- Chest X-ray

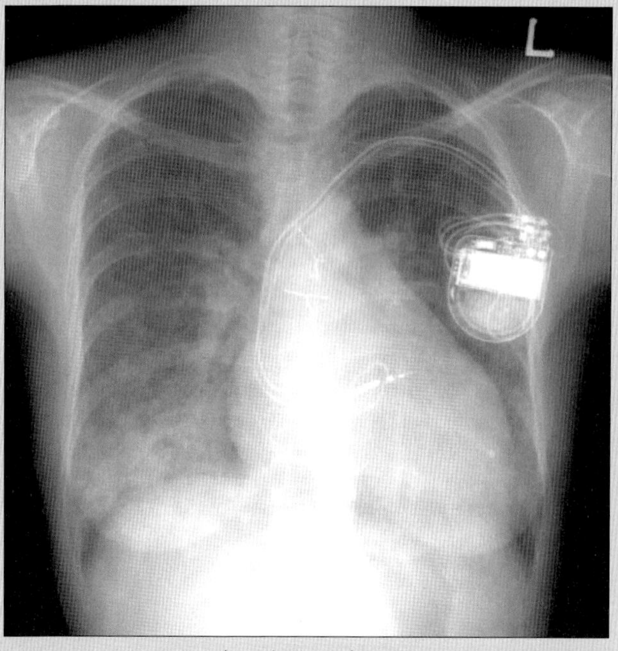

〈at admission〉

O)	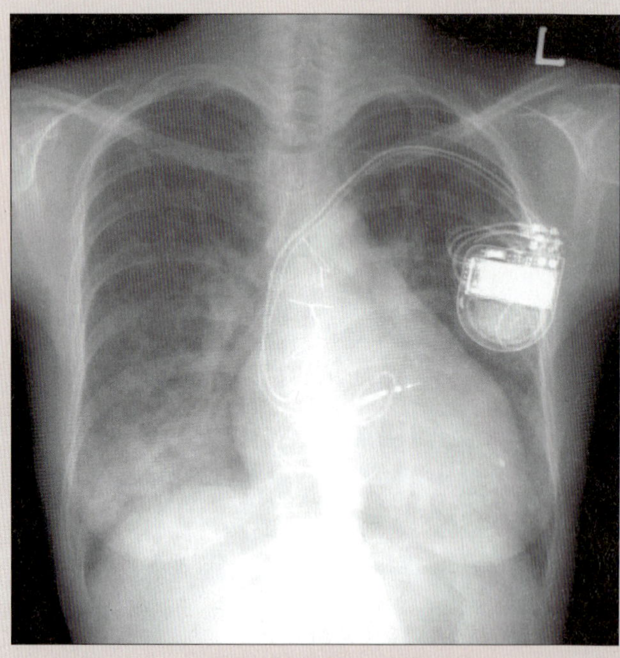〈HD#3〉
A)	Community acquired pneumonia, stationary
P)	현재 antibiotics (ceftriaxone+azithromycin) 유지

양측 lung의 infiltration은 큰 변화가 없다.

Hospital Day 7

1 s/p Mitral valve replacement due to severe mitral regurgitation
2 Heart failure with multiple regional wall motion abnormalities
5 Recently worsening dyspnea
6 Fever
7 End-inspiratory crackles both anterior & posterior chest
8 Pansystolic murmur at apex
11 Inhomogenous infiltration in both lower lung zones

O)	Echocardiography : ejection fraction = 39 %
A)	Left ventricular function, stationary
P)	• Current medication 유지 - digoxin 0.125 mg qd - warfarin 2 mg qd - lasix 20 mg bid - denopamine 10 mg tid - amiodarone 200mg qd

Hospital Day 12

5 Recently worsening dyspnea
6 Fever
7 End-inspiratory crackles both anterior & posterior chest
9 Respiratory alkalosis & hypoxemia
10 Elevated C-reactive protein
11 Inhomogenous infiltration in both lower lung zones

S) 숨찬 것이 좋아지지 않아요.

O)
- V/S 120/60 mmHg - 63/min - 20/min - 37.5℃
- Culture : no identified organism
- WBC 14,000/mm³, Hb 10.9 g/dL, platelet 361K/mm³,
- C-reactive protein 8.28 mg/dL
- Chest X-ray

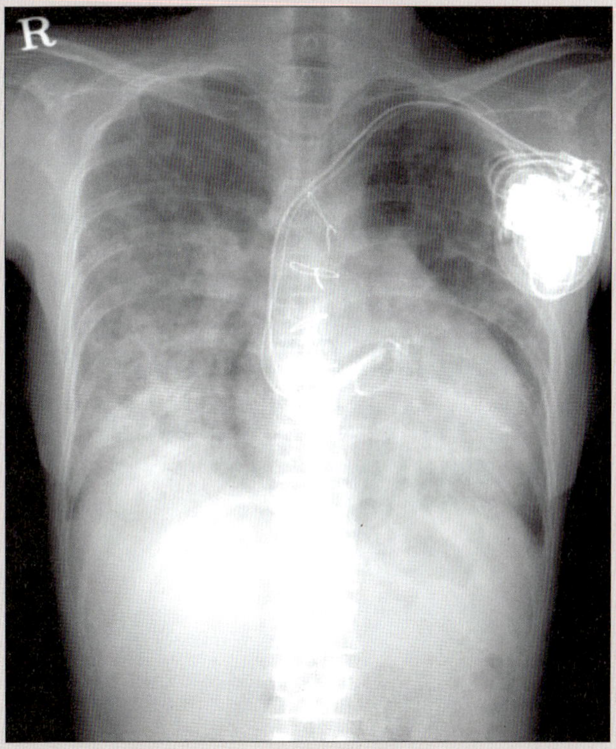

〈HD#8〉

A) Community acquired pneumonia, aggravated

P)
- Diagnostic plan :
  - blood culture 재검
  - sputum Gram stain/culture, AFB smear/culture 재검
- Therapeutic plan :
  - 항생제 교체 : piperacillin/tazobactam + ciprofloxacin

Cardiomegaly는 차이 없으며 lower lung fields의 infiltration이 양측 모두 upper lung field로 확대되는 양상이다.

Community-acquired pneumonia에 준하여 일주일간 치료 하였으나 호흡 곤란 악화, 미열 지속, 그리고 chest X-ray에서도 병변이 넓어져 pneumonia aggravation으로 판단하였다.

Hospital Day 14

5 Recently worsening dyspnea
6 Fever
7 End-inspiratory crackles both anterior & posterior chest
9 Respiratory alkalosis & hypoxiemia
10 Elevated CRP
11 Inhomogenous infiltration in both lower lung zones

S) 숨이 차서 꼼짝할 수 없어요.

O)
- chest X-ray

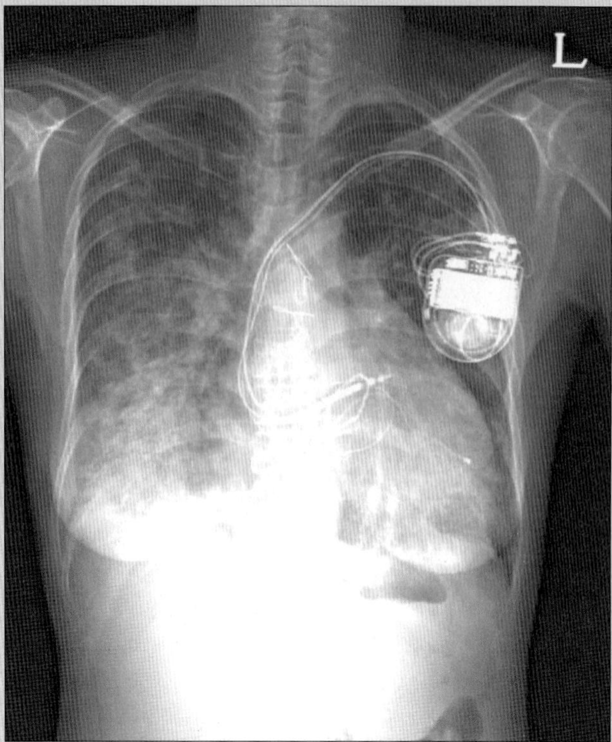

〈HD#13〉

A)
- possibility of non-infectious illness :
  - pulmonary hemorrhage
  - interstitial lung disease : acute interstitial pneumonitis, 또는 hypersensitivity pneumonitis
- drug-induced lung disease : amiodarone-induced lung injury

P) 호흡기내과 consultation, High-resolution CT시행

항생제를 변경하고 다시 1주일이 지났으나 여전히 증상은 호전이 없고 chest X-ray에서 infiltration의 extent는 증가하였다. 이 시점에 비로소 non-infectious cause에 대하여 evaluation 하기로 하였다.

Hospital Day 17

5 Recently worsening dyspnea
6 Fever
7 End-inspiratory crackles both anterior & posterior chest
9 Respiratory alkalosis & hypoxemia
10 Elevated CRP
11 Inhomogenous infiltration in both lower lung zones

S) 좋아지지 않아요.

O)

• HRCT

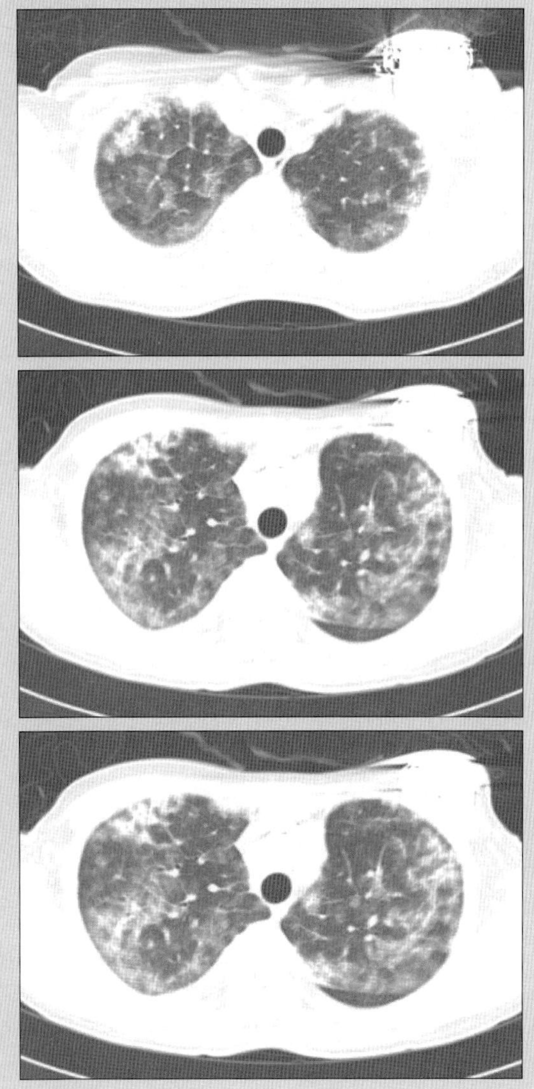

O)	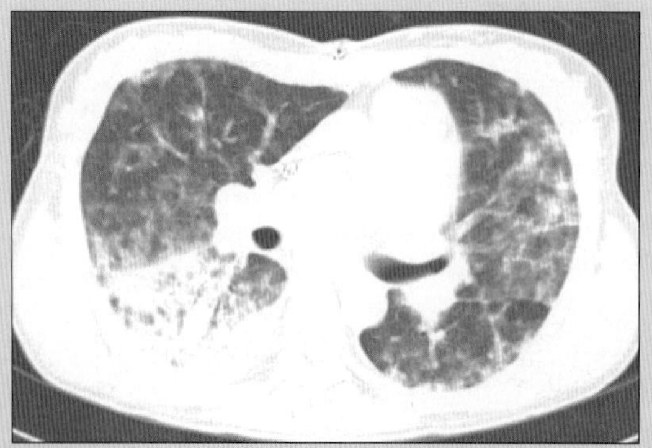 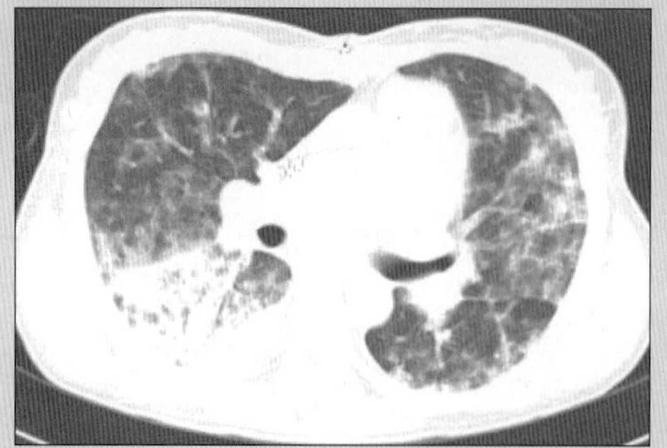 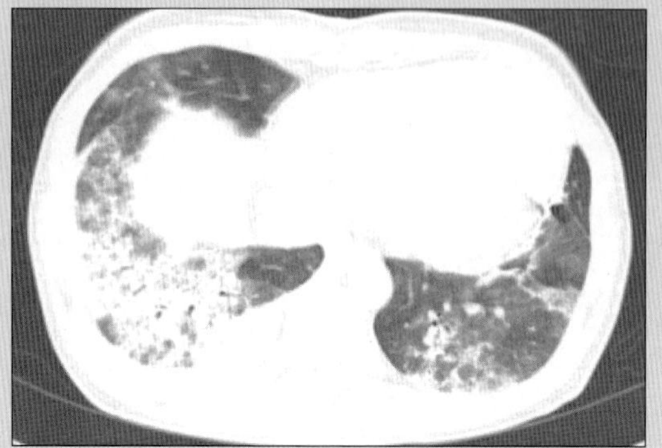 • 호흡기내과 의견 : amiodarone-induced lung injury에 맞고 기관지경 검사를 해 볼 수 있으나 출혈 소인이 있어 하지 않는 것이 좋겠음.
A)	• Amiodarone-induced lung injury, more likely • Atypical pneumonia, less likely
P)	• Amiodarone 중단 • BFS는 출혈의 위험이 있어 시행하지 않음 • Start steroid therapy (methyl prednisolone 1 mg/kg q 12 hrs)

Updated Problem List

1 s/p Mitral valve replacement due to severe mitral regurgitation

2 Heart failure with multiple regional wall motion abnormalities

3 s/p Cardiac resynchronized therapy/intracardiac defibrillator due to ventricular arrhythmia with syncope

4 status anticoagulation

5 Recently worsening dyspnea

➡ Amiodarone-induced lung injury

6 Fever ➡ #5

7 End-inspiratory crackles both anterior & posterior chest ➡ #5

8 Pansystolic murmur at apex ➡ #1

9 Respiratory alkalosis & hypoxemia ➡ #5

10 Elevated C-reactive protein ➡ #5

11 Inhomogenous infiltration in both lower lung zones ➡ #5

Hospital Day 24

5 Amiodarone-induced lung injury

S) 숨 찬 것이 좋아졌어요.

O)

- Methylprednisolone 1 mg/kg q 12hrs 8일 째
- V/S : 120/60 mmHg - 63/min - 20/min - 36.3℃
- ABGA : 7.41 - 42 - 88.1 - (1.6) - 24.4 - 97.4% (room air)
- C-reactive protein : 0.82 mg/dL
- Chest X-ray

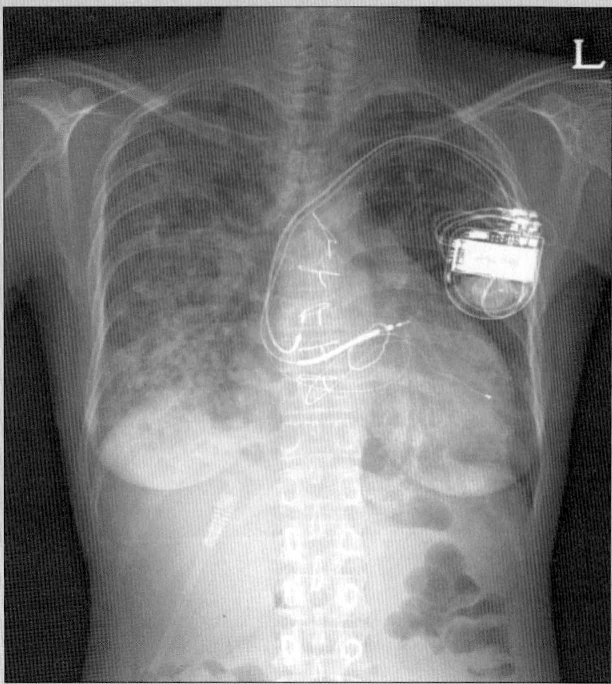

⟨HD#17⟩

O)	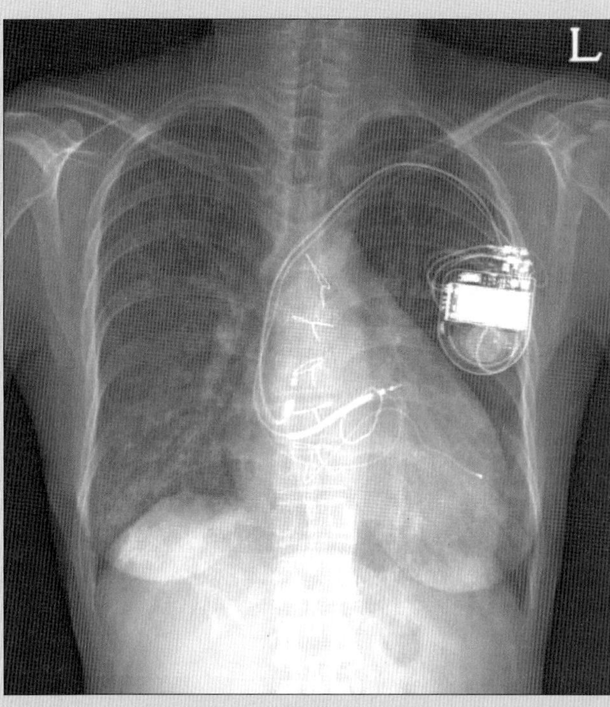 〈HD#24〉
A)	Amiodarone induced lung injury, being improved
P)	Steroid 유지

Steroid 사용 후 8일째 양측 lung의 infiltration이 현저하게 감소하였다.

Clinical Course

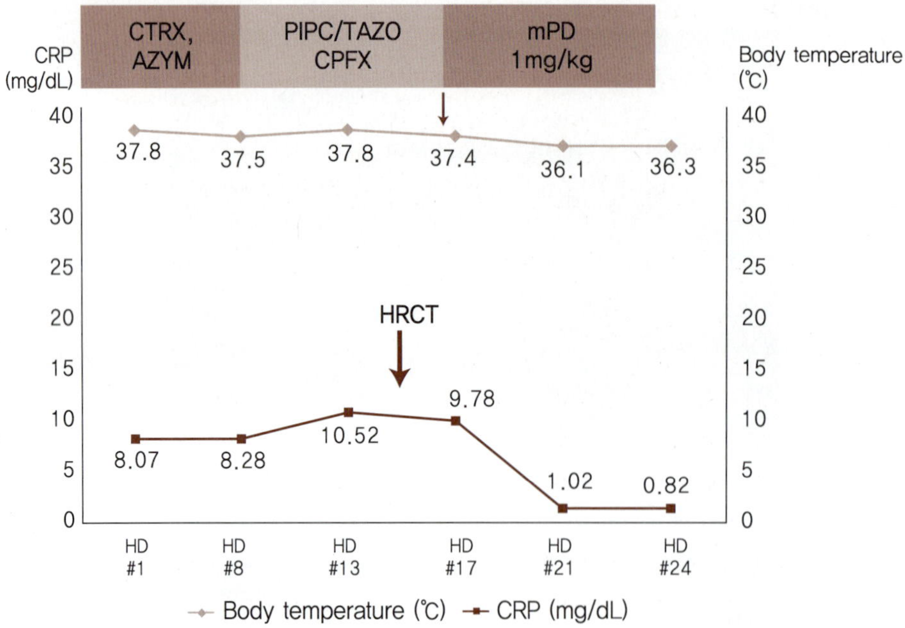

- CTRX : ceftriaxone
- AZYM : azithromycin
- PIPC/TAZO : piperacillin/tazobactam
- CPFX : ciprofloxacin
- mPD : methylprednisolone
- HD : hospital day

Lesson of the case

Amiodrarone을 복용하는 환자에서 pneumonia가 의심될 경우 항상 약제로 인한 pulmonary toxicity를 생각해야 한다.

CASE 2 항암화학요법 치료를 위해 내원한 27세 남자

Reason for Admission

To start chemotherapy for germ cell tumor

Present Illness

1년 전 좌측 고환이 커져 한 병원을 방문하였으며 그곳에서 초음파검사로 음낭 종괴가 확인되었다. 환자는 본원 비뇨기과에서 좌측 근치적 고환 절제술을 받았고 수술 조직검사 상 혼합배아세포종양(mixed germ cell tumor)으로 진단되었다. 이후 재발 없이 종양내과에서 추적 중 내원 6개월 전, serum alpha-fetoprotein(AFP)이 111 ng/mL로 상승되어 내원 5개월 전, positron emission tomography(PET) 시행하였다. PET 상 좌측 대동맥주위 림프절에 대사가 증가된 소견이 있었고 전이성 병변으로 판단되어 항암화학요법을 위해 입원하였다. 환자는 입원 전에 정자 뱅킹을 먼저 하였다.

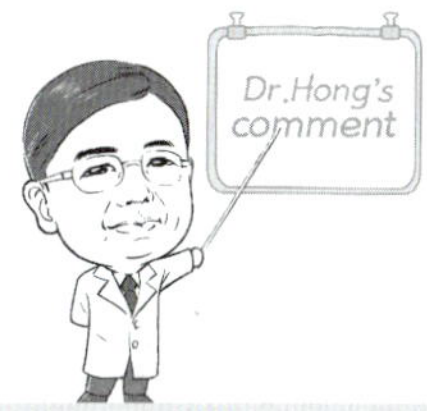

이러한 병을 앓고 있는 환자가 psychosocial implication을 가지고 있음은 쉽게 짐작할 수 있다. 병 뿐 아니라 병을 가진 환자를 관리해야 하는 내과의사로서 심적 상태와 고통 여부 등에 대한 정보도 필요한데 이에 대한 언급이 부족하다. 또한 family history와 social history에서 부모 형제 상황, 결혼관계, 자녀관계, 직업이나 학력도 언급되었으면 이 환자를 한 인간으로 이해하는데 도움이 되었을 것이다. 이러한 관심을 갖는다면 신뢰에 기반하는 의사-환자 관계가 만들어질 것이다.

Past History

operation history : radical orchiectomy, left (1년 전)
diabetes (-)
hypertension (-)
hepatitis (-)
tuberculosis (-)

Family History

diabetes (-)
hypertension (-)
malignancy (-)

Social History

alcohol : 거의 안 마심
smoking : never-smoker

Review of Systems

General

dizziness (-)	easy fatigability (-)
fever (-)	weight loss (-)

Head / Eyes / ENT

headache (-)	visual disturbance (-)
hearing disturbance (-)	diplopia (-)

Respiratory

dyspnea (-)	sputum (-)
cough (+)	dyspnea on exertion (-)

Cardiovascular

chest pain (-)	palpitation (-)
orthopnea (-)	

Gastrointestinal

anorexia (-)	dyspepsia (-)
nausea (-)	vomiting (-)
diarrhea (-)	abdominal pain (-)

Urogenital

nocturia (-)	dysuria (-)
urinary frequency (-)	

Musculoskeletal

arthralgia (-)	muscle weakness (-)
back pain (-)	claudication (-)

Physical Examination

height 170.1 cm, weight 58.9 kg body mass index 20.0 kg/m^2

Vital Signs

BP 114/66 mmHg - HR 76/min - RR 18/min - BT 36.8℃

General Appearance

thin young man in no acute distress	alert
oriented to time, person, place	

Skin

normal skin turgor	ecchymosis (-)
rash (-)	purpura (-)

Head / Eyes / ENT

pinkish conjunctivae	anicteric sclera
thyroid enlargement (-)	tonsillar hypertrophy (-)

Chest

symmetric expansion without retraction	clear breath sounds without crackles

Heart

regular rhythm	normal heart sounds without murmur

Abdomen

soft & flat	normoactive bowel sounds
not tender	no organomegaly

Back and Extremities

joint swelling (-)	peripheral lymphadenopathy (-)
costovertebral tenderness (-)	pretibial pitting edema (-)

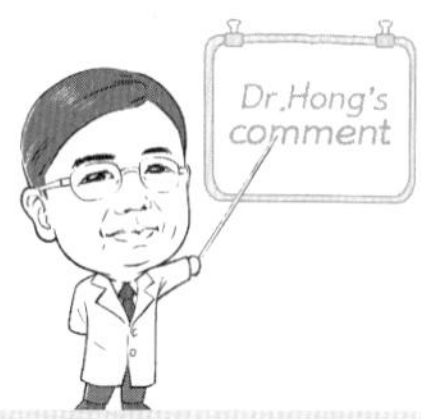

근치적 좌측 고환 절제술을 시행 받은 환자인데 external genitalia에 대한 physical examination 내용이 빠져있다.

Initial Laboratory Data

CBC

WBC (4,000~10,000/mm³)	5,100	Hb (13~17 g/dL)	15.5
WBC differential count	neutrophil 37% lymphocyte 43%	Platelet (150~350 × 10³/mm³)	216

Chemical & Electrolyte battery

Ca (8.3~10 mg/dL) P (2.5~4.5 mg/dL)	9.5 4.1	glucose (70~110 mg/dL)	103
protein (6~8 g/dL) albumin (3.3~5.2 g/dL)	7.1 4.5	aspartate aminotransferase (~40 IU/L) /alanin aminotransferase (~40 IU/L)	20/20
alkaline phosphatase (40~120 IU/L)	140	total bilirubin (0.2~1.2 mg/dL)	1.1
BUN(10~26 mg/dL) Cr (0.7~1.4 mg/dL)	13 0.8	estimated GFR (≥60 mL/min/1.7m²)	90
C-reactive protein (~0.6 mg/dL)	0.5	Na (135~145 mmol/L) K (3.5~5.5 mmol/L) Cl (98~110 mmol/L)	140 4.3 101
		total CO_2 (24~31 mmol/L)	30

Coagulation battery

PT (70~140 %)	112.8 %	PT (INR)(0.8~1.3)	0.94
aPTT (25~35 sec)	28.5 sec		

Urinalysis with microscopy

specific gravity (1.005~1.03)	1.010	pH (4.5~8)	7.5
albumin (trace)	(-)	glucose (-)	(-)
ketone (-)	(-)	bilirubin (-)	(-)
occult blood (-)	(-)	nitrite (-)	(-)
RBC (0~2/HPF)	3-5	WBC (0~2/HPF)	3-5
squamous cell(0~2/HPF)	3-5		

Chest X-ray

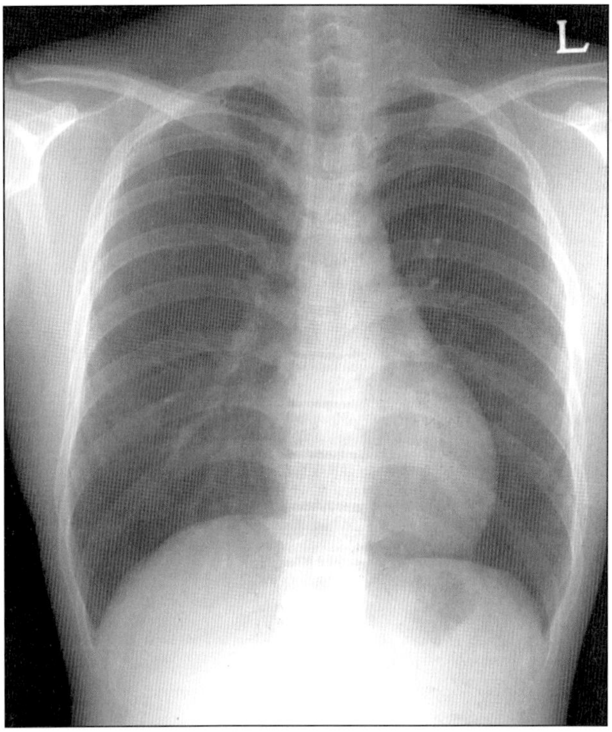

Chest X-ray에서 이상소견은 보이지 않았다.

Positron Emission Tomography (PET)

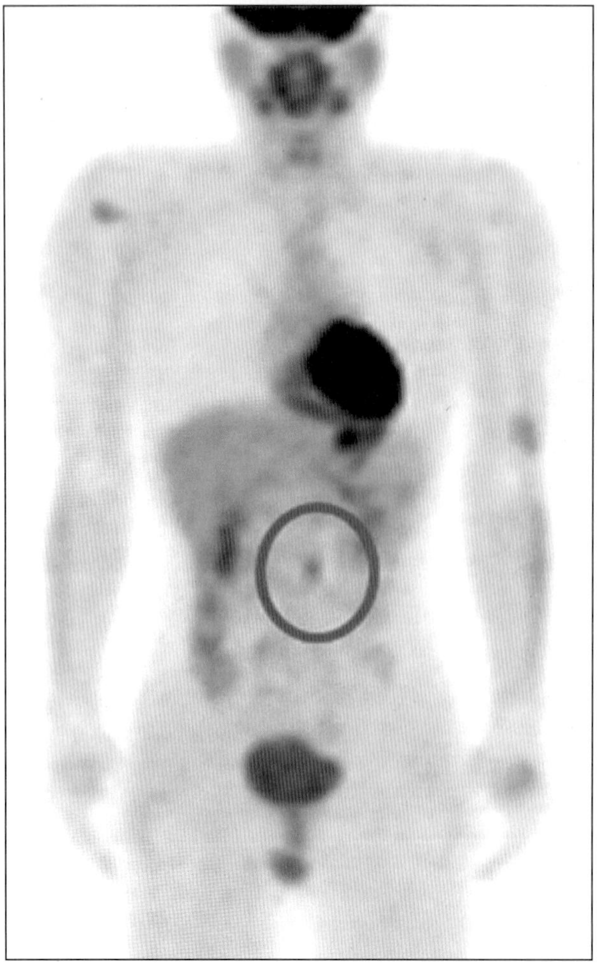

PET에서 전이성 병변으로 의심되는 hypermetabolic lesion이 left paraaortic nodal station에 관찰되고 있다(circle).

Initial Problem List

#1 Mixed germ cell tumor, left testicle
#2 s/p Radical orchiectomy, left
#3 Elevated serum alpha-fetoprotein (AFP)
#4 Hypermetabolic lesion at Lt. paraaortic nodal station
#5 status Sperm banking

Assessment and Plan

#1 Mixed germ cell tumor, left testicle
#2 s/p Radical orchiectomy, left
#3 Elevated serum alpha-fetoprotein (AFP)
#4 Hypermetabolic lesion at Lt. paraaortic nodal station

A)	Relapsed mixed germ cell tumor
P)	Palliative chemotherapy with VIP (etoposide, ifosfamide, cisplatin)

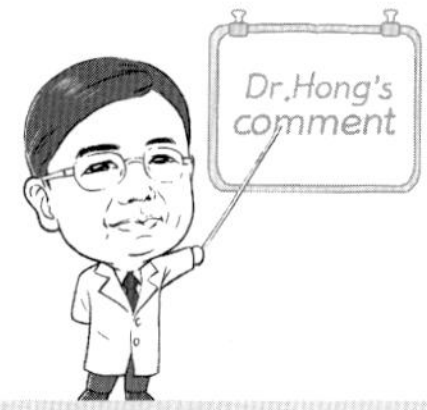

Dorland's Dictionary에 의하면 'Recurrence'는 'the return of symptoms after a remission'이고 'Relapse'는 'the return of a disease after its apparent cessation'이다. 환자의 경우는 relapse가 옳다.

Hospital Day 2

#1 Mixed germ cell tumor, left testicle ➡ Relapse at paraaortic nodal station
#2 s/p Radical orchiectomy, left
#3 Elevated serum alpha-fetoprotein (AFP) ➡ #1
#4 Hypermetabolic lesion at Lt. paraaortic nodal station ➡ #1

S)	괜찮습니다.
O)	No nausea, vomiting
A)	Relapsed mixed germ cell tumor
P)	VIP cycle 1 (etoposide, ifosfamide, cisplatin) 시작

Brief summary of Hospital Course

입원 2일 째부터 VIP cycle 1(VP-16 75 mg/m^2 + Ifosfamide 1,200 mg/m^2 + CDDP 20 mg/m^2)을 시작하였고 complication 없이 종료 후 퇴원하였다.

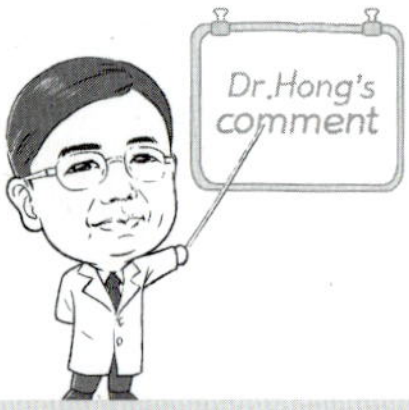

On-going treatment라면 'status' 라고 붙이는 것이 옳다. 's/p' 는 일반적으로 수술 등으로 해부학적 변화가 남아 있는 경우에 사용한다.

Problem List in Discharge Summary

#1 Mixed germ cell tumor, left testicle
→ Relapse at paraaortic nodal station
#2 s/p Radical orchiectomy, left
#3 Elevated serum alpha-fetoprotein(AFP) → #1
#4 Hypermetabolic lesion at Lt. paraaortic nodal station → #1
#5 status sprem banking
#6 status VIP chemotherapy for #1

이후의 경과

VIP chemotherapy cycle 4까지 시행하였고 이후 No evidence of disease로 외래 추적 중이다.

Lesson of the case

젊은 성인으로서 germ cell tumor가 있다는 사실은 infertile해 질 수 있는 가능성을 내포하고 있다. 이 환자에서처럼 chemotherapy를 하기 전에 sperm banking을 하는 것은 성공적인 chemotherapy 못지 않게 중요한 고려 사항이다.

CASE 3-1 7일 전 시작된 오심과 구토를 주소로 내원한 37주 임신부

Chief Complaints

Nausea and vomiting, started 7 days ago

Present Illness

Gravida 1, Para 1의 임신 37주 임부로 임신 중 정기적으로 prenatal care 받으며 이상 없이 지냈다. 1주일 전 오심, 구토, 상복부 불편감이 발생하여 본원 응급실에 내원하였다. 응급실에서 이루어진 검사 상 태아는 이상이 없었지만, AST/ALT 및 bilirubin이 상승되어 응급분만이 권고되었다. 그러나 거절하고 ㅇㅇ병원 산부인과로 갔으며 이후 태아가 fetal distress 소견을 보여 응급 제왕절개 수술을 시행받았다. 출산 후 간기능 이상에 대한 진단 및 치료를 위하여 본원으로 다시 내원하였다. 환자는 이때도 여전히 오심과 식욕 부진 증상이 있었으며 제왕절개 수술 부위 통증을 호소하였다.

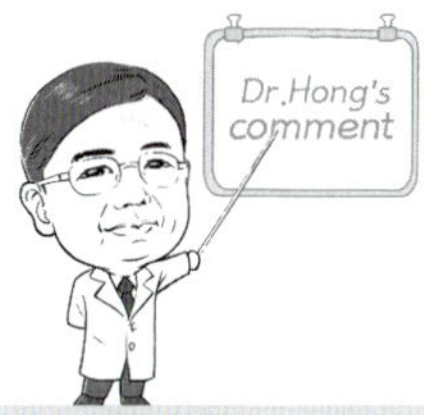

구토와 식욕부진으로 음식섭취가 불충분하여 체중감소 여부도 궁금하다. 이런 것은 묻지 않으면 환자가 자발적으로 진술하지 않는다.

Past History

diabetes (-)
hypertension (-)
hepatitis (-)
allergy history (-)
약물 복용력 (-)
이전 산과력 (Para) 0-0-0-0

산과력 표기법
Para 0-0-0-0
full term
preterm
abortion (artificial/spontaneous)
living children (male/female)

Family History

diabetes (-)
hypertension (-)
renal disease (-)
malignancy (-)

Social History

occupation : 주부
alcohol (-)
smoking : never-smoker

Review of Systems

General

general weakness (-)	easy fatigability (-)
febrile sense (-)	weight loss (-)
sleep disturbance (+)	

Head / Eyes / ENT

headache (-)	blindness (-)
visual disturbance (-)	eye injection(-)
hearing disturbance (-)	oral ulcer (-)
dry eyes (-)	dry mouth (-)
rhinorrhea (-)	sore throat (-)
photosensitivity (-)	

Respiratory

dyspnea (-)	hemoptysis (-)
cough (+)	sputum (-)

Cardivascular

chest pain (-)	palpitation (-)
orthopnea (-)	dyspnea on exertion (-)
Raynaud's phenomenon (-)	

Gastrointestinal

see PI

Genitourinary

flank pain (-)	gross hematuria (-)
genital ulcer (-)	

Neurologic

seizure (-)	cognitive dysfunction (-)
psychosis (-)	motor/sensory change (-)

Musculoskeletal

arthralgia (-)	tingling sense (-)
back pain (-)	muscle pain (-)
morning stiffness (-)	

Skin

purpura (-)	erythema (-)

Physical Examination

height 측정하지 못함. weight 54.5 kg

Vital Signs

124/79 mmHg - HR 108/min - 20/min - 36.5℃

General appearance

looking acutely ill	alert
oriented to time, person and place	

Head / Eyes / ENT

visual field defect (-)	pinkish conjunctiva
icteric sclera	palpable lymph nodes (-)

Chest

symmetric expansion	clear breath sounds without crackles

Heart

regular rhythm	normal heart sounds without murmur

Abdomen

soft abdomen	normo active bowel sounds
tenderness (-)	rebound tenderness (-)
liver, not palpable	suprapubic area : clean C-sec wound

Skin

skin turgor : normal	ecchymosis (-)
rash (-)	purpura (-)

Back and Extremities

joint swelling (-)	joint tenderness (-)
heel pain (-)	peripheral pulses : intact

Neurology

motor weakness (-)	sensory disturbance (-)
gait disturbance (-)	neck stiffness (-)

Initial Laboratory Data

CBC

WBC (4,000~10,000/mm^3)	17,100	Hb (13~17g/dL)	15.1
WBC differential count	neutrophil 83.9% lymphocyte 10.1%	platelet (150~350 × 10^3/mm^3)	233

Chemical & Electrolyte battery

Ca (8.3~10 mg/dL) P (2.5~4.5 mg/dL)	9.2 4.2	glucose (70~110 mg/dL)	156
protein(6~8 g/dL)/ albumin (3.3~5.2 g/dL)	5.7 2.5	aspartate aminotransferase (AST) (~40 IU/L) /alanine aminotransferase (ALT) (~40 IU/L)	440/518
alkaline phosphatase (ALP)(40~120 IU/L)	355	gamma-glutamyltranspeptidase (r-GT) (11~63 IU/L)	153
total bilirubin (0.2~1.2 mg/dL)	7.0	direct bilirubin (~0.5 mg/dL)	4.2
BUN(10~26mg/dL) /Cr (0.7~1.4 mg/dL)	14/1.7	estimated GFR ($\geq$60 mL/min/1.7 m^2)	36
C-reactive protein (~0.6 mg/dL)	0.1	erythrocyte sedimentation rate (0~20 mm/hr)	
Na (135~145 mmol/L) K (3.5~5.5 mmol/L) Cl (98~110 mmol/L)	137 4.0 109	total CO_2 (24~31 mmol/L)	25.6
ABGA : pH 7.280, pCO2 32.0 mmHg, pO2 226.2 mmHg, HCO3- 15.0 mEq/L, $SaO_2$100%			

Coagulation battery

prothrombin time (PT) (70~140%)	41.6	PT(INR) (0.8~1.3)	1.65
activated partial thromboplastin time (aPTT) (25~35sec)	44.1		

Urinalysis with microcopy (EM)

specific gravity (1.005~1.03)	1.015	pH (4.5~8)	5.0
albumin (trace)	(-)	glucose (-)	(-)
ketone (-)	(-)	bilirubin (-)	(-)
occult blood (-)	TR	nitrite (-)	(-)

Chest X-ray, Simple abdomen

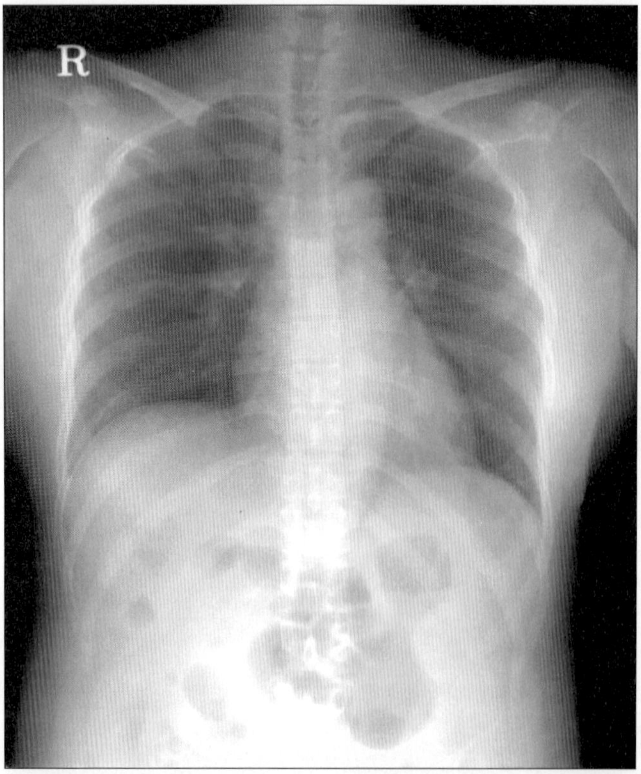

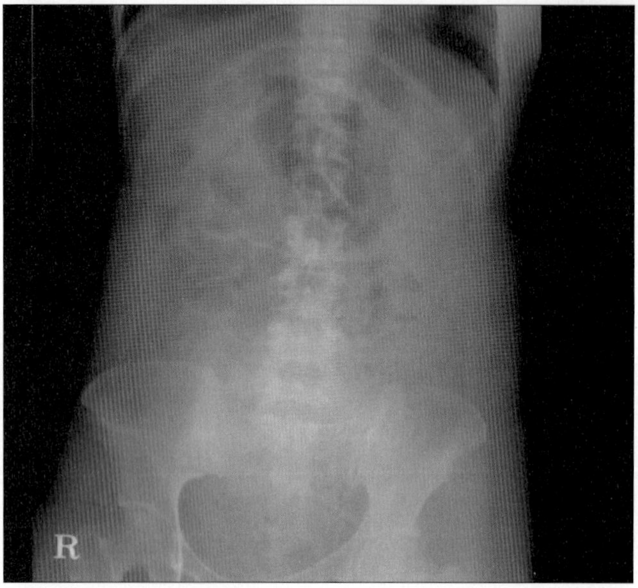

Chest X-ray
폐에 active lesion은 관찰되지 않는다.

Simple abdomen
mild ileus가 보인다.

Initial Problem List

#1 Nausea and vomiting from third trimester of pregnancy
#2 Jaundice from third trimester of pregnancy
#3 Azotemia
#4 s/p Caesarean section
#5 Prolonged prothrombin time and aPTT
#6 Neutrophilic leukocytosis
#7 Metabolic acidosis

Assessment and Plan

#1 Nausea and vomiting during third trimester of pregnancy #2 Jaundice during third trimester of pregnancy #3 Azotemia #4 s/p Caesarean section #5 Prolonged prothrombin time and aPTT #6 Neutrophilic leukocytosis	
A)	• Acute viral hepatitis • Acute fatty liver of pregnancy • Toxic hepatitis, less likely
P)	• Diagnostic plan : - check viral markers : IgM anti-HAV, HBsAg/anti-HBs, IgM anti-HBc, anti-HCV, HCV RT-PCR peripheral blood smear - imaging study : ultrasonography or CT • Therapeutic plan : supportive treatment

Third trimester에 발생한 간기능 이상이라 acute fatty liver of pregnancy의 가능성이 크지만 제왕 절개 수술 후인 점 때문에 viral hepatitis도 감별하고자 했다.

#3 Azotemia #7 Metabolic acidosis	
A)	• Prerenal azotemia • Acute tubular necrosis associated with acute fatty liver of pregnancy
P)	• Diagnostic plan : FENa calculation • Therapeutic plan : hydration

7일 전 시작된 구토, 그리고 최근 응급 제왕절개수술이 있었기 때문에 dehydration and hypovolemia에 의한 급성 신기능 이상일 가능성이 있다. 또 acute fatty liver disease of pregnancy 때에도 acute tubular necrosis가 발생할 수 있으므로 이 두 가지 가능성을 고려하였다.

#4 s/p Caesarean section #6 Neutrophilic leukocytosis	
A)	• Associated with viral hepatitis, acute fatty liver of pregnancy, or recent surgery
P)	• Wound care

Hospital Day 2

#3 Azotemia #7 Metabolic acidosis		
	S)	소변은 평상시처럼 나오는 것 같아요.
	O)	• Urine output 1,600 mL/day • BUN/Cr 25/1.9 mg/dL, FENa=4.1 • Urinalysis : albumin (-), occult blood (+), RBC 6~10/HPF
	A)	• Acute tubular necrosis, nonoliguric
	P)	• Hydration • Input/output, body weight daily monitor • BUN/creatinine follow up

Updated Problem List

#1 Nausea and vomiting from third trimester of pregnancy

#2 Jaundice from third trimester of pregnancy

#3 Azotemia ➞ Acute tubular necrosis, nonoliguric

#4 s/p Caesarean section

#5 Prolonged prothrombin time and PTT

#6 Neutrophilic leukocytosis

#7 Metabolic acidosis ➞ #3

Hospital Day 4

#1 Nausea and vomiting from third trimester of pregnancy
#2 Jaundice from third trimester of pregnancy
#3 Azotemia ➡ Acute tubular necrosis
#4 s/p Caesarean section
#5 Prolonged prothrombin time and aPTT
#6 Neutrophilic leukocytosis

S) 메스꺼움은 많이 나아졌어요

O)
- WBC 15,700 mm^3, Hb 12.7 g/dL, platelet 165K/mm^3
- AST/ALT 53/85 IU/L, PT 46.8%
- Bilirubin (total/direct) 6.2/3.0 mg/dL
- Peripheral blood amear : leukocytosis only
- HBs Ag (-), anti-HBs (+), lgM anti-HBc (-)
- IgM anti-hav IgM (-), anti-HCV (-)

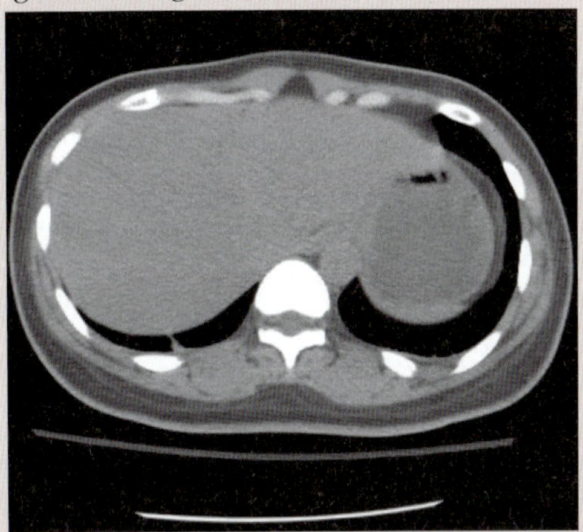

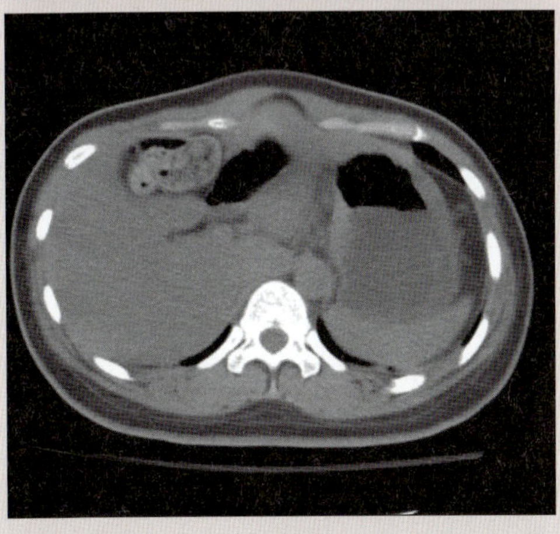

A) Acute fatty liver disease of pregnancy, being improved

P) Nutritional support and hydration

Viral marker들이 음성이고 HD#4에 시행한 복부 CT상간의 density가 비장의 것보다 더 낮아 acute fatty liver of pregnancy로 진단하였다.

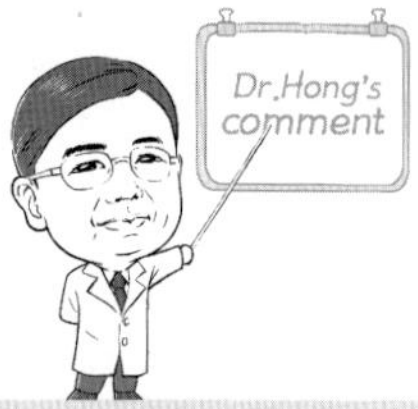

Acute fatty liver of pregnancy는 inherited long chain 3-hydroxyacyl CoA dehydrogenase deficiency와 연관있는 것으로 알려져 있고, 추후 임신시 재발의 위험이 있다. 따라서 management plan을 세울 때 반드시 진단을 알려 줄 뿐만 아니라 향후의 예후와 유전적 문제에 대한 상담도 필요하다.

Hospital Day 5

#3 Acute tubular necrosis
#7 Metabolic acidosis

S)	소변은 잘 나옵니다.
O)	Urine output 2,600 mL/day, BUN/Cr 16/1.0 mg/dL
A)	Acute tubular necrosis associated with acute fatty liver of pregnancy, recovering phase
P)	Observation

Updated Problem List

#1 Nausea and vomiting from third trimester of pregnancy
→ Acute fatty liver disease of pregnancy
#2 Jaundice from third trimester of pregnancy → #1
#3 Acute tubular necrosis, nonoliguric → #1
#4 s/p Caesarean section
#5 Prolonged prothrombin time and PTT → #1
#6 Neutrophilic leukocytosis → #1
#7 Metabolic acidosis → #3

Clinical Course

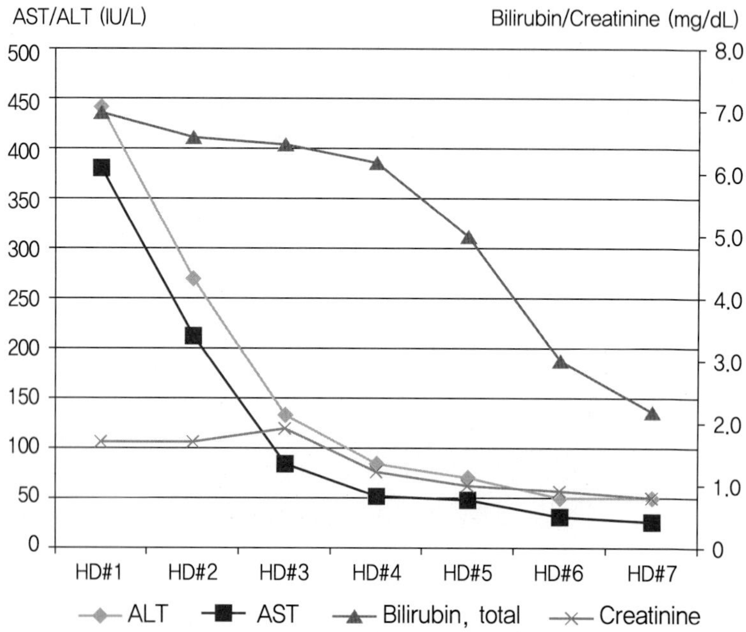

우측경과에서 보듯이 일반적으로 간이 회복될때는 AST, ALT 감소가 bilirubin 감소에 선행한다.

CASE 3-2 급성 간기능 저하와 혼탁의식을 주소로 내원한 30주 임신부

Chief Complaints

Altered mentality, started 2 days ago

Present Illness

2회의 제왕절개분만 과거력이 있는 임신 30주의 부인이 9일 전에 열이 발생하였다. 발열 4일 후 ○○병원 응급실을 방문하여 시행한 검사상 AST/ALT 762/177 IU/L, total/direct bilirubin 0.5/0.2 mg/dL였고 급성 간염 진단 하에 보존적 치료를 하였다. 그러나 AST/ALT가 3,737/765 IU/L로 증가되고 태아가사(fetal distress)가 발생하여 2일 전 응급 제왕절개수술을 시행받았다. 수술 후 중환자실 치료 중 의식이 혼탁해져서 간부전 진단하에 본원으로 전원되었다. 하루 전 나온 검사 결과상 hepatitis A virus IgM 항체가 양성이었다.

〈외부 병원 검사 자료〉

Data	HD-4	HD-3	HD-2	HD -1	HD1
AST (IU/L)	762	3,134	3,737	4,585	3,284
ALT (IU/L)	177	522	765	1117	769
total bilirubin (mg/dL)	0.5	1.5	1.8	3.2	4.6
direct bilirubin (mg/dL)	0.2	0.1	1.4	2.0	2.9
BUN (mg/dL)	7.2	7	9.7	17.7	22
Cr (mg/dL)	0.75	0.9	0.7	1.24	2.08
WBC (/mm^3)	8,500	7,100	7,480	29,100	37,600
Hb (g/dL)	12.2	11.1	11.3	8.0	7.9
platelet (×10^3/mm^3)	205k	178k	155k	313k	287k
PT(%)	76%	57%	50%	33%	29%

HD : hospital day

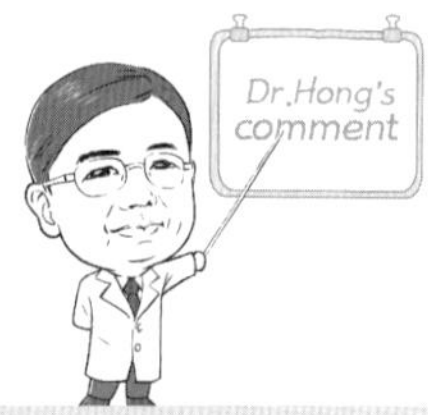

Acute fatty liver of pregnancy는 분만 이후에 간기능이 신속하게 호전되는 것이 일반적이다. 본 환자의 경우에서처럼 분만 이후에도 간기능의 뚜렷한 호전이 보이지 않거나 의식 변화가 발생하면 다른 질환의 가능성을 의심해야 한다.

Past History

diabetes (-)
hypertension (-)
hepatitis (-)
allergy history (-)
이전 산과력(Para) 2-0-0-2
surgery history : Caesarean section 3회

Family History

diabetes (-)
hypertension (-)
renal disease (-)
malignancy (-)

Social History

occupation : 주부
alcohol (-)
smoking : never-smoker

Review of Systems

stupor 상태로 보호자에게 information을 얻음.

General

general weakness (-)	easy fatigability (-)
febrile sense (-)	weight loss (-)

Head / Eyes / ENT

headache (-)	blindness (-)
visual disturbance (-)	eye injection (-)
hearing disturbance (-)	oral ulcer (-)
rhinorrhea (-)	sore throat (-)

Respiratory

dyspnea (-)	hemoptysis (-)
cough (+)	sputum (-)

Cardiovascular

flank pain (-)	gross hematuria (-)
genital ulcer (-)	

Gastrointestinal

anorexia (-)	dyspepsia (-)
nausea (-)	vomiting (-)
diarrhea (-)	

Genitourinary

flank pain (-)	gross hematuria (-)
genital ulcer (-)	

Neurologic

seizure (-)	cognitive dysfunction (-)
psychosis (-)	motor/ sensory change (-)

Back and Extremities

arthralgia (-)	tingling sense (-)
back pain (-)	muscle pain (-)

Skin

purpura (-)	erythema (-)

Physical Examination

height 160 cm, weight 66 kg, body mass index 25.8 kg/m^2

Vital Signs

BP 132/82 mmHg - HR 156/min - RR 24/min - BT 37.6℃

General Appearance

stuporous	

Head / Eyes / ENT

pinkish conjunctiva	interic sclera
palpable lymph nodes (-)	

Chest

symmetric expansion	clear breath sounds without crackles

Heart

regular rapid rhythm	normal heart sounds without murmur

Abdomen

soft	normoactive bowel sounds
tenderness (-)	rebound tenderness (-)
liver, not palpable	
suprapubic area : mass- like hematoma, 약 15~20 cm	

Skin

skin turgor : normal	ecchymosis (-)
rash (-)	purpura (-)

Muscloskeletal

Peripheral pulses : intact	

Neurology

neck stiffness (-)	

Initial Laboratory Data

CBC

WBC (4,000~10,000/mm^3)	33,000	Hb (13~17 g/dL)	9.1
WBC differential count	no available	platelet (150~350 × 10^3/mm^3)	165

Chemical & Electrolyte battery

Ca (8.3~10 mg/dL) P (2.5~4.5 mg/dL)	8.1 5.6	glucose (70~110 mg/dL)	166
protein(6~8 g/dL) albumin (3.3~5.2 g/dL)	6.2 3.0	aspartate aminotransferase (AST) (~40 IU/L) /alanine aminotransferase (ALT) (~40 IU/L)	1612/442
alkaline phosphatase (ALP)(40~120 IU/L)	102	gamma-glutamyltranspeptidase (r-GT) (11~63 IU/L)	26
total bilirubin (0.2~1.2 mg/dL)	6.0	direct bilirubin (~0.5 mg/dL)	3.5
BUN(10~26 mg/dL) Cr (0.7~1.4 mg/dL)	18 2.9	estimated GFR (≥60 mL/min/1.7 m^2)	19
C-reactive protein (~0.6 mg/dL)	3/.53		
Na (135~145 mmol/L) K (3.5~5.5 mmol/L) Cl (98~110 mmol/L)	144 4.9 107	total CO_2 (24~31 mmol/L)	18.0

Coagulation battery

prothrombin time (PT) (70~140%)	38.1	PT(INR) (0.8~1.3)	1.75
activated partial thromboplastin time (aPTT) (25~35sec)	36.8		

Routine urinalysis (emergency room)

specific gravity (1.005~1.03)	1.025	pH (4.5~8)	5.0
albumin (trace)	(++)	glucose (-)	(-)
ketone (-)	trace	bilirubin (-)	(+)
occult blood (-)	(+++)	nitrite (-)	(-)

Chest X-ray

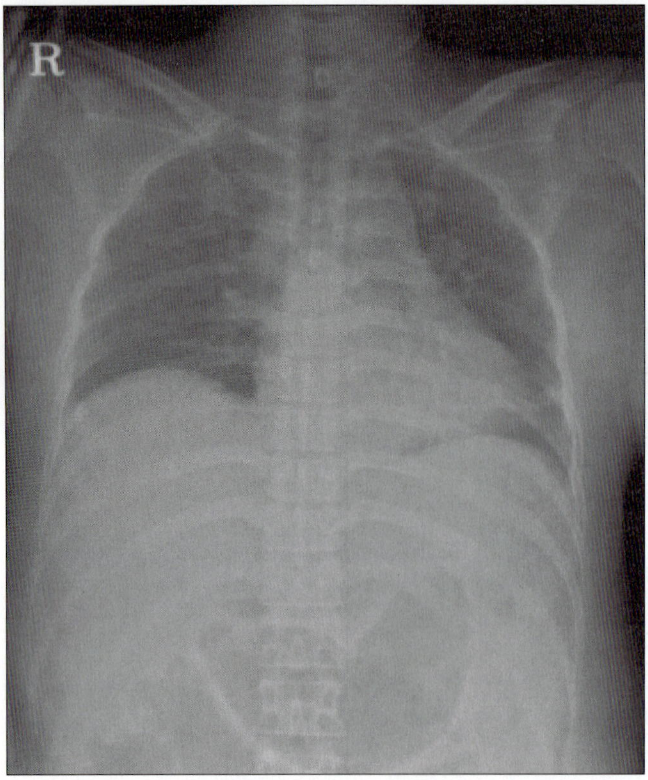

양측 폐 하부에 무기폐 소견이 관찰되며 전반적으로 혈관 음영이 증가되어 있어 경증 폐울혈이 의심된다.

Initial Problem List

#1 Fulminant hepatitis due to acute hepatitis A

#2 Azotemia

#3 s/p Caesarean section due to fetal distress

#4 Subfascial hematoma of the abdomen at surgical wound

#5 Fever with leukocytosis

Assessment and Plan

#1 Fulminant hepatitis due to acute hepatitis A	
P)	• Diagnostic plan : brain CT • Therapeutic plan : - ventilator care - glucose infusion/prophylactic antibiotics - if increased intracranial pressure (ICP), mannitol infusion - liver transplantation work up

Liver enzyme의 상승과 jaundice, fever, leukocytosis, prothrombin time의 연장, stuporous mentality 등은 fulminant hepatitis에 합당한 소견이며 외부 병원에서 IgM anti-HAV가 양성으로 확인되었기 때문에 acute hepatitis A에 의한 fuminant hepatitis로 진단하였다.

#2 Azotemia	
A)	• Prerenal azotemia • Acute tubular necrosis • Hepatorenal syndrome
P)	• Diagnostic plan : - FENa calculation - fluid challenge • Therapeutic plan : - albumin 및 terlipressin 투여 - 치료 반응 없으면 continuous renal replacement therapy 시행 - liver transplantation

#3 s/p Caesarean section due to fetal distress #4 Subfascial hematoma at surgical would	
A)	Post-operative hematoma
P)	• Diagnostic plan : abdominal CT • Therapeutic plan : 출혈 계속되면 embolization

#5 Fever with leukocytosis	
A)	• Associated with acute hepatitis A • Superimposed infection at the subfascial hematoma
P)	• Diagnostic plan : blood culture/urine culture • Therapeutic plan : hydration, antibiotics

Hospital Day 1

#1 Fulminant hepatitis due to hepatitis A	
O)	Brain CT : increased ICP 소견없음
A)	Fulminant hepatitis due to hepatitis A, stationary
P)	• Liver transplantation work up • Hepamelz infusion

Hospital Day 2

#3 s/p Caesarean section due to fetal distress #4 Subfascial hematoma at surgical wound	
O)	• Hb : 9.1 g/dL → 5.0 g/dL • AbdominalCT : hemoperitoneum • Emergency angiography : right uterine artery pseudoaneurysm with active bleeding
A)	• Post-operative intra-abdominal bleeding
P)	• Transfusion : packed RBC and fresh frozen plasma • Embolization of the bleeding artery

#1 Fulminant hepatitis due to hepatitis A #6 Seizure-like motion	
O)	• 의식은 혼수로 악화되었고 seizure-like motion을 보임 → Pre-enhance Brain CT : subarachnoid hemorrhage와 diffuse brain swelling을 보임
A)	• Brain hemorrhage associated with fulminant hepatitis • Increased ICP due to brain swelling
P)	• Transfusion(fresh frozen plasma) • Mannitol • Hold liver transplantation

Updated problem list

#1 Fulminant hepatitis due to acute hepatitis A

#2 Azotemia ➞ #1

#3 s/p Caesarean section due to fetal distress

#4 Subfascial hematoma at surgical wound ➞ Post-operative bleeding at right uterine artery, s/p Embolization

#5 Fever with leukocytosis ➞ #1

#6 Seizure like motion ➞ Brain hemorrhage associated with #1

Hospital Day 3

#1 Fulminant hepatitis due to acute hepatitis A #6 Seizure like motion brain hemorrhage associated with #1		
	O)	• Comatose • Dilated pupil , light reflex (-/-) • Electroencephalography 시행 : no cerebral activities at 2 uV/mm sensitivity
	A)	Probable brain death due to IICP
	P)	Do-not-resuscitate 결정

Hospital Day 5

사망함.

Clinical Course

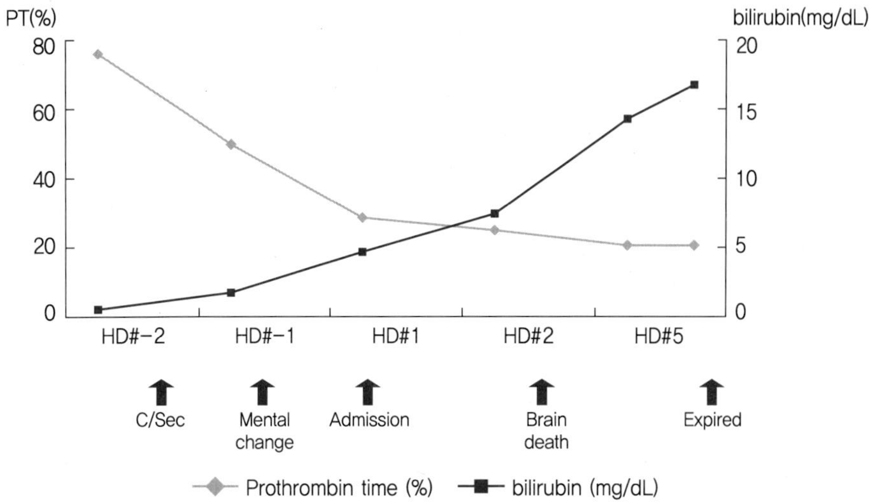

:: Liver disease in pregnancy

- 임신과 관련된 간기능 이상은 3~5%에서 나타난다. 여기에는 바이러스 간염이나 담석증, 또는 만성간질환 등 많은 가능한 원인이 있다. 그러나 임신시 가장 흔한 간기능 이상은 hyperemesis gravidarum, intrahepatic cholestasis of pregnancy, preeclampsia, HELLP (Hemolysis, elevated liver tests, and low platelet count) syndrome, acute fatty liver of pregnancy 등 5가지이다.
- 첫 번째 환자의 경우와 같이, acute fatty liver of pregnancy는 초산 임신부, 쌍둥이 임신에서 잘 발생하는 것으로 알려져 있고, 주로 임신 3분절기(28~40주 사이)에 나타난다. 간기능 이상이 나타나면, 일반적으로 AST/ALT는 범위가 다양하나 300~500 정도이다. 일반적으로 bilirubin은 상승하더라도 5mg/dL 보다 낮으나 중증 또는 합병증이 동반된 경우 이보다 높을 수 있다. Normochromic normocystic anemia, leukocytosis, normal to low platelets, disseminated intravascular coagulopathy 소견이 동반되거나 동반되지 않는 응고장애, 대사성산증, 및 신기능이상 등이 나타날 수 있다. 가장 중요한 치료는 즉각적인 분만이다.
- 두 번째 환자는 임신 중에 발생한 급성 바이러스간염의 경우이다. A형간염의 경우 임신부 1,000명당 1명 정도, B형간염은 2명, D형은 매우 드문 것으로 보고되고 있다. 임신 2분절기와 3분절기의 A형간염의 경우 비임신여성의 임상경과와 크게 다르지 않은 것으로 알려져 있다. 그러나 본 증례처럼 급성 A형간염 이후 acute liver failure, brain hemorrhage 등의 합병증이 발생하여 사망에 이를 수도 있다.

〈Liver disease in pregnancy, Hepatology, Vol. 47, No.3, 2008〉

Lesson of the case

임신중에 간기능 이상이 생겼을 때 기본적으로 흔한 원인들과 함께 임신 연관성 간질환을 꼭 생각해야 하며 다른 인구군에서 보다 특히 빠른 진단과 조치가 있어야 산모와 태아의 생명을 구할 수 있다.

CASE 4 20일 전부터 활동시 호흡곤란이 생겨 내원한 37세 남자

Chief Complaints

Dyspnea on exertion, started 20 days ago

Present Illness

평소 건강한 남자로 내원 20일 전부터 간헐적인 기침, 전신 쇠약감 및 식욕부진이 발생하였다.

이들 증상과 함께 활동시 호흡곤란(NYHA functional class II)이 발생하였고 개인 내과 의원을 방문하여 찍은 chest X-ray 상 cardiomegaly가 있어 본원으로 전원되었다. 기좌호흡(orthopnea)이나 발작성 야간 호흡곤란(paroxysmal nocturnal dyspnea)은 없고 내원시까지 호흡곤란의 정도는 변동이 없었다.

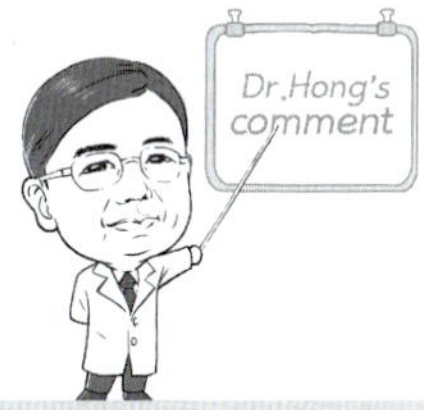

이 환자에서 평소 어떤 활동을 어느 정도하면서 살아왔는 지에 대한 information이 있으면 최근의 건강상 변화가 얼마나 영향을 주는 지 알 수 있을 것이다. 사회력에서 무직인 이 환자가 어떻게 살아가는 지도 궁금하다. 결혼은 했는지, 가족관계는 어떻게 되는 지… 이런 정보는 앞으로 이 환자를 long term care 하는데 있어 중요한 고려 사항이 될 것이다.

Past History

diabetes (-)
hypertension (-)
tuberculosis (-)
hepatitis (-)

Family History

diabetes (-)
hypertension (-)
malignancy (-)

Social History

occupation : 무직
alcohol : 매일 소주 1.5병
smoking : current smoker, 15 pack-years

Review of Systems

General

weight loss (+) : 6 kg/6 months (67 kg → 61 kg)	easy fatigability (-)
febrile sense (-)	chills (-)

Skin

purpura (-)	erythema (-)

Head / Eyes / ENT

headache (-)	blindness (-)
visual disturbance (-)	eye injection (-)
hearing disturbance (-)	oral ulcer (-)
dry eyes (-)	dry mouth (-)
rhinorrhea (-)	sore throat (-)

Cardiovascular

chest pain (-)	palpitation (-)

Gastrointestinal

anorexia (+)	dyspepsia (-)
nausea (-)	vomiting (-)
diarrhea (-)	constipation (-)

Genitourinary

flank pain (-)	gross hematuria (-)
genital ulcer (-)	

Neurologic

tremor (-)	tingling sense (-)

Musculoskeletal

arthralgia (-)	muscle weakness (-)
back pain (-)	claudication (-)

Physical Examination

height 170.0 cm, weight 61.6 kg, body mass index 21.3 kg/m^2

Vital Signs

BP 103/61 mmHg - HR 103/min - RR 20/min - BT 35.5℃

General appearance

looking not ill	alert
oriented to time, person, place	

Skin

skin turgor : normal	ecchymosis (-)
Rash (-)	purpura (-)

Head / Eyes / ENT

visual field defect (-)	pinkish conjunctira
anicteric sdera	palpation of lymph nodes (-)

Chest

symmetric expansion	breath sounds, clear

Heart

regular rhythm	muffled heart sound (+)
pericardial friction rub (+)	pulsus paradoxus (-)

abdomen

soft & flat	normoactive bowel sounds
tenderness (-)	rebound tenderness (-)

Neurologic

motor weakness (-)	sensory disturbance (-)
gait disturbance (-)	

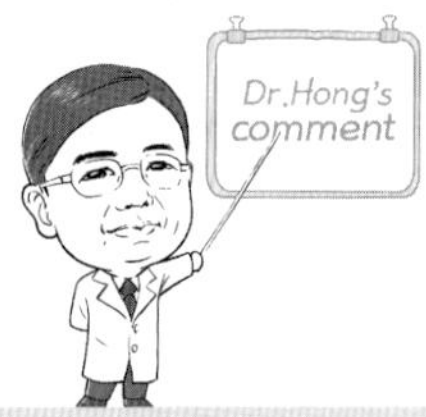

Cardiac exam에서 청진 소견만 기재되었다. 시진 (heave, jugular venous distension), 촉진(thrill), 타진(cardiac dullness)까지 하는 습관을 갖는 것이 바람직하다. 이런 진단학적 절차는 의사에게는 intellectual stimulus가 될 뿐 아니라 하나의 ritual로서 환자의 신뢰를 얻는 길이 되기도 한다.

Initial Laboratory Data

CBC

WBC (4,000~10,000/mm^3)	6,900	Hb (13~17g/dL)	13.0
Differential count	neutrophil 64% lymphocyte 21 %	platelet (150~350 × $10^3/mm^3$)	330

Chemical & Electrolyte battery

Ca (8.3~10 mg/dL) P (2.5~4.5 mg/dL)	8.1 3.5	glucose (70~110 mg/dL)	108
protein (6~8 g/dL) albumin (3.3~5.2 g/dL)	6.5 3.5	aspartate aminotransferase (AST) (~40 IU/L) /alanine aminotransferase (ALT) (~40 IU/L)	55/57
alkaline phosphatase (ALP) (40~120 IU/L)	77.0	gamma-glutamyltranspeptidase (r-GT) (11~63 IU/L)	99.0
total bilirubin (0.2~1.2 mg/dL)	1.2	direct bilirubin (~0.5 mg/dL)	0.6
BUN(10~26 mg/dL) Cr (0.7~1.4 mg/dL)	8 0.9	estimated GFR (≥60 mL/min/1.7m^2)	≥ 60mL
C-reactive protein (~0.6 mg/dL)	15.4	erythrocyte sedimentation rate (0-9 mm/hr)	12
Na (135~145 mmol/L) K (3.5~5.5 mmol/L) Cl (98~110 mmol/L)	135 4.5 109	total CO_2 (24~31 mmol/L)	25
ABGA : pH 7.45, pO_2 96.3 mmHg, pCO_2 35 mmHg, HCO_3- 23mmEq/L, SaO_2 98%			

Coagulation battery

prothrombin time (PT) (70~140%)	110	PT (INR) (0.8~1.3)	1.3
activated partial thromboplastin time (aPTT) (25~35 sec)	35.0 sec		

Urinalysis

specific gravity (1.005~1.03)	1.01	pH (4.5~8)	6.0
albumin(trace)	(-)	glucose (-)	(-)
ketone (-)	(-)	bilirubin (-)	(-)
occult blood (-)	(++++)	nitrite (-)	(-)

Chest X-ray

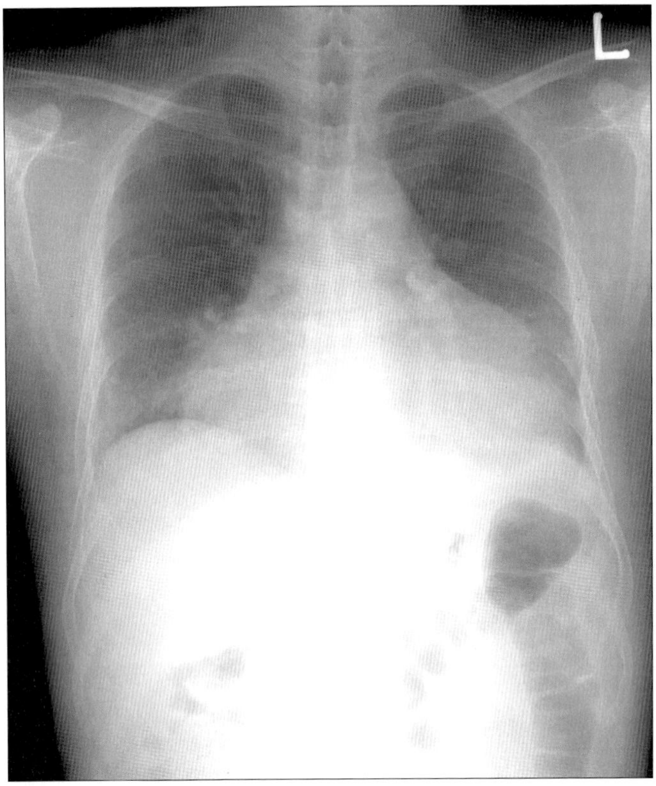

Chest X-ray 상 심한 심비대가 보인다.

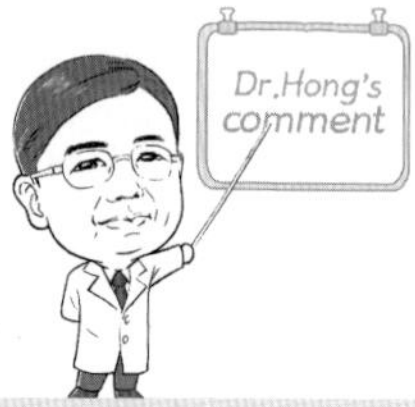

이 Initial Problem List는 Cue List level이다. Cue List를 만들 때는 selective 하지 말고 모든 abnormal items를 나열하는 것이다. 순서는 symptoms, signs, abnormal lab으로 하고 그런 다음 organ별로 혹은 pathophysiologically related items를 grouping하여 syndrome diagnosis level 혹은 그 이상으로 진전시키는 것이다.

Initial Problem List

#1 Dyspnea on exertion
#2 Cardiomegaly
#3 Pericardial friction rub
#4 Nonproductive cough
#5 Bilateral pleural effusion
#6 Elevated C-reactive protein
#7 Anorexia
#8 Weight loss
#9 Elevated liver enzyme

Assessment and Plan

#1 Dyspnea on exertion #2 Cardiomegaly #3 Pericardial friction rub #4 Nonproductive cough #5 Bilateral pleural effusion #6 Elevated C-reactive protein #7 Anorexia #8 Weight loss		
	A)	• Pericarditis, more likely • Heart failure, less likely
	P)	• Echocardiography • Chest CT

#9 Elevated liver enzyme		
	A)	• Congestive hepatopathy, more likely • Alcoholic fatty liver, less likely • Viral hepatitis, less likely
	P)	• HBs-Ag/Ab, Anti-HCV, Anti-HAV (IgM) • Liver ultrasound if unresolved • Follow-up of liver function tests

Peripheral edema가 없는 것을 고려할 때 heart failure의 가능성은 떨어진다고 판단된다.

Hospital Day 1

#1 Dyspnea on exertion
#2 Cardiomegaly
#3 Pericardial friction rub
#4 Nonproductive cough
#5 Bilateral pleural effusion
#6 Elevated C-reactive protein
#7 Anorexia
#8 Weight loss

S)	Dyspnea at resting (-), fever (+), chills (-), cough (+), sputum (-)
O)	• V/S 100/60 mmHg - 111/min - 26/min - 38℃ • Echocardiography : pericardial effusion with thickened pericardium 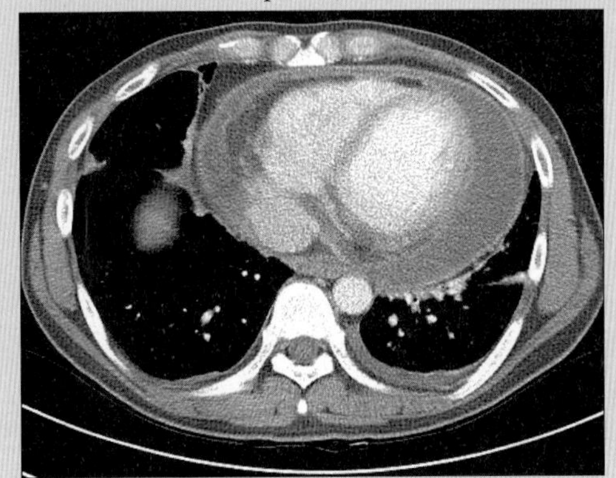
A)	• Infectious pericarditis, such as tuberculosis • Neoplastic pericarditis, less likely • Autoimmune pericarditis, less likely • Pericardial effusion associated with hypothyroidism, less likely
P)	• Pericardial fluid analysis • Thyroid function test • Autoimmune markers • Blood & urine culture

Chest CT
Tuberculous pericarditis가 의심되나 malignancy-associated pericarditis를 배제할 수 없다.

Updated Problem List

#1 Dyspnea on exertion ➜ #2
#2 Cardiomegaly ➜ Pericardial effusion
#3 Pericardial friction rub ➜ #2
#4 Nonproductive cough
#5 Bilateral pleural effusion
#6 Elevated C-reactive protein
#7 Anorexia
#8 Weight loss
#9 Elevated liver enzyme

Hospital Day 4

#2 Pericardial effusion

	O)	• V/S 100/60 mmHg - 110/min - 26/min - 38℃ • Thyroid function test : - T3 (98~180 ng/dL) : 100 - TSH (0.4~5.0 μU/mL) : 1.3 - T4 (0.8~1.9 ng/dL) : 1.0 • CBC : WBC 6, 100/mm³, C-reactive protein 16.0 mg/dL • Blood/urine culture (-/-) sputum culture (-), AFB smear (-) • ANA (-), RA factor 〈 1:20, ANCA (-), Anti-DS-DNA (-)
	A)	• Infectious pericarditis, such as tuberculosis • Neoplastic pericarditis, less likely
	P)	Diagnostic plan : window op for biopsy and drainage for symptom relief

Fever 및 CRP 상승 등을 고려하면, infectious cause의 가능성이 가장 높다고 생각하였다.

Hospital Day 8

#2 Pericardial effusion, s/p window operation	
S)	열나긴 하지만 그리 힘들지 않아요. chills(-)
O)	• V/S 112/73 mm/Hg - 126/min - 28/min - 39℃ • Window operation 소견 : - thickened multi-septated pericardium - sero-sanguinous pericardial fluid - multiple white nodules in mediastinal pleura - frozen bopsy of a mediastinal lymph node: metastatic carcinoma • Pericardial fluid analysis : - WBC 7,040 (Poly 39%, Lymph 52%, Mono 7%) - LDH 669, protein 4.7, glucose 71 - adenine deaminase (ADA) 91.4 - cytology (-) culture (-) AFB smear (-) M.Tb PCR (-)
A)	Neoplastic pericarditis, most likely than infectious pericarditis
P)	Work up for primary site of malignancy

#9 Elevated liver enzyme	
S)	Jaundice (-)
O)	• HBs-Ag (-) HBs-Ab (+) Anti-HCV (-) • AST 30, ALT 40, ALP 84, total bilirubin 0.8
A)	Congestive hepatopathy, improved after window operation

Frozen biopsy 결과는 formal pathology result와 일치하지 않을 수 있다는 것을 알아야 하며 frozen biopsy만으로 결론을 내리지 않도록 해야 한다.

Hospital Day 9

#2 Pericardial effusion #4 Nonproductive cough #5 Bilateral pleural effusion #6 Elevated C-reactive protein #7 Anorexia #8 Weight loss	
O)	• V/S 110/70mm/Hg-95/min-20/min-38.5℃ • Drain via chest tube (-) • Formal pathology report of the pericardium: multiple caseating granuloma
A)	Tuberculous pericarditis
P)	• Removal of chest tube • Anti-Tb medication (HERZ) with steroid (prednisone 60mg 4wks)

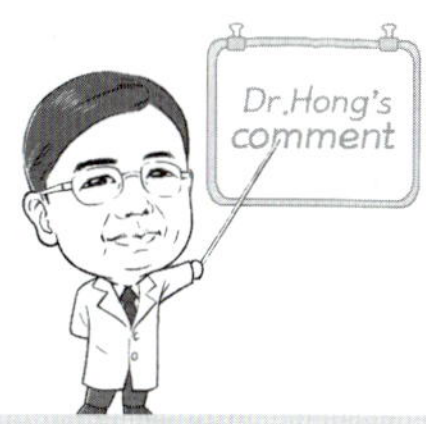

이 환자에서는 hematuria는 다루어지지 않았는데 renal tuberculosis가 있었을지 모르겠다.

:: Treatment of tuberculous pericarditis

치료를 하지 않는 경우 예후가 매우 좋지 않고, 치료를 하더라도 constrictive pericarditis가 발생할 수 있다. Glucocorticoid (prednisone, 20~60 mg/day for up to 6 weeks)는 질환의 급성기시 삼출액을 줄이거나, 혈역학적 회복을 촉진하는데 도움이 되는 것으로 알려져 있으나 chronic constrictive pericarditis로의 진행을 막는 데에는 큰 효과가 없는 것으로 알려져 있다.

〈Harrison 17th Edition〉

Updated Problem List

1 Dyspnea on exertion ➡ #2

2 Cardiomegaly ➡ Pericardial effusion ➡ Tuberculous pericarditis

3 Pericardial friction rub ➡ #2

4 Cough without sputum ➡ #2

5 Bilateral pleural effusion ➡ #2

6 Elevated C-reactive protein ➡ #2

7 Anorexia ➡ #2

8 Weight loss ➡ #2

9 Elevated liver enzyme ➡ Congestive hepatopathy

OPD Follow-up

#2 Tuberculous pericarditis		
	S)	Dyspnea on exertion (-) cough (-)
	O)	• Anti-TB medication 8개월째 사용 중 • Steroid : prednisone 60 mg/day × 4wks → 30 mg/day × 4wks 총 8주 사용하였음. 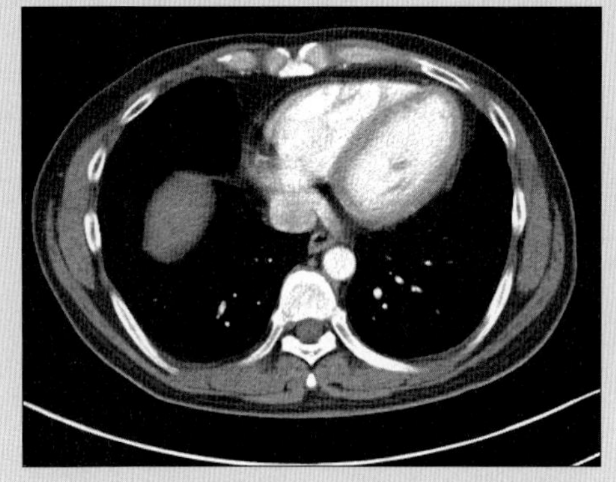
	A)	Tuberculous pericarditis, cured

Lesson of the case

Pericarditis가 있는 환자에서 특히 hemodynamic significance가 있는 경우 window operation은 진단 및 치료에 큰 도움이 될 수 있다.

CASE 5 건강검진상 발견된 간종양으로 내원한 53세 남자

Reason for Admission

건강검진상 발견된 간종양의 평가

Present Illness

건강하던 53세 남자로 2개월 전 다른 병원에서 건강검진으로 간의 종양이 발견되었다. 추가검사에서 간내담도의 확장소견이 있어 percutaneous transhepatic bile duct drainage를 시행받았다. 이때 이 drainage tube를 통하여 2차례 조직검사를 시행하였으나 암세포는 발견하지 못하고 염증세포만 나왔다고 한다. 그러나 영상소견상 악성종양이 강력히 의심되어서 다시 진단을 받기 위해 본원으로 오게 되었다. 최근 검사를 받느라고 15일 사이에 체중이 3 kg 빠졌다고 한다.

Past History

diabetes (-)
hypertension (-)
tuberculosis (-)
hepatitis (-)

Family History

diabetes (-)
hypertension (-)
hepatitis (-)
malignancy (-)

Social History

alcohol : 소주 2병, 주 1회, 30년
smoking : current smoker, 20 pack-years

Review of Systems

General

general weakness (-)	easy fatigability (-)
febrile sense (-)	chills (-)

Skin

purpura (-)	erythema (-)

Head / Eyes / ENT

headache (-)	blurred vision (-)
visual disturbance (-)	diplopia (-)
hearing disturbance (-)	oral ulcer (-)
hoarsness (-)	epistaxis (-)
rhinorrhea (-)	sore throat (-)
hair loss (-)	

Respiratory

cough (+)	sputum (+)
hemoptysis (-)	dyspnea (+)
pleuritic chest pain (-)	

Cardiovascular

chest pain (-)	palpitation (-)
orthopnea (-)	Raynaud's phenomenon (-)

Gastrointestinal

anorexia (-)	dysphagia (-)
nausea (-)	vomiting (-)
diarrhea (-)	abdominal pain (-)

Genitourinary

flank pain (-)	gross hematuria (-)
genital ulcer (-)	

Neurologic

tremor (-)	tingling sensation (-)
psychosis (-)	motor change (-)
sensory change (-)	

Musculoskeletal

arthralgia (-)	muscle weakness
back pain (-)	claudication (-)
morning stiffness (-)	

Physical Examination

height 164cm, weight 60 kg, body mass indax 22.3 kg/m^2

Vital Signs

BP 121/72 mmHg - HR 80/min - RR 18/min - BT 36.4℃

General Appearance

looking not ill	alert
oriented to time, person, and place	

Skin

skin turgor : normal	ecchymosis (-)
rash (-)	purpura (-)

Head / Eyes / ENT

visual field defect (-)	pinkish conjunctiva
an icteric sclera	palpable lymph nodes (-)

Chest

symmetric expansion without retraction	clear breath sounds without crackles

Heart

regular rhythm	normal heart sounds without murmur

Abdomen

soft & flat abdomen	normoactive bowel soundsr
tenderness (-)	rebound tenderness (-)

Neurology

motor weakness (-)	sensory disturbance (-)
gait disturbance (-)	neck stiffness (-)

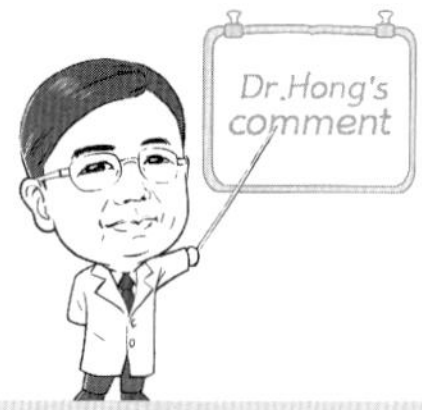

Physical exam을 할 때 장기계통을 빠트리지 않는 것 못지 않게 Chief Complaint나 Present Illness와 관련된 부위에 대한 세심한 검사가 필요하다. 간에 대한 physical exam이 빠져 있고 bile drainage tube는 뺐는지, 여전히 가지고 있는지 여부 등 궁금한 것이 해소되지 않는다.

Initial Laboratory Data

CBC

WBC (4,000~10,000/mm^3)	5,600	Hb (13~17 g/dL)	13.5
		platelet (150~350 × 10^3/mm^3)	202

Chemical & Electrolyte battery

Ca (8.3~10 mg/dL) P (2.5~4.5 mg/dL)	8.6 3.5	glucose (70~110 mg/dL)	79
protein (6~8 g/dL) albumin (3.3~5.2 g/dL)	6.5 3.5	aspartate aminotransferase (~40 IU/L) / alanine aminotransferase (~40 IU/L)	45/38
alkaline phosphatase (40~120 IU/L)	145	r-GTP (11~63 IU/L)	123
total bilirubin (0.2~1.2 mg/dL)	1.4	direct bilirubin (~0.5 mg/dL)	0.3
BUN (10~26 mg/dL) Cr (0.7~1.4 mg/dL)	11 0.8	estimated GFR ($\geq$ 60 mL/min)	>90
C-reactive protein (~0.6 mg/dL)	0.9		
Na (135~145 mmol/L) K (3.5~5.5 mmol/L) Cl (98110 mmol/L)	138 5.2 104	total CO_2 (24~31 mmol/L)	26.9

Coagulation battery

prothrombin time (PT) (70~140%)	90.1 %	PT (INR) (0.8~1.3)	1.07
activated partial thromboplastin time (aPTT) (25~35 sec)	43 sec		

Urinalysis

specific gravity (1.005~1.03)	1.010	pH(4.5~8)	5.0
albumin (trace)	(-)	glucose (-)	(-)
ketone (-)	(-)	bilirubin (-)	(-)
occult blood (-)	(-)	nitrite (-)	(-)

Chest X-ray

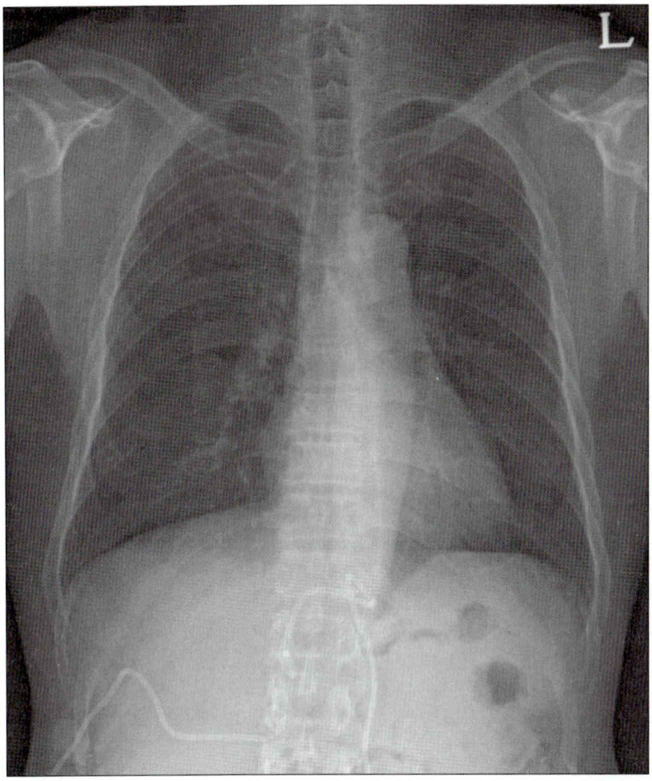

입원시 chest X-ray로 폐의 이상 소견은 보이지 않고, 복부에 percutaneous transhepatic bile duct drain tube(PTBD)가 삽입되어 있는 상태이다.

Initial Problem List

#1 Liver mass

#2 Weight loss

#3 Elevated liver enzyme

#4 s/p Percutaneous transhepatic bile duct drainage

Assessment and Plan

#1 Liver mass
#2 Weight loss
#3 Elevated liver enzyme
#4 s/p Percutaneous transhepatic bile duct drainage

A)	• Klatskin's tumor • Benign hilar neoplasm
P)	• PTBD tract dilation for biopsy • Pathologic confirmation : biopsy via PTBD • CT • Magnetic resonance cholangio-pancreatography (MRCP)

임상 및 영상 소견으로 미루어 Klatskin's tumor 가능성을 가장 높게 보았다.

Hospital Day 3

#1 Liver mass
#2 Weight loss
#3 Elevated liver enzyme
#4 s/p Percutaneous transhepatic bile duct drainage

O)

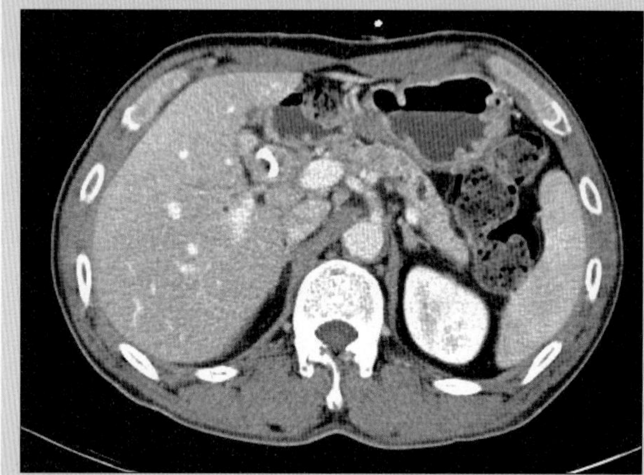

Biliary dynamic CT 소견
Liver hilum에 mass가 관찰되며 main portal vein, left portal vein, right hepatic artery를 침범한 소견이다.주변에 metastatic lymph node로 생각되는 enlarged lymph node도 관찰된다.

A)	Klastskin's tumor, more likely
P)	Biopsy via PTBD

Hospital Day 14

#1 Liver mass #2 Weight loss #3 Elevated liver enzyme #4 s/p Percutaneous transhepatic bile duct drainage		
	O)	• 담도경 : bile duct 전반에 걸쳐 nodular 한 adenomatous polyp 관찰됨
	A)	• Biliary adenomatosis and chronic pancreatitis • Klatskin's tumor B-IV with invasion of pancreatic parenchyme
	P)	조직검사 결과 확인

Updated Problem List

#1 Liver mass ➡ Hepatic hilar mass with surrounding tissue involvement

#2 Weight loss ➡ #1

#3 Elevated liver enzyme ➡ #1

#4 s/p Percutaneous transhepatic bile duct drainage

#5 Biliary adenomatosis

Hospital Day 16

#1 Hepatic hilar mass with surrounding tissue involvement		
	S)	조직검사 결과는 나왔나요?
	O)	• Pathology report : - common bile duct (CBD) : chronic inflammation, epithelial hyperplasia with focal adenomatous change
	A)	• Biliary adenomatosis and chronic pancreatitis • Inflammatory pseudotumor • Klatskin's tumor B-IV with invasion of pancreatic parenchyme
	P)	• Serum IgG, IgG4 level check • Surgical resection

조직검사에서는 악성세포는 발견되지 않았으나 영상소견상 배제할 수 없어 수술을 하기로 결정하였다. 그리고 흔하지 않은 질환이지만 IgG4-related inflammatory pseudotumor의 가능성을 고려하여 혈청 IgG, IgG4 치를 측정하기로 했다.

Hospital Day 21

#1 Hepatic hilar mass with surrounding tissue involvement

S) 수술부위가 아파요.

O)

- Extended left lobectomy with bile duct resection 시행
- Serum IgG (mg/dL) : 1,520 (700 - 1600)
- Serum IgG4 (mg/dL) : 2.85 (0.06 - 1.21)
- Pathology report:
  - ductal epithelial hyperplasia, with
    1) peribiliary gland proliferation
    2) marked periductal fibrosis
    3) lymphoplasma cell infiltration and lymphoid follicles, compatible with inflammatory pseudotumor

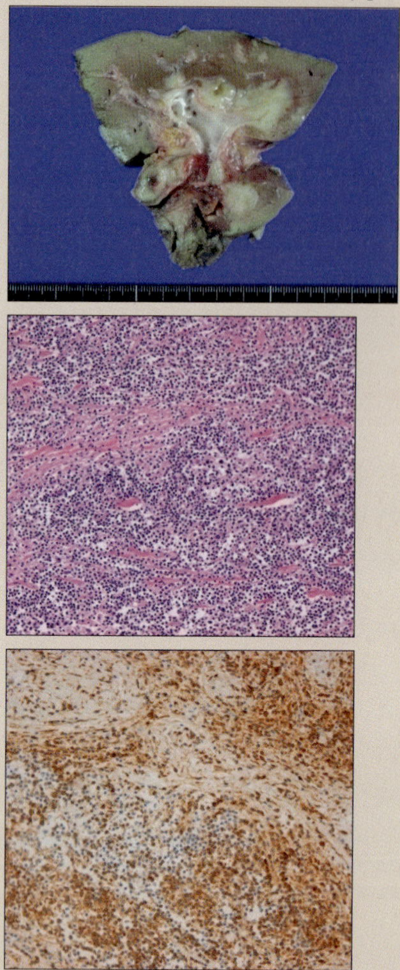

수술 후 gross finding(상)에서 bile duct 주변으로의 infilatration이 관찰됨. H&E stain에서 lymphoplasma cell infiltration(중)이 관찰되며 IgG4 stain에 양성이다(하).

A) IgG4-related inflammatory pseudotmor

P) Discharge after post op care

Updated Problem List

#1 Liver mass ➡ Hepatic hilar mass with surrounding tissue involvement
  ➡ IgG4-related inflammatory pseudotumor
#2 Weight loss ➡ #1
#3 Elevated liver enzyme ➡ #1
#4 s/p Percutaneous transhepatic bile duct drainage
#5 Biliary adenomatosis ➡ associated with #1
#6 s/p Hepatic lobectomy, left

Follow up : 4 months after discharge

#1 IgG4-related Inflammatory pseudotumor		
	S)	크게 불편한 것 없어요.
	O)	Follow-up liver dynamic CT : slightly progression of bile duct involvement
	A)	IgG4-related inflammatory pseudotumor
	P)	좀 더 추적 후 steroid 고려

Lesson of the case

CT로는 악성종양이 강력히 의심되었으나 결국 inflammatory pseudotumor로 진단된 환자이다. Inflammatory pseudotumor는 드문 질환이지만 악성이 의심되는 종양에서 조직검사가 계속 음성이면 꼭 고려해봐야 할 질환이다. 혈청의 IgG4 level의 상승과 조직에서의 IgG4 stain 양성이 진단에 도움이 된다.

CASE 6 2개월 전 우연히 알게 된 피검사 이상 소견으로 내원한 67세 남자

Reason for Admission

Abnormal laboratory finding, discovered 2 months before admission

Present Illness

입원 7개월 전 본원 흉부외과에서 coronary artery bypass graft 시술을 받고 심장내과 외래를 다니던 67세 남자이다. 입원 2개월 전 시행한 피검사에서 serum alkaline phosphatase(ALP)가 상승된 것이 발견되었다. 먼저 소화기내과로 의뢰되어 위내시경과 복부초음파를 검사하였으나 정상이었다. ALP상승이 간질환과 관계 없다고 판단되어 내분비내과에 의뢰되었다.

Past History

two-vessel coronary disease, s/p coronary artery bypass graft
benign prostate hyperplasia, s/p transurethral resection of prostate
diabetes (-)
hypertension (-)
hepatitis (-)
tuberculosis (-)

Family History

diabetes (-)
hypertension (-)
hepatitis (-)
tuberculosis (-)

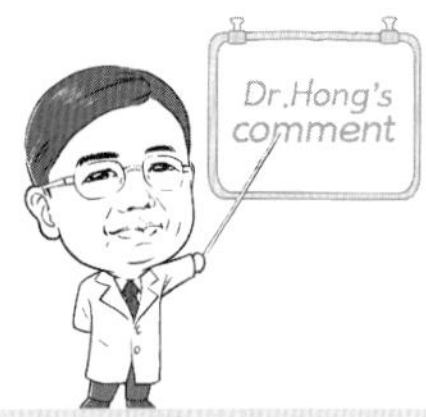

우연히 발견된 elevated serum alkaline phosphatase level 때문에 심장내과, 소화기내과, 내분비내과를 전전하는 모습은 현재임상의학의 fragmented practice를 단적으로 보여준다. Primary physician은 없고, specialist 만 있는 이런 의료는 환자들의 입장에서는 불편하고, 보건행정 입장에서는 비능률적이다. 그래도 간과될 수도 있는 이상 검사치가 끝까지 추궁되는 것은 그나마 다행이라고 생각된다.

Social History

occupation : 무직

never smoker

alcohol (-)

marital state : 기혼, 아들 1명

Review of Systems

General

generalized edema (-)	easy fatigability (-)
dizziness (-)	weight loss (-)

Skin

purpura (-)	erythema (-)

Head / Eyes / ENT

headache (-)	hearing disturbance (-)
dry eyes (-)	tinnitus (-)
rhinorrhea (-)	oral ulcer (-)
sore throat (-)	dry mouth (-)

Respiratory

dyspnea (-)	hemoptysis (-)
cough (-)	sputum (-)

Cardiovascular

chest pain (-)	palpitation (-)
orthopnea (-)	dyspnea on exertion (-)

Gastrointestinal

anorexia (-)	dyspepsia (-)
nausea (-)	vomiting (-)
diarrhea (-)	abdominal pain (-)

Genitourinary

flank pain (-)	gross hematuria (-)

Neurologic

seizure (-)	cognitive dysfunction (-)
psychosis (-)	motor-sensory change (-)

Musculoskeletal

CVA tenderness (-)	tingling sense (-)
back pain (-)	muscle pain (-)
pretibial pitting edema (-)	

Physical Examination

height 169.9 cm, weight 69.0 kg, body mass index 23.9 kg/m^2

Vital Signs

BP 138/77 mmHg - HR 53/min - RR 20/min - BT 36.7℃

General Appearance

looking not ill	alert
oriented to time, person, and place	

Skin

skin turgor: normal	ecchymosis (-)
rash (-)	purpura (-)

Head / Eyes / ENT

visual field defect (-)	pinkish conjunctiva
icteric sclera (-)	palpable lymph nodes (-)

Chest

symmetric expansion without retraction	clear breath sound without crackle

Heart

regular rhythm	normal hearts sounds without murmur

Abdomen

soft & flat abdomen	normoactive bowel sound
tenderness (-)	rebound tenderness (-)

Neurology

motor weakness (-)	sensory disturbance (-)
gait disturbance (-)	neck stiffness (-)

Initial Laboratory Data

CBC

WBC (4,000~10,000/mm^3)	7,200	Hb (13~17g/dL)	14.0
WBC differential count	neutrophil 65.2% lymphocyte 25.7% monocyte 6.1 %	platelet (150~350 × $10^3/mm^3$)	205

Chemical & Electrolyte battery

Ca (8.3~10 mg/dL) P (2.5~4.5 mg/dL)	9.1 4.6	glucose (70~110 mg/dL)	107
protein (6~8 g/dL) albumin (3.3~5.2 g/dL)	6.8 4.1	aspartate aminotransferase (AST) (~40 IU/L) /alanine aminotransferase (ALT) (~40 IU/L)	18/14
alkaline phosphatase (ALP) (40~120 IU/L)	201	gamma-glutamyltranspeptidase (r-GT) (11~63 IU/L)	17
total bilirubin (0.2~1.2 mg/dL)	0.7	direct bilirubin (~0.5 mg/dL)	0.1
BUN (10~26 mg/dL) Cr (0.7~1.4 mg/dL)	20 0.8	estimated GFR (≥60 mL/min/1.7m^2)	90
C-reactive protein (~0.6 mg/dL)	0.1	cholesterol (~199 mg/dL)	128
Na (135~145 mmol/L) K (3.5~5.5 mmol/L) Cl (98~110 mmol/L)	142 4.5 105	total CO_2 (24~31 mmol/L)	28.2

Coagulation battery

prothrombin time (PT) (70~140%)	118.9%	PT(INR) (0.8~1.3)	0.92
activated partial thromboplastin time (aPTT) (25~35 sec)	27.4 sec		

Urinalysis with microscopy

specific gravity (1.005~1.03)	1.015	pH (4.5~8)	5.0
albumin (trace)	(-)	glucose (-)	(-)
ketone (-)	(-)	bilirubin (-)	(-)
occult blood (-)	(-)	nitrite (-)	(-)
RBC (0~2/HPF)	0-2	WBC (0~2/HPF)	0-2
squamous cell (0~2/HPF)	0-2	bacteria (-)	0

Endocrinology lab

bone ALP (15.0-41.3 U/L)	78.5	C-telopeptide (0.304~0.704 ng/mL)	0.608
PTH-intact (10~65 pg/mL)	32.9	25-OH-Vitamin D3 (20.1~46.2 ng/mL)	18.3

:: C-telopeptide

Type I collagen degradation product로 hydroxyproline보다 더 특이적인 bone resorption marker이다. C-telopeptide치는 소변 hydroxyproline/creatinine ratio 보다 검사가 간편하고 치료에 대한 반응에 있어 ALP의 변화보다 더 빠르게 나타난다.

〈Harrison's principles of internal medicine 17th ed, p2410〉

이 검사 소견은 환자의 증가된 ALP가 bone origin임을 가리킨다.

Chest X-ray

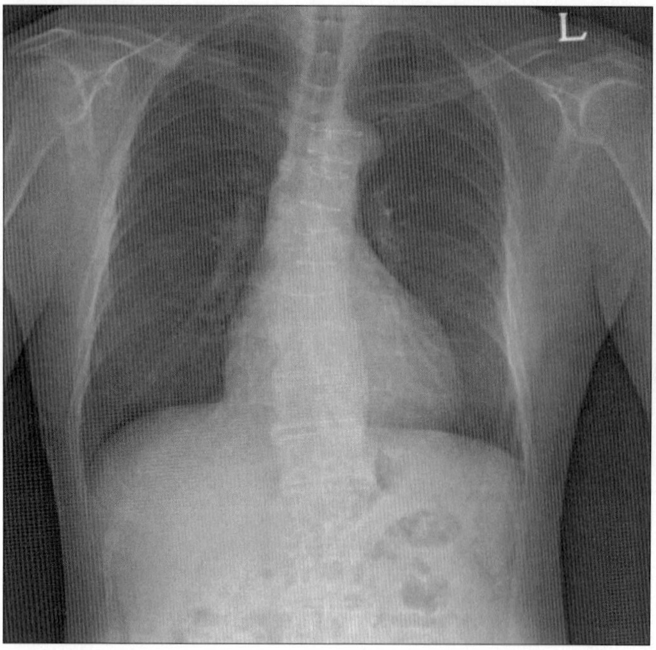

Chest X-ray 상 이상소견은 보이지 않았다.

Initial Problem List

#1 Elevated alkaline phosphatase activity, bone origin

#2 Benign prostatic hyperplasia, s/p Transurethral resection

#3 h/o Non ST-elevation myocardial infarction, s/p Coronary artery bypass graft

Assessment and Plan

#1 Elevated ALP activity, bone origin	
A)	• Increased bone turnover like osteoporosis • Osteomalacia, such as vitamin D deficiency, likely • Bone tumor, less likely • Systemic disease with increased bone turnover such as hyperthyroidism
P)	• Bone mineral density (BMD) 시행 • Serum C-telopeptide • 25-OH-Vitamin D3 • Thyroid function test • Bone scan

Hospital Day 1

#1 Elevated ALP activity, bone origin

S) 아픈 데는 없습니다.

O)

- C-telopeptide 0.608 ng/mL (reference range : 0.2~0.3 ng/mL)
- BMD

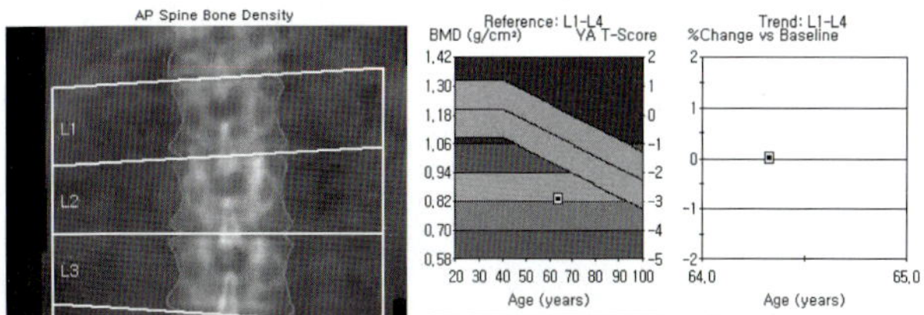

Region	BMD[1] (g/cm²)	Young-Adult[2] (%)	T-Score	Age-Matched[3] (%)	Z-Score
L1	0.726	65	-3.2	71	-2.4
L2	0.959	81	-1.9	87	-1.1
L3	0.829	70	-3.0	76	-2.2
L4	0.819	69	-3.1	75	-2.3
L1-L2	0.844	74	-2.5	81	-1.7
L1-L3	0.839	72	-2.7	79	-1.9
L1-L4	0.833	71	-2.9	77	-2.1
L2-L3	0.891	75	-2.5	81	-1.7
L2-L4	0.863	73	-2.7	79	-1.9
L3-L4	0.823	69	-3.1	75	-2.3

Trend: L1-L4

Measured Date	Age (years)	BMD[1] (g/cm²)	Change vs Baseline (%)	Change vs Baseline (g/cm²)
2007-06-04	64.3	0.833	baseline	baseline

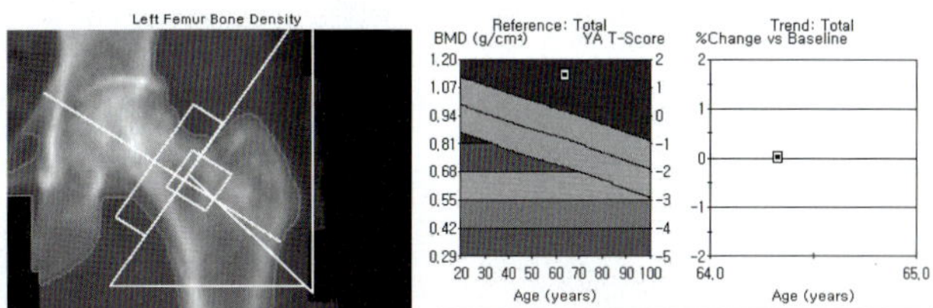

Region	BMD[1] (g/cm²)	Young-Adult[2] (%)	T-Score	Age-Matched[3] (%)	Z-Score
Neck	1.258	132	2.4	157	3.5
Upper Neck	1.260	-	-	-	-
Wards	1.136	129	2.0	169	3.6
Troch	1.125	144	3.1	156	3.7
Shaft	1.094	-	-	-	-
Total	1.133	120	1.5	136	2.3

Trend: Total

Measured Date	Age (years)	BMD[1] (g/cm²)	Change vs Baseline (%)	Change vs Baseline (g/cm²)
2007-06-04	64.3	1.133	baseline	baseline

A)

- Male osteoporosis : secondary osteoporosis, more likely
  idiopathic, less likely

WHO에서는 젊은 연령의 정상골밀도 평균값의 차이에 따른 표준편차(SD;standard deviation) (T-score) 〈 -2.5 이하인 경우를 osteoporosis로 정의하고 있다. 환자의 경우 Spine AP BMD(L1-L4) : 0.833 g/cm² (71% of young normal) T-score가 -2.9로 osteoporosis에 합당한 소견이다.

cf) 보통 1SD는 젊은 연령의 정상골밀도 평균값의 10~12%에 해당된다.

Updated Problem List

#1 Elevated alkaline phosphatase activity, bone origin → Male osteoporosis

#2 Benign prostatic hyperplasia, s/p Transurethral resection

#3 h/o Non ST-elevation myocardial infarction, s/p Coronary artery bypass graft

Hospital Day 4

<table>
<tr><td colspan="3">#1 Male osteoporosis</td></tr>
<tr><td></td><td>S)</td><td>괜찮아요.</td></tr>
<tr><td></td><td>O)</td><td>• TSH 134 U/mL T3 134 ng/dL free T4 1.2 ng/dL
• T-L spine lateral
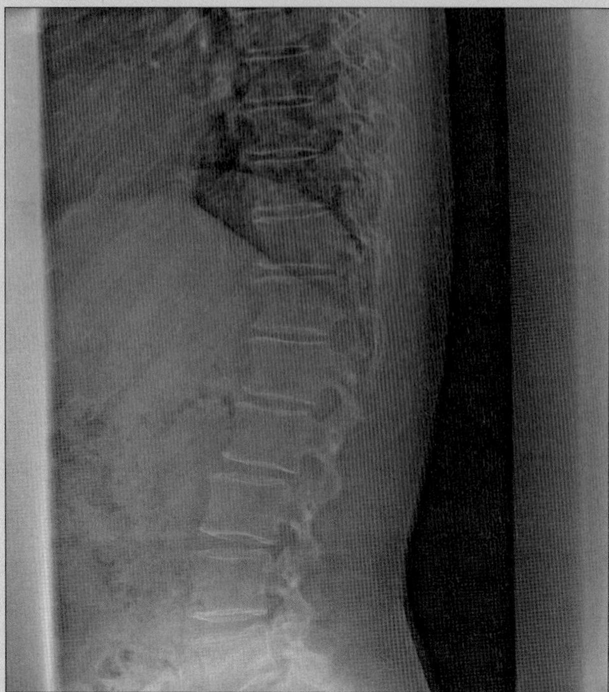</td></tr>
</table>

<table>
<tr><td></td><td>O)</td><td>• Bone scan
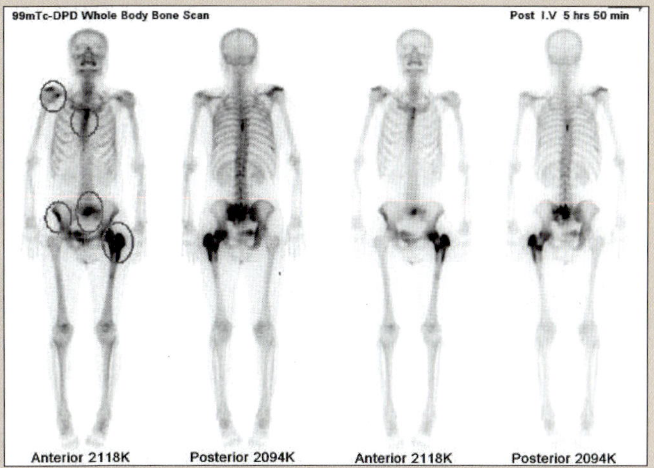
</td></tr>
<tr><td></td><td>A)</td><td>• Male osteoporosis : secondary osteoporosis, more likely
idiopathic, less likely</td></tr>
<tr><td></td><td>P)</td><td>• Affected bone sites의 simple X-ray 촬영
• Bone biopsy 고려
• Tumor marker : CEA, CA 19-9</td></tr>
</table>

Bone scan 상 right scapula, T7, right 9th rib, pelvic bone, left proximal femur등에 multiple active bone lesion이 보이며 bone metastasis의 가능성이 많은 소견이다. Sternum의 uptake 증가는 poststernotomy change로 보인다.

Hospital Day 5

#1 Male osteoporosis

S) 불편한 곳 없습니다.

O)

- 25-OH-vitaminD3 level: 18.3 ng/mL (참고치 : 8.0-51.9)
- CEA: 0.64 ng/mL (참고치 : 0-6)
- CA 19-9: 1.5 μ/mL (참고치 : 0-37)
- PSA: 2.4 ng/mL (참고치 : 0-4)
- simple X-ray of pelvis

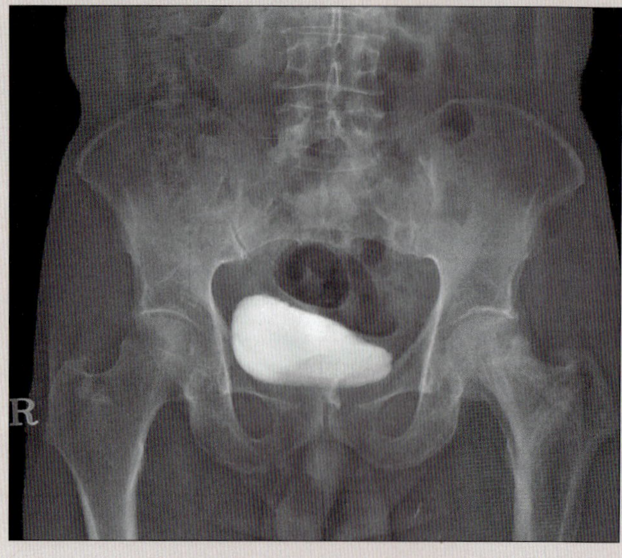

Pelvis AP
정상인 Rt. femur와 비교하여 Lt. femur neck과 proximal femur에 osteolytic lesion보이고 trabeculation이 prominent한 sclerotic change가 있다. 그 외 소견으로 cortical thickening이 있으나 discontinuity나 destruction은 없다.

A)

- Paget's disease of bone
- Malignant bone metastasis, less likely

P)

- Consult orthopedic surgery for bone biopsy
- Therapeutic plan: Vitamin D supplementation
- 3-D pelvis CT

Hospital Day 7

#1 Male osteoporosis	
S)	조직검사 하겠습니다.
O)	• 3D-Pelvis CT 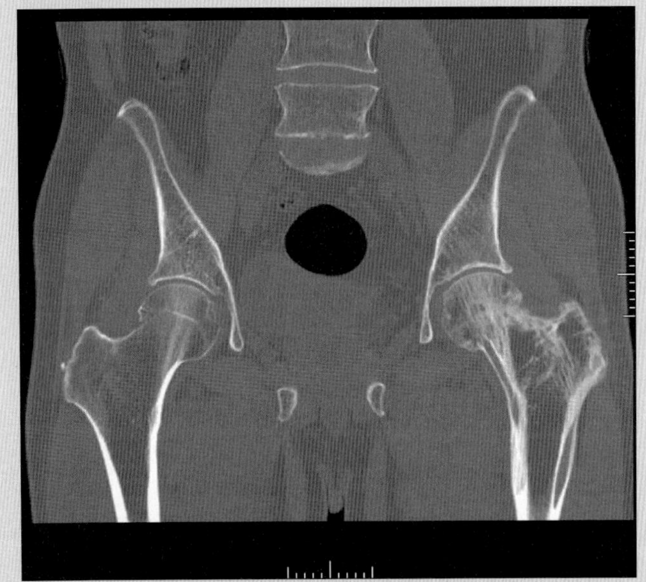
A)	Paget's disease of bone, most likely
P)	Bone biopsy 진행

ALP가 증가되어 있으며 정상 serum calcium 농도와 hepatobiliary disease 증거가 없는 건강한 성인의 경우 Paget's disease를 의심해 볼 수 있다. Metastatic bone disease와 Paget's disease를 감별하는데는 bone scan 및 plain radiography가 도움이 된다.

3-D pelvis CT
Medulla에 osteolytic lesion이 있고 bony trabeculation이 정상보다 sclerotic change를 보인다. Femur cortex에 osteolytic lesion이 있으나 cortical continuity는 유지되어 있어 destructive pattern은 아닌 것으로 보인다.

Paget' disease의 진단에 가장 예민한 검사는 bone scan이며 bone scan상 hot uptake가 있는 부위에 대하여 CT를 시행한다. CT로 fracture 및 lytic area의 존재, deformity의 정도,sclerotic phase에서는 axial skeleton의 trabecular coarsening, distortion 및 cortical thickening, 그리고 인접 joint와의 관계 등에 대한 정보를 얻을 수 있다.

Hospital Day 10

#1 Male osteoporosis

S) 결과 나왔나요?

O)

- Open biopsy on sacroiliac joint, sacrum, Lt. femur

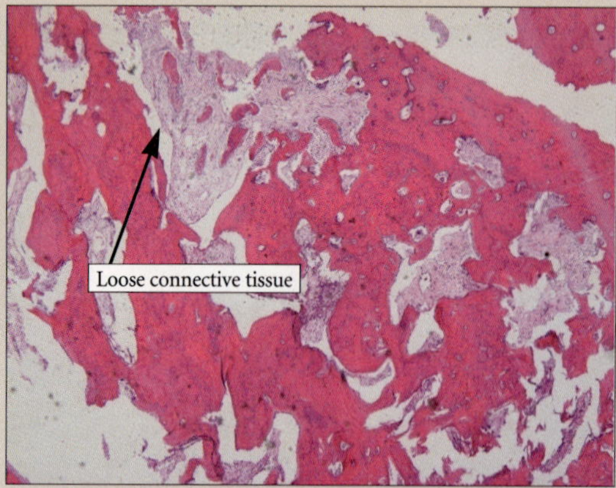

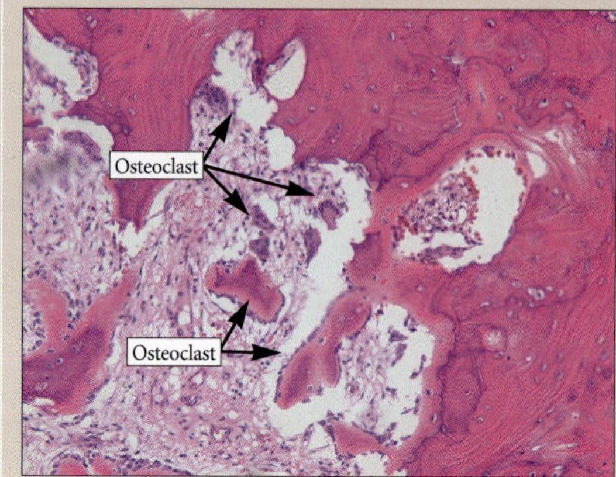

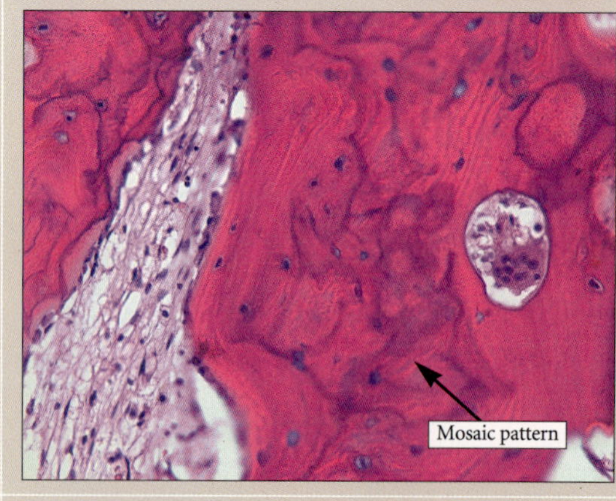

A) Paget's disease of bone, most likely

P)

- Pain control
- Observation

Paget's disease of bone의 특징적인 histologic feature는 아래 세 가지이다.

1. Mosaic pattern of lamellar bone
2. Increased osteoclastic and osteoblastic activity
3. Loose connective tissue with blood vessels in bone marrow

Updated Problem List

#1 Elevated alkaline phosphatase activity, bone origin ➔ Male osteoporosis ➔ Paget's disease of bone

#2 Benign prostatic hyperplasia, s/p Transurethral resection

#3 h/o Non ST-elevation myocardial infarction, s/p Coronary artery bypass graft

Hospital Day 11

#1 Paget's disease of bone	
S)	별로 아프지 않아요.
O)	조직검사부위 limitation of motion (-)
A)	Pagets' disease of bone
P)	• Zolendronic acid 4mg IV mix with N/S 100 mL • Re-assurance and education

Paget을 disease는 pathogenesis를 고려하여 osteoclast를 target으로 하는 antiresorptiveagent를 주 치료제로 한다.

Antiresorptiveagent는 수일에서 수주 이내 bone resorption을 suppression하여 urine hydroxyproline, pyridinolines, N-telopeptide등을 감소시키며 수주에서 수개월 이내 bone formation 또한 억제되어 serum ALP level도 감소하게 된다.

Zolendronic acid는 새로운 nitrogen-containing bisphosphate로 Paget's disease의 initial treatment로 사용되며 mineralization을 억제하지 않으면서 지속적으로 bone turnover를 억제시킨다.

Clinical Course

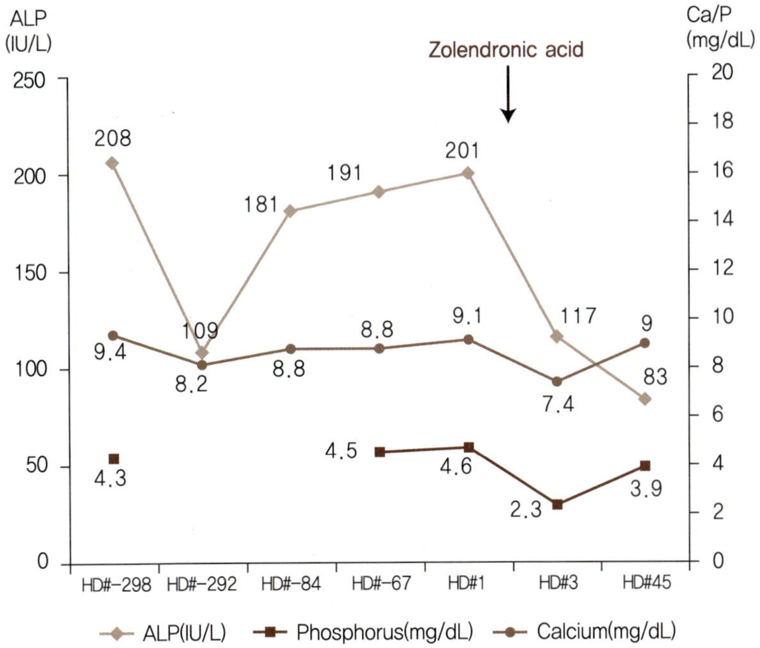

Lesson of the case

Paget's disease of bone은 serum alkaline phosphatase level이 상승되었을 때에 의심할 수 있으며 radiographic study에 의해 확진된다. 이 질환은 완치는 불가능 하지만 antiresorptive treatment로 통증을 감소시키고 질병의 범위와 활성도를 낮출 수 있다. Bisphosphonates 치료는 아직 확립되지 않았으나 Paget's disease의 합병증(e.g. bowing of the limbs, fracture)을 예방하는 데 사용될 수 있다.

CASE 7

2일 전 시작된 심와부 복통을 주소로 내원한 40세 남자

Chief Complaints

Epigastric pain, started 2 days ago

Present Illness

15년 간 소주를 한번에 2~3병씩 주 3회 가량 마셔오던 40세 남자로 8개월 전 개인사업을 위해 직장을 그만 두었다. 그 후에 3개월 정도 집안에서만 생활하면서 식사를 거의 하지 못하고 전신 쇠약감이 생기기 시작했다.

2주 전부터 물만 마셔도 토하여 먹지 못하는 상태로 지내다가 10일 전부터 오심과 구토가 더욱 심해졌다.

본원에 입원한 후 발열과 함께 chest X-ray 상 흡인성 폐렴이 보여 항생제 치료를 받던 중 심와부 통증을 호소하였다. 이에 대하여 시행한 복부 CT상 gastric outlet obstruction을 동반한 stomach cancer가 의심되어 수술 권유하였으나 거부하고 자의 퇴원하였다. 그러나 환자는 퇴원 후에도 구토가 계속되고 식사도 거의 하지 못하여 퇴원 5일만에 응급실 통해 다시 입원하였다.

환자는 지난 1년간 체중이 15 kg 빠졌다.

Past History

diabetes (-)

hypertension (-)

hepatitis (-)

tuberculosis (-)

Family History

diabetes (-)

hypertension (-)

hepatitis (-)

tuberculosis (-)

Social History

occupation : 전직 방사선 기사, 현재는 무직
alcohol : 소주 2~3병, 주 3회, 15년
smoking : current smoker, 20 pack-years

Review of Systems

General

general edema (-)	fever (-)

Skin

purpura (-)	erythema (-)

Head / Eyes / ENT

headache (-)	blindness (-)
visual disturbance (-)	eye injection (-)
hearing disturbance (-)	sore throat (-)

Respiratory

dyspnea (-)	hemoptysis (-)
cough (-)	sputum (+) : whitish

Cardiovascular

chest pain (-)	palpitation (-)
orthopnea (-)	dyspnea on exertion (-)

Gastrointestinal

diarrhea (-)	constipation (-)

Genitourinary

flank pain (-)	gross hematuria (-)

Neurologic

tremor (-)	tingling sense (-)

Musculoskeletal

muscle pain (-)	back pain (-)

Physical Examination

height 185.0 cm, weight 42.6 kg, body mass index 12.4 kg/m^2

Vital Signs

BP 105/65 mmHg - HR 60/min - RR 18 /min - BT 36.5℃

General Appearance

looking ill	alert
oriented to time, person, place	

Skin

skin turgor : normal	ecchymosis (-)
rash(-)	purpura(-)

Head / Eyes / ENT

visual field defect (-)	pinkish conjunctiva
anicteric sclera	dehydrated tongue (+)

Chest

symmetric expansion without retraction	clear breathing sound without crackle

Heart

regular rhythm	normal heart sounds without murmur

Abdomen

soft & flat abdomen	decreased bowel sound
tenderness (+)	rebound tenderness (-)

Musculoskeletal

joint swelling (-)	joint tenderness (-)
heel pain (-)	knee crepitus (-)
extremity pulse : intact	CVA tenderess (-)

Neurology

motor weakness (-)	sensory disturbance (-)
gait disturbance (-)	neck stiffness (-)

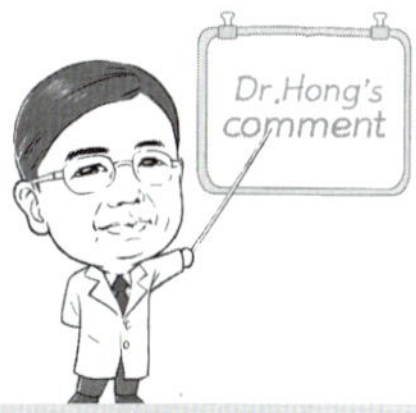

1년간 15 kg의 심한 weight loss가 있어 gastric cancer에 의한 gastric outlet obstruction이 의심되었다면 복부 진찰을 좀 더 면밀히 했을 필요가 있다. Epigastric palpable mass가 촉진되지는 않았는지 궁금하다.

Initial Laboratory Data

CBC

WBC (4,000~10,000/mm^3)	11,800	Hb (13~17 g/dL)	11.7
MCV (81~96 fl)	74.0	MCH (27~33 pg)	24.1
WBC differential count	neutrophil 80.4% lymphocyte 14.0%	platelet (150~350 × 10^3/mm^3)	394

Chemical & Electrolyte battery

Ca (8.3~10 mg/dL) P (2.5~4.5 mg/dL)	8.4 3.8	glucose (70~110 mg/dL)	176
protein (6~8 g/dL) albumin (3.3~5.2 g/dL)	5.4 2.8	aspartate aminotransferase (AST) (~40 IU/L)/alanine aminotransferase (ALT) (~40 IU/L)	36/30
alkaline phosphatase(ALP) (40~120 IU/L)	66	gamma-glutamyl transpeptidare (r-GTP) (11~63 IU/L)	24
total bilirubin (0.2~1.2 mg/dL)	0.9	direct bilirubin (~ 0.5 mg/dL)	0.3
BUN (10~26 mg/dL) Cr (0.7~1.4 mg/dL)	27/0.7	C-reactive protein (~0.6 mg/dL)	3.5
amylase (30~110 U/L)	56	lipase (22~51 U/L)	19
Na (135~145 mmol/L) K (3.5~5.5 mmol/L) Cl (98~110 mmol/L)	135 3.9 97	total CO_2 (24~31 mmol/L)	33

Coagulation battery

prothrombin time (PT) (70~140%)	95.6%	PT (INR) (0.8~1.3)	1.02
activated partial thromboplastin time (aPTT) (25~35 sec)	26.1 sec		

ABGA

pH (7.35~7.45)	7.540	$PaCO_2$ (35~45 mmHg)	41.0
PaO_2 (85~95 mmHg)	93.0	HCO_3^- (23~29 mmEq/L)	35.0

Urinalysis with microscope

specific gravity (1.005~1.03)	1.015	pH (4.5~8)	7.0
albumin (trace)	(-)	glucose (-)	(-)
ketone (-)	(-)	bilirubin (-)	(-)
occult blood (-)	(-)	nitrite (-)	(-)
RBC (0~2/HPF)	0-2	WBC (0-2/HPF)	0-2
squamous cell (0~2/HPF)	0-2	bacteria (-)	none

Chest X-ray

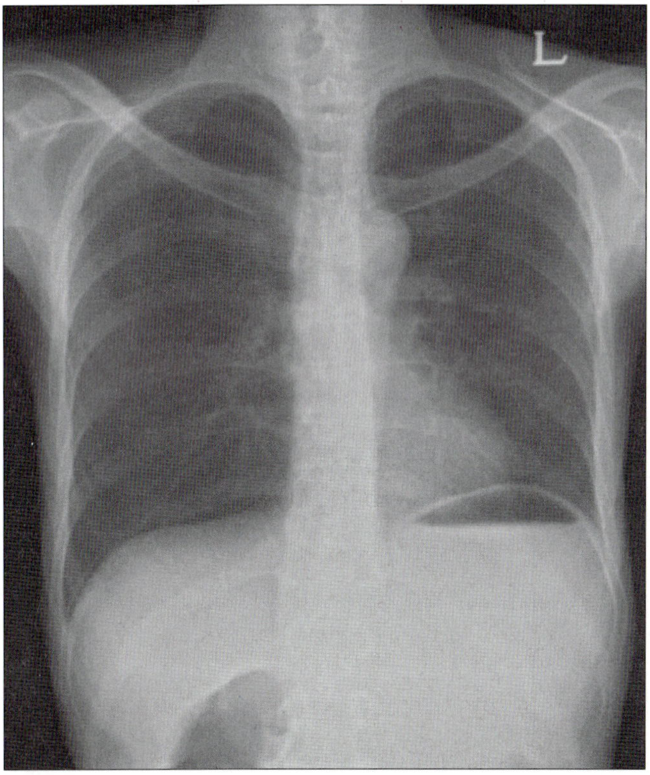

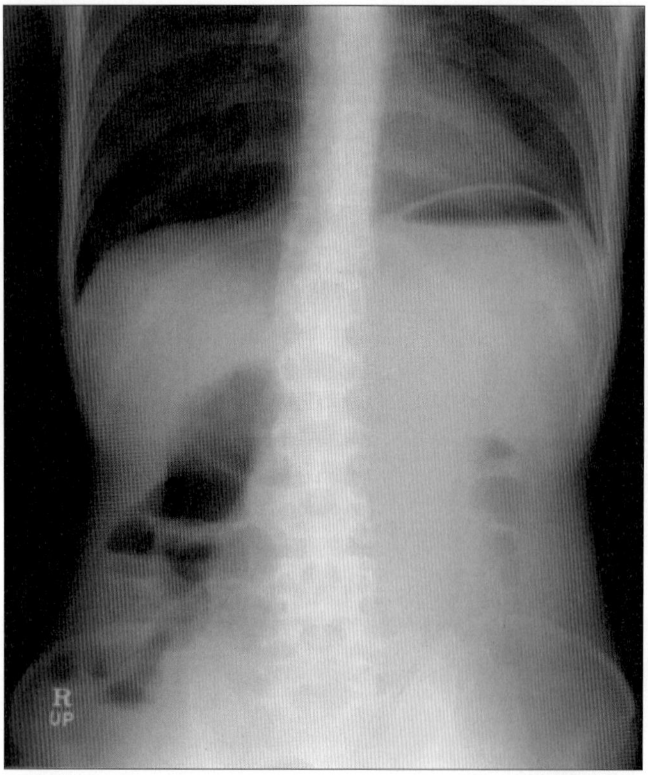

Chest X-ray 및 simple abdomen 상 이상소견은 보이지 않았다.

Initial Problem List

1 Epigastric pain
2 Nausea and vomiting
3 Weight loss
4 Metabolic alkalosis
5 Gastric outlet obstruction
6 Heavy alcohol drinking
7 Hypoalbuminemia
8 Microcytic hypochromic anemia

Assessment and Plan

# 1 Epigastric pain # 2 Nausea and vomiting # 3 Weight loss # 4 Metabolic alkalosis # 5 Gastric outlet obstruction in abdominal CT		
	A)	• Stomach cancer with pyloric obstruction, complicating metabolic alkalosis • Acute pancreatitis, less likely
	P)	• NPO + Levin tube insertion for gastric decompression • Parenteral nutrition • Endoscopy with biopsy

# 6 Hypoalbuminemia		
	A)	• Malnutrition • Alcoholic liver disease
	P)	• Nutritional support • Thiamine replacement

Hospital Day 2

1 Epigastric pain
2 Nausea and vomiting
3 Weight loss
4 Metabolic alkalosis
5 Gastric outlet obstruction in abdominal CT

S)	배 아픈건 좀 나아졌어요.
O)	• Duodenofiberscopy : reflux esophagitis advanced gastric cancer, Borrmann-III, with outlet obstruction 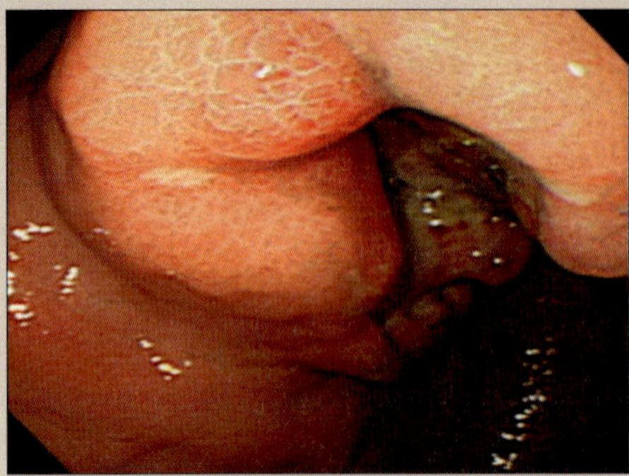
A)	Stomach cancer with gastric outlet obstruction
P)	• NPO 유지 + Nutritional support • Levin-tube drainage 유지 • Bypass surgery 또는 stent insertion

내시경에서 huge ulceroinfiltrative mass가 antrum의 lesser curvature 에서 발견되었고 이것에 의한 pyloric ring의 obstruction이 관찰 되었다.

Updated Problem List

1 Epigastric pain ➡ Stomach cancer with gastric outlet obstruction

2 Nausea and vomiting ➡ #1

3 Weight loss ➡ #1

4 Metabolic alkalosis ➡ #2

5 Gastric outlet obstruction ➡ #1

Hospital Day 4

# 1 Stomach cancer with gastric outlet obstruction	
S)	배 아픈건 비슷해요.
O)	• Endoscopic Biopsy - adenocarcinoma, poorly differentiated • UGI series - total gastric outlet obstruction 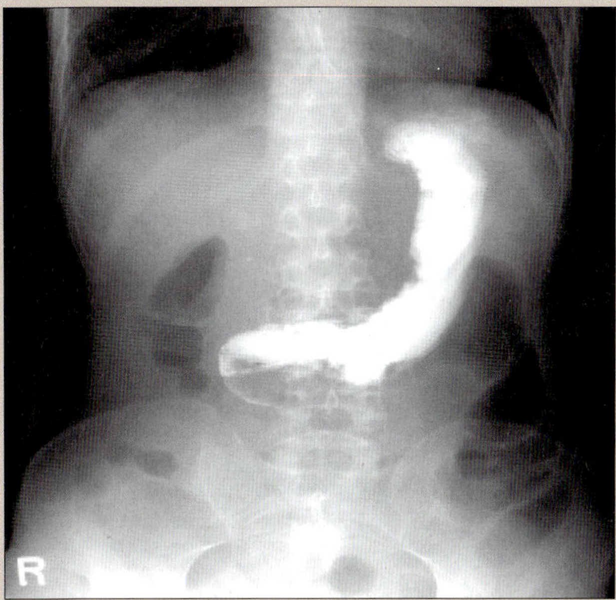
A)	Stomach cancer with gastric outlet obstruction
P)	• NPO 유지 + Nutritional support • Levin-tube drainage 유지 • Bypass surgery 또는 stent insertion

Stomach의 low body에서부터 antrum에 걸쳐 주로 lesser curvature side로 huge mass가 있으며 constrast passage가 되지 않아 gastric outlet obstruction이 있는 것으로 판단되었다.

Hospital Day 5

# 1 Stomach cancer with gastric outlet obstruction	
S)	배 아픈건 비슷해요.
O)	• 환자 전신상태 고려하여 수술 대신 stent insertion 시행함. 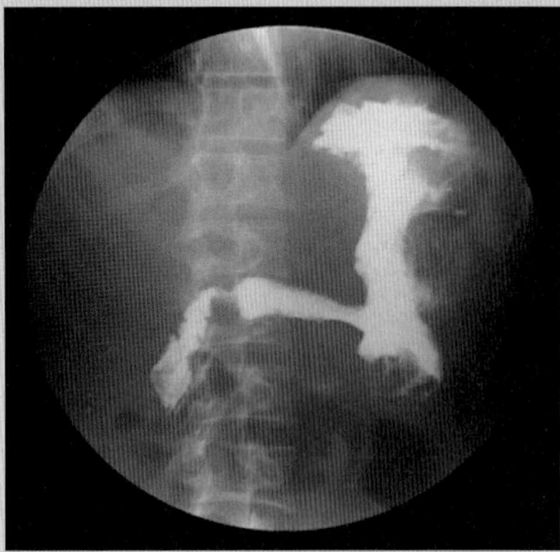
A)	• Stomach cancer with gastric outlet obstruction • s/p Gastric stent insertion
P)	• NPO 유지 • Nutritional support

# 6 Dysarthria and quadriparesis	
S)	보호자 - 스텐트 넣고 힘들어서 그런지 발음이 어눌해요
O)	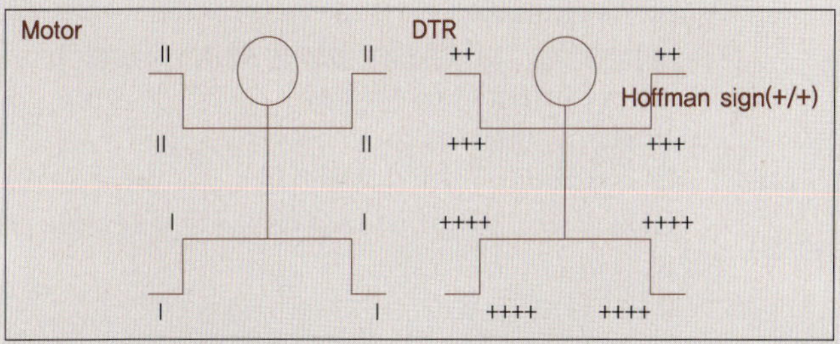 • Neurological exam 결과 : - upper extremities motor grade : right) 3/5 left) 3/5 - lower extremities motor grade : right) 2/5 left) 2/5 - deep tendon reflex 항진 - Hoffmann's sign : (+/+)
A)	• Cerebrovascular accident • Metastatic brain lesions • Alcohol withdrawal syndrome • Vitamin B12 or thiamin deficiency
P)	• Brain magnetic resonance image (MRI) • 신경과 consultation • Vitamin B12 level check and replacement

Hoffmann's reflex은 nail이나 3,4번째 손가락의 terminal phalanx를 두드릴 때 엄지 손가락의 terminal phalanx의 flexion되는 현상으로 corticospinal tract의 이상이 있을 때 보인다.

신경학적 증상 발생하여 brain MR 등의 image를 확인하려고 하였으나 환자가 움직이는 등 협조가 되지 않아 수 차례 실패하였다. 그 동안 새로운 증상이 발생하는 등 상태가 악화되었다.

Updated Problem List

1 Epigastric pain ➡ Stomach cancer with gastric outlet obstruction

2 Nausea and vomiting ➡ #1

3 Weight loss ➡ #1

4 Metabolic alkalosis ➡ #2

5 Gastric outlet obstruction ➡ #1

6 Dysarthria and quadriparesis

Hospital Day 9

# 6 Dysarthria and quadriparesis	
S)	‘아아’ 등의 의성어로 불편감 표시함
O)	• Neurological exam : - upper extremities motor grade : rt) 2/5 lt) 2/5 - lower extremities motor grade : rt) 2/5 lt) 3/5 - severe dysarthria 있음 → dysarthria는 심해지고 하지의 motor power는 호전되었음 - cranial nerve function test상 central type의 facial palsy가 의심됨 • Lab : Vit-B12 level : 406 (211~911 pg/mL) Folate level : 4.3 (5.4 ng/mL ~)
A)	• Cerebrovascular accident • Metastatic brain lesion • Alcoholic withdrawal
P)	• Brain MRI 재시도 • Nerve conduction study (NCV) • Sensory/motor evoked potential (SEP/MEP)

Hospital Day 13

#6 Dysarthria and quadriparesis
#7 Clonic movement of neck , both arms

S) 보호자 : 아침부터 목에 힘이 들어가더니 팔을 구부려 경기하는 거 같아요. 점점 심해지네요.

O)
- Neurological exam :
  - mental state : alert
  - aphasia, facial diplegia
  - upper extremities motor grade : rt) 1/5 lt) 2/5
  - lower extremities motor grade : rt) 2/5 lt) 3/5
  - decreased sensory of both arms
  - deep tendon reflex : hyperactive
  - Babinski sign (+/+)
- NCV : bilateral peroneal neuropathy
- MEP : central conduction block in corticospinal tract, SEP- normal
- MRI : 전형적인 central pontine myelinolysis (CPM) 소견

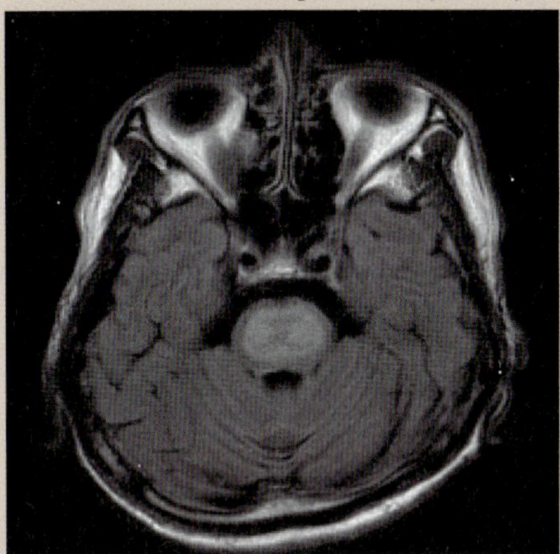

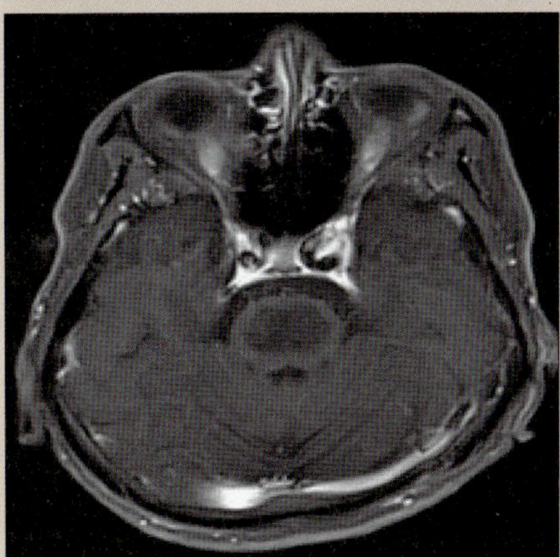

MRI 소견
T2 image에서 central pons에 high signal intensity를 보이고 pontine tectum과 corticospinal tract는 relative sparing 되어 있다. CPM은 MRI에서는 첫 2주 내에는 detection 되지 않는다.

O)	• CPM 소견에 대하여 과거 입원 기록을 확인해보기로 함. (이전 입원 기록) 입원 당시 환자는 지속적인 음주로 식사도 거의 하지 않았고 반복적 구토와 함께 의식 변화가 발생하여 본원 응급실 내원하였고 lab상 hyponatremia(Na109) 확인되어 3% saline으로 교정하였음. • laboratory data〉 - Na/K/Cl 109/2.6/54 - BUN/Cr 103/2.0 - FeNa 0.53
A)	• Central pointine myelinolysis, due to rapid correction of hyponatremia
P)	Conservative care

24시간 동안 Na level이 19 mmol/L, 특히 첫 6시간 동안 시간당 1.3 mmol/L 씩 교정되었다. 또한 CPM 발생의 risk factor인 hypokalemia, malnutrition이 동반되어 있었다.

Updated Problem List

1 Epigastric pain ➞ Stomach cancer with gastric outlet obstruction

2 Nausea and vomiting ➞ #1

3 Weight loss ➞ #1

4 Metabolic alkalosis ➞ #2

5 Gastric outlet obstruction ➞ #1

6 Dysarthria and quadriparesis ➞ Central pontine myelinolysis

7 Clonic movement of neck, both arms ➞ #6

Clinical Course

이후 환자는 dysarthria, gait disturbance의 약간의 호전을 보였다. 위암에 대해서는 poor performance statue로 supportive care만 하기로 하였고 재활치료 위해 연고지 병원으로 전원되었다.

:: Hyponatermia의 교정 및 central pontine myelinolysis의 risk factor

Hyponatermia의 교정에 있어서는 속도가 매우 중요하며 시간당 0.5~1 mmol/L, 첫 24시간 동안 10~12 mmol/L를 넘지 않아야 한다. Rapid correction 시 central pontine myelinolysis의 발생 가능하며 증상은 biphasic으로 교정 직후나 2~7일 후 발생한다. CPM은 이전에 cerebral anoxic injury, hypokalemia, malnutrition (secondary to alcoholism), chronic hyponatremia의 경우에서 발생 위험이 높아진다.

〈Harrison 17th Edition〉

:: Central pontine myelinolysis의 clinical course

1959년 Adams가 chronic alcoholic population에서 처음 기술하였으며 pons의 symmetric, demyelinationg lesion을 특징으로 한다. Pons 중심부의 symmetric myelin disruption을 보이는 central pontine myelinolysis과 extrapontine myelinolysis로 나눌 수 있으며 quadriplegia 및 pseudobulbar palsy를 특징으로 한다. Quadriplegia 없이 confusion, dysarthria, conjugate gaze 장애를 나타내기도 한다. 대개 irreversible하며 일부에서만 neurologic recovery를 보인다.

〈Harrison 17th Edition〉

Lesson of the case

Hyponatremia를 교정할 때는 항상 central pontine myelinolysis 발생을 염두에 두어야 한다. 특히 risk factor가 있는 환자에서 3% saline으로 교정시에는 electrolyte를 자주 follow-up하면서 교정 속도를 조정해야 한다.

CASE 8 7일 전 시작된 발열과 호흡곤란으로 내원한 52세 남자

Chief Complaints

Fever and dyspnea, started 7days ago

Present Illness

1개월 전 급성 복통으로 타 병원에 입원하여 acute acalculous cholecystitis 진단 받았으나 폐기능이 나빠 수술은 못하였다. 대신 percutaneous gallbladder drainage를 시행하고 항생제 치료를 하던 중, 7일 전 호흡곤란(NYHA functional class IV)이 생기고 기침, 가래와 함께 열이 나기 시작하여 본원 응급실 경유하여 입원되었다. 객담은 노란색이었고, 환자는 지난 2년간 10 kg 가량 체중이 빠졌고 근래 쉽게 피로하였다.

Past History

5년 전, 호흡곤란을 주소로 타 병원에 입원하여 '늑막염'이라고 들었으며 흉수천자 및 항생제 사용 후 호전된 바 있다. 당시 소장 폐색증상이 동반되어 laparoscopic adhesiolysis를 시행받았다.
4년 전, 우연히 chest X-ray상 right middle lung zone의 mass가 발견되었으며 본원에서 thoracoscopic surgery로 inflammatory pseudotumor 진단을 받고 치료 없이 외래 추적 중 더 이상 병원에 오지 않았다.
2년 전, 흉통이 생겼으며 당시 chest X-ray 및 chest CT 상 right middle lung zone의 opacity가 증가된 소견을 보여 검사 권유하였으나 거부하였다.
1년 전, 다시 재발된 복통으로 응급실 경유 소화기내과에 입원하였다. 당시 abdomen & pelvis CT에서 jejunal wall thickening이 광범위하게 보여 소장 폐색의 원인으로 lymphoma가 의심되는 상태라 diagnostic laparotomy 예정이었으나 역시 거부하고 퇴원하였다.

diabetes (-)
hypertension (-)
tuberculosis (-)
hepatitis (-)

Family History

diabetes (-)
hypertension (-)
tuberculosis (-)
hepatitis (-)
malignancy (-)

Social History

occupation : 자영업, 낙농 기계 판매
alcohol (-)
smoking: ex-smoker, 35 pack-years, 4년 전부터 금연

Review of Systems

General

general weakness (+)	fever (+)

Head / Eyes / ENT

headache (-)	blindness (-)
visual disturbance (-)	eye injection (-)
hearing disturbance (-)	oral ulcer (-)
dry eyes (-)	dry mouth (-)
rhinorrhea (-)	sore throat (-)

Respiratory

hemoptysis (-)	wheezing (-)

Cardiovascular

chest pain (-)	palpitation (-)
orthopnea (-)	Raynaud's phenomenon (-)

Gastrointestinal

anorexia (+)	dyspepsia (-)
nausea (-)	vomiting (-)
diarrhea (-)	abdominal pain (-)

Genitourinary

flank pain (-)	gross hematuria (-)
genital ulcer (-)	

Neurologic

seizure (-)	cognitive dysfunction (-)
psychosis (-)	motor change (-)
sensory change (-)	

Musculoskeletal

arthralgia (-)	tingling sense (-)
back pain (-)	muscle pain (-)

Physical Examination

height 168.0 cm, weight 39.4 kg, body mass index 14.0 kg/m²

Vital Signs

BP 118/78 mmHg - HR 109/min - RR 24/min - BT 37.6℃

General Appearance

chronically ill-looking	cachexic
alert	oriented to time, place, and person

Skin

skin turgor : normal	ecchymosis (-)
rash (-)	purpura (-)

Head / Eyes / ENT

visual field defect (-)	pinkish conjunctivae
an icteric sclera	palpable lymph nodes (-)

Chest

symmetric expansion without retraction	coarse breath sounds with crackle, both lower lung

Heart

regular rhythm	normal heart sounds without murmur

Abdomen

soft & flat	normoactive bowel sound
tenderness (-)	rebound tenderness (-)

Mucoskeletal

joint swelling (-)	joint tenderenss (-)
heel pain (-)	costovertebral angle tenderness (-)
peripheral pulses: intact	

Neurology

motor weakness (-)	sensory disturbance (-)
gait disturbance (-)	neck stiffness (-)

Initial Laboratory Data

CBC

WBC (4,000~10,000/mm^3)	21,200	Hb (13~17g/dL)	9.3
WBC differential count	neutrophil 88% lymphocyte 7%	platelet (150~350 × 10^3/mm^3)	180

Chemical & Electrolyte battery

Ca (8.3~10 mg/dL) P (2.5~4.5 mg/dL)	7.9 2.0	glucose (70~110 mg/dL)	72
protein (6~8 g/dL) albumin (3.3~5.2 g/dL)	6.7 2.4	aspartate aminotransferase (AST) (~40 IU/L) /alanine aminotransferase (ALT) (~40 IU/L)	15/9
alkaline phosphatase (ALP) (40~120 IU/L)	139	gamma-glutamyl transpeptidase (r-GT) (11~63 IU/L)	29
total bilirubin (0.2~1.2 mg/dL)	2.4	direct bilirubin (~0.5 mg/dL)	1.3
BUN(10~26 mg/dL) Cr (0.7~1.4 mg/dL)	12 0.5	estimated GFR ($\geq$ 60 mL/min/1.7m^2)	96
C-reactive protein (~0.6 mg/dL)	12.7		
Na (135~145 mmol/L) K (3.5~5.5 mmol/L) Cl (98~110 mmol/L)	135 3.0 107	total CO_2 (24~31 mmol/L)	25.1

Coagulation battery

prothrombin time (PT) (70~140 %)	57.7 %	PT (INR) (0.8~1.3)	1.32
activated partial thromboplastin time (aPTT) (25~35 sec)	24.7 sec		

Urinalysis with microscope

specific gravity (1.005~1.03)	1.025	pH (4.5~8)	5.0
albumin (TR)	(-)	glucose (-)	(-)
ketone (-)	(-)	bilirubin (-)	(-)
occult blood (-)	(+)	nitrite (-)	(-)
RBC (0~2/HPF)	3-5	WBC (0~2/HPF)	0-2
squamous cell (0~2/HPF)	0-2	bacteria (-)	(-)

Chest X-ray

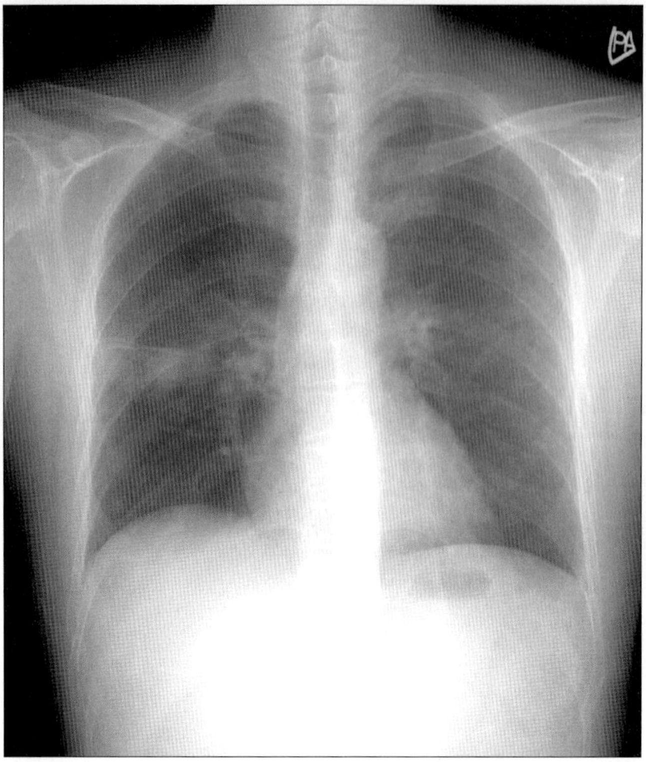

〈4 years ago〉

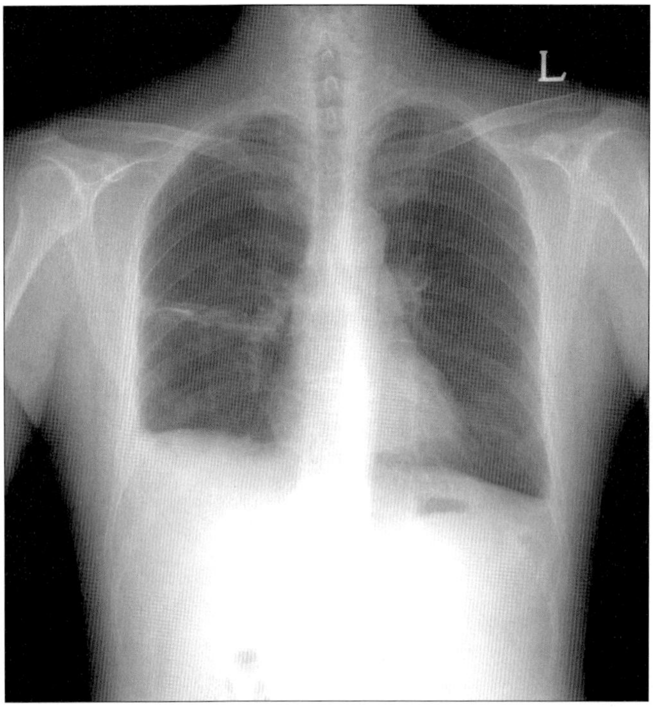

⟨3 years ago⟩

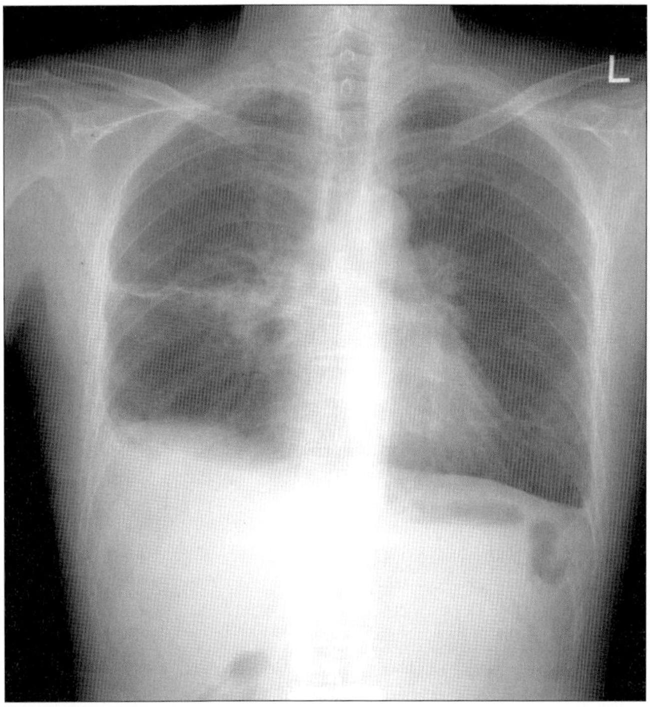

⟨2 years ago⟩

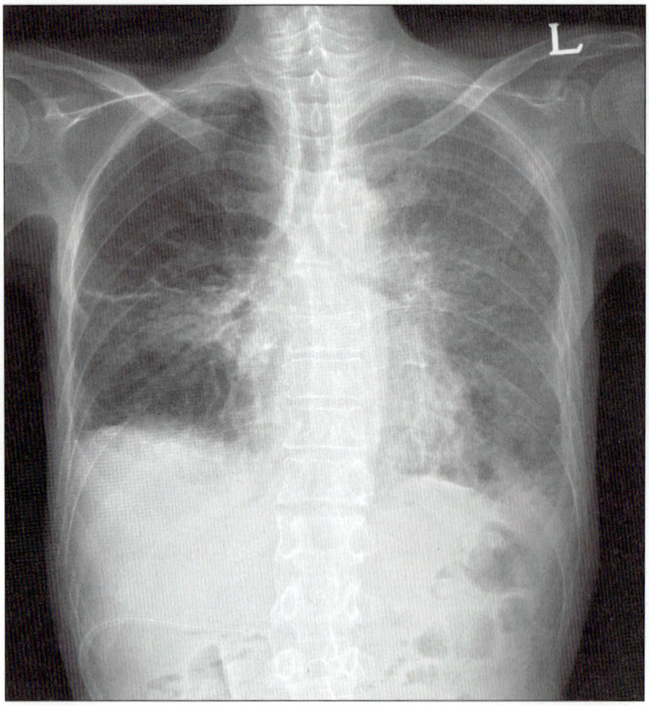

〈on admission〉

입원 당시의 chest X-ray로 폐의 Rt. hilum 및 Lt. lower lobe에 consolidation 및 ground glass opacity보인다.

Initial Problem List

#1 Inflammatory pseudotumor, right middle lobe, s/p Video-assisted thoracoscopic surgery
#2 Small bowel obstruction, s/p Laparoscopic adhesiolysis
#3 Intermittent, recurrent abdominal pain
#4 Acute acalculous cholecystitis
#5 Dyspnea on exertion with productive cough
#6 Abnormal findings on chest X-ray
#7 Weight loss
#8 Leukocytosis

Assessment and Plan

#1 Inflammatory pseudotumor, right middle lobe, s/p Video-assisted thoracoscopic surgery
#5 Dyspnea on exertion with productive cough
#6 Abnormal findings on chest X-ray
#8 Leukocytosis

A)	• Inflammatory pseudotumor, aggravated • Multifocal pneumonia
P)	• 이전 chest X-ray 및 CT 다시 판독 • Sputum Gram stain/culture : AFB stain/culture • Chest CT • Empirical antibiotics : piperacillin/tazobactam+ciprofloxacin

#2 Small bowel obstruction, s/p Laparoscopic adhesiolysis
#3 Intermittent, recurrent abdominal pain
#7 Weight loss

A)	Small bowel obstruction due to adhesive band or lymphoma
P)	• Simple abdomen supine/erect • 이전 chest X-ray 및 CT 다시 판독 • Abdominal CT • Positron emission tomography (PET)-CT

#4 Acute acalculous cholecystitis
#8 Leukocytosis

A)	Recurred acute acalculous cholecystitis
P)	• Abdominal CT • Empirical antibiotics

Hospital Day 1

#1 Inflammatory pseudotumor, right middle lobe, s/p Video-assisted thoracoscopic surgery
#5 Dyspnea on exertion with productive cough
#6 Abnormal findings on chest X-ray
#8 Leukocytosis

S) 여전히 숨이 찹니다.

O)

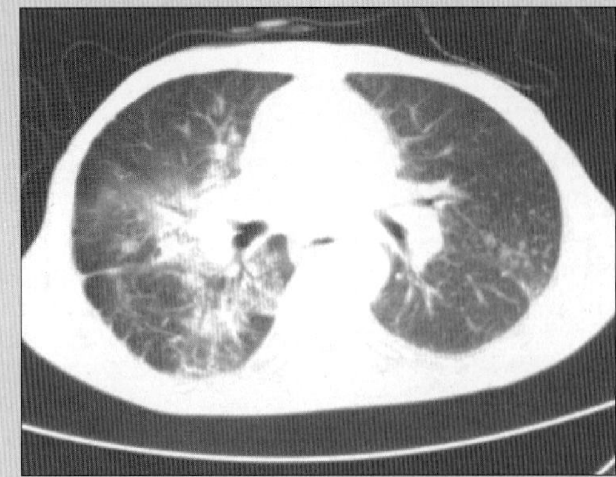

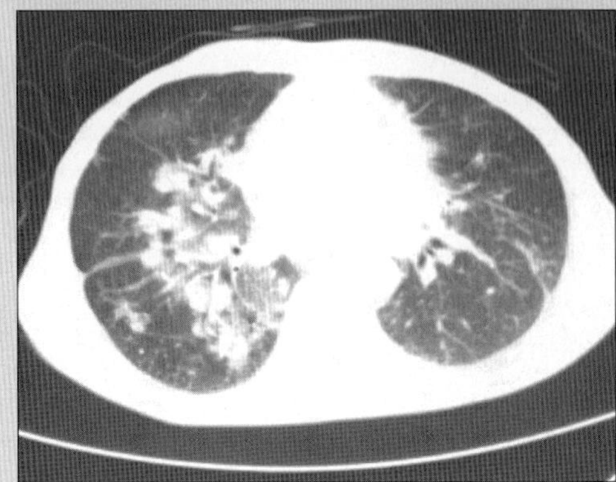

Chest CT
Multifocal patchy consolidation and nodular opacity in both lungs.

CT 판독 결과 이전에 진단되었던 inflammatory pseudotumor의 악화 가능성이 가장 높았지만 lymphoma 등의 악성 질환도 감별 대상에 포함되었다.

A)
- Inflammatory pseudotumor, aggravated
- Lymphoma
- Multifocal pneumonia, less likely
- Fibrosing mediastinitis, less likely

P)
- Pathologic review of VATS specimen (4년 전)
- Serum immunoglobulin 검사
- 항생제 유지

#2 Small bowel obstruction, s/p Laparoscopic adhesiolysis
#3 Intermittent, recurrent abdominal pain
#7 Weight loss

S)	전반적인 몸 상태는 많이 좋아졌어요.
O)	• Abdomino-pelvic CT: 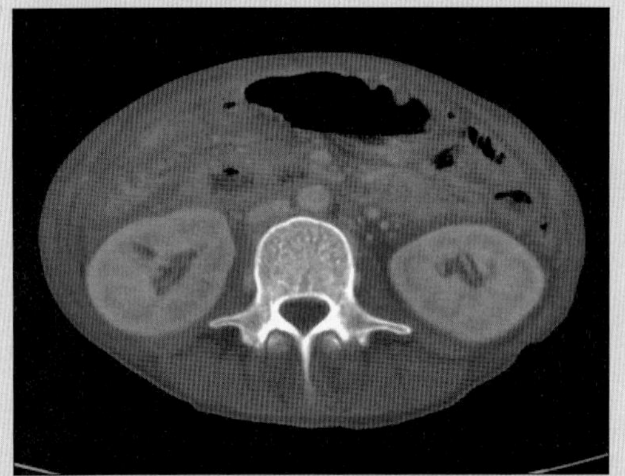 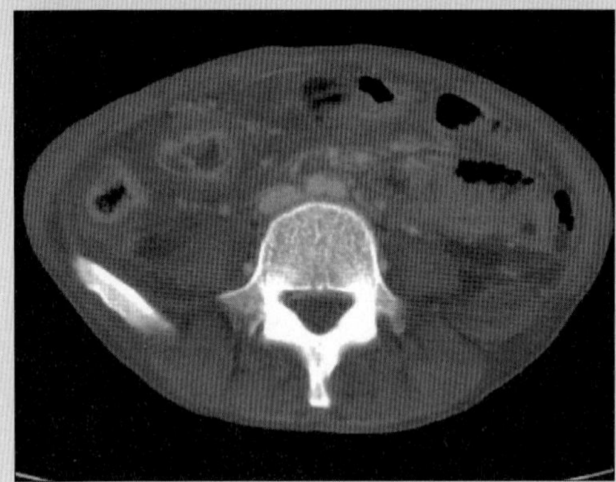
A)	• Small bowel obstruction due to inflammatory pseudotumor • Lymphoma • Adhesive band, less likely
P)	Pathology review of VATS specimen (4년 전)

Abdomino-pelvic CT
Bowel은 전반적으로 diffuse wall thickening을 보였다.
Mesenteric fat에 hazziness 동반되었다.

환자는 1년 전 recurrent abdominal pain으로 입원하였고 당시 복부 CT에서 lymphoma가 의심되어 diagnostic laparotomy 예정이었으나 환자가 거부하고 퇴원한 상태였다.
이번에 시행한 복부 CT에서도 bowel wall에 전반적으로 diffuse wall thickening 보여 indolent course의 lymphoma를 배제할 수 없었다.

<table>
<tr><td colspan="3">#4 Acute acalculous cholecystitis
#8 Leukocytosis</td></tr>
<tr><td></td><td>O)</td><td>• Abdomino-pelvic CT :
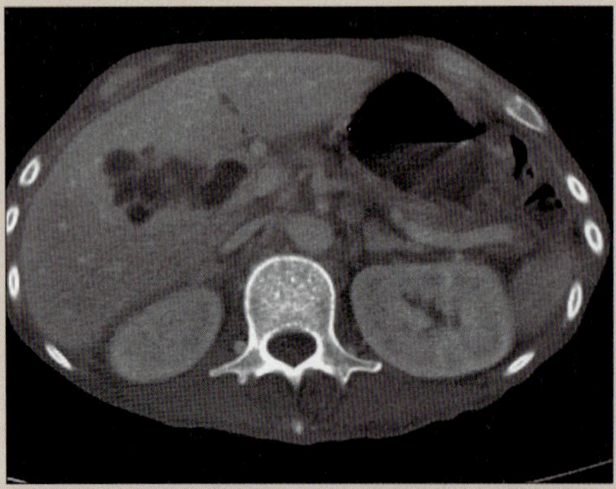
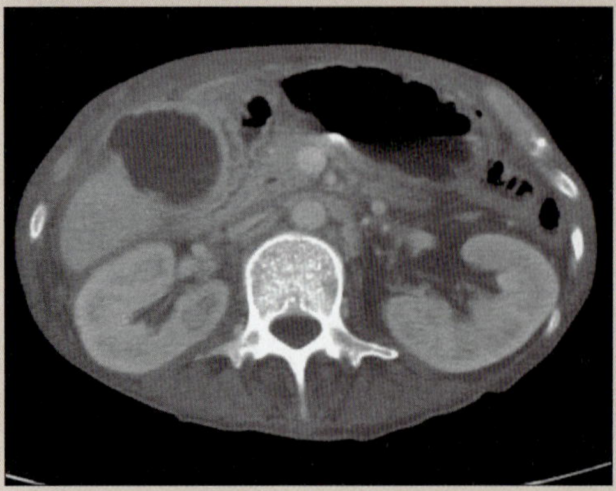</td></tr>
<tr><td></td><td>A)</td><td>• Acute acalculous cholecystitis
• Gall bladder cancer</td></tr>
<tr><td></td><td>P)</td><td>• Endoscopic biopsy of gall blabber
• 항생제 유지</td></tr>
</table>

Abdomino-pelvic CT
Diffuse gall bladder wall thickening이 관찰되어 gall bladder cancer의 감별이 필요하다고 판단하였다.

Hospital Day 11

#1 Inflammatory pseudotumor, right middle lobe, s/p Video-assisted thoracoscopic surgery
#5 Dyspnea on exertion with productive cough
#6 Abnormal findings on chest X-ray
#8 Leukocytosis

O)

- Serum immunoglobulin level :
  IgG 2400.0 mg/dL (700-1600)
  IgG1 12.80 g/L (3.65-9.41) IgG2 5.37 g/L (1.65-5.45)
  IgG3 0.67 g/L (0.32-1.16) IgG4 1.56 g/L (0.06-1.21)
- IgG4 immunohistochemical staining :
  immunoreactive plasma cells (〉 50/HPF)

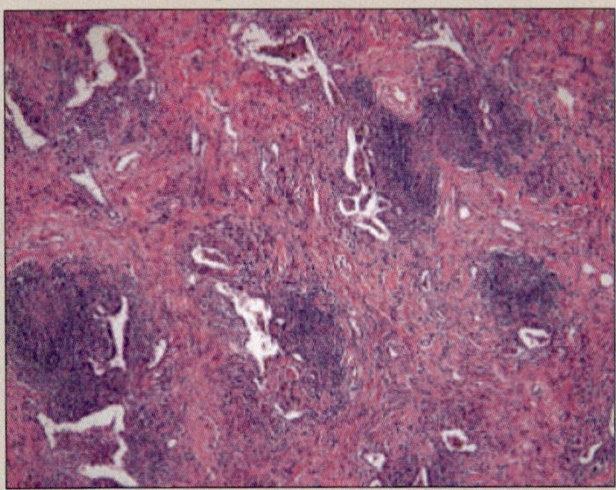

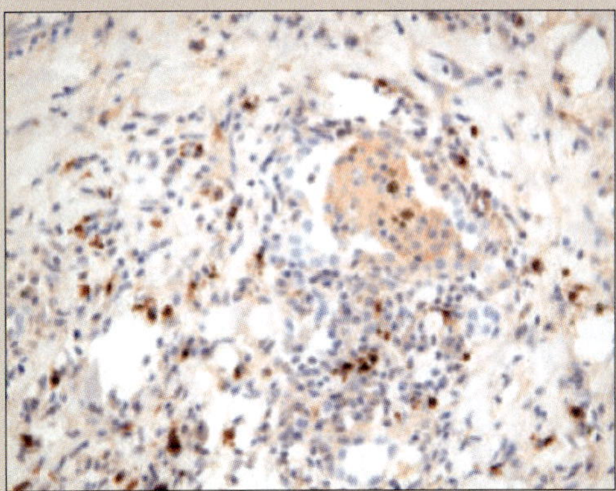

A) IgG4-related fibrosclerosis

P) Corticosteroid therapy: methylprednisolone 1 mg/kg

흉부 CT에서 보인 multifocal nodular lesion 및 복부 CT의 diffuse bowel wall thickening 등을 하나의 원인으로 설명하기 위하여 이전에 VATS를 시행하여 얻은 병리 조직을 다시 검토하였다.

IgG4 immunohistochemical staining 양성을 보였고 serum IgG/G4 level 역시 상승되어 있어 IgG4-related fibrosclerosis로 진단할 수 있었다.

Updated Problem List

#1 Inflammatory pseudotumor, right middle lobe, s/p Video-assisted thoracoscopic surgery ➞ IgG4-related fibrosclerosis
#2 Small bowel obstruction, s/p Laparoscopic adhesiolysis
#3 Intermittent, recurrent abdominal pain
#4 Acute acalculous cholecystitis
#5 Dyspnea on exertionwith productive cough
#6 Abnormal findings on chest X-ray
#7 Weight loss
#8 Leukocytosis

Hospital Day 14

#4 Acute acalculous cholecystitis #8 Leukocytosis		
	O)	• Endoscopic biopsy of gallbladder : chronic active inflammation with erosion and granulation tissue. minimal number of IgG4- positive cells (up to 3/HPF)
	A)	Acute acalculos cholecystitis due to IgG4-related fibrosclerosis
	P)	Corticosteroid therapy

Updated Problem List

#1 Inflammatory pseudotumor, right middle lobe, s/p Video-assisted thoracoscopic surgery ➞ IgG4-related fibrosclerosis
#2 Small bowel obstruction, s/p Laparoscopic adhesiolysis ➞ #1
#3 Intermittent, recurrent abdominal pain ➞ #2, #4
#4 Acute acalculous cholecystitis ➞ #1
#5 Dyspnea on exertion with productive cough ➞ #8
#6 Abnormal findings on chest X-ray ➞ #1
#7 Weight loss ➞ #1
#8 Leukocytosis ➞ Superimposed infection with # 1 in the lung/gall bladder

:: IgG-related fibrosclerosis

전신을 침범할 수 있는 fibroproliferative systemic disorder로 대부분의 경우에서 pancreatic enlargement, irregular narrowing of the pancreatic duct 등이 나타나고, serum IgG/IgG4 level의 상승과 조직검사상 lymphoplasmocytic infiltration with fibrosis 소견을 보인다. 그 외에도 sclerosing cholangitis, retroperitoneal fibrosis, Riedel's thyroiditis, fibrotic pseudotumor of the orbit and fibrosis of the salivary gland 등이 임상양상으로 보고되어 있다. 대개 steroid 치료에 대한 반응이 좋다.

Steroid therapy Day 45 (OPD)

#1 IgG4-related fibrosclerosis

S)	Dyspnea (-)
O)	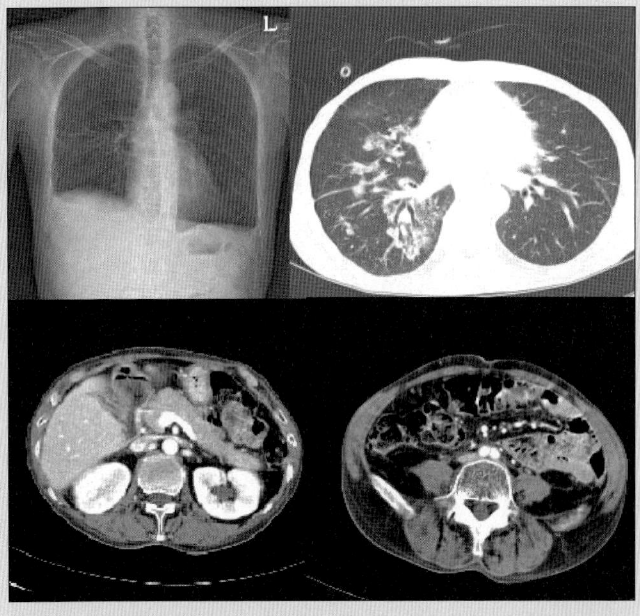
A)	IgG4-related fibrosclerosis, improved
P)	Maintain corticosteroid therapy

Chest 및 abdominal CT에서 이전에 보이던 consolidation, gallbladder wall inflammation, bowel wall thickening 등이 호전되었다.

Lesson of the case

IgG4-related fibrosclerosis는 전신의 다양한 장기들을 침범할 수 있는 질환이다. 이 환자에서처럼 여러 장기의 병변을 하나의 질환으로 설명해 보려는 노력이 중요하며 IgG4-related fibrosclerosis는 만성 경과의 비특이적인 폐 결절과 반복적인 소장 폐쇄를 보이는 경우 고려해 보아야 하는 감별진단의 하나이다.

CASE 9 1달 전 시작된 발열로 내원한 52세 남자

Chief Complaints

Fever, started 1 month ago

Present Illness

1달 전부터 mild fever와 Lt. flank pain이 있어 Lt. acute pyelonephritis 의심하에 외부병원에 입원하여 치료를 시작하였으나 하루에 1~3회 fever가 지속되었다.

9일 전 퇴원하고 집에서 지냈는데 fever가 지속되고 전신상태가 악화되었다. 본원 응급실에 오기 전 외부병원 응급실에서 시행한 심전도에 V1-4 pathologic Q-wave가 있고 echocardiography상 ejection fraction 40%, aortic valve thickening & vegetation이 의심되어 본원 응급실로 전원되었다.

응급실 내원 당시 Venturi mask FiO_2 50% 적용한 상태였으며 내원 직후 의식이 저하되면서 맥박이 촉지되지 않고 호흡이 없어 cardiopulmonary resuscitation(CPR) 시행하였다. CPR 시행 1분 후 맥박이 돌아오고, 20분 후 대화가 가능한 정도로 의식이 회복되었다. Dopamine 5 μg/kg/min, dobutamine 5 μg/kg/min infusion하며 coronary care unit로 입원하였다.

Past History

diabetes (-)
hypertension (-)
hepatitis (-)
valvular heart disease (-)
current medication : none

Family History

아버지 : cerebrovascular accident (+)

Social History

occupation : 무직
alcohol : social drinker
smoking : current smoker, 30 pack-years

Review of Systems

General

fever (+)	chill (+)
general weakness (+)	easy fatigability (+)
night sweating (+)	weight loss (+)

Head/Eyes/ENT

headache (-)	visual disturbance (-)
rhinorrhea (-)	sore throat (-)

Respiratory

cough (+)	sputum (-)
dyspnea (+)	hemoptysis (-)
tachypnea (+)	

Cardiovascular

chest pain (-)	palpitation (-)
orthopnea (-)	dyspnea on exertion (+)

Gastrointestinal

anorexia (+)	dyspepsia (-)
nausea (-)	vomiting (-)
diarrhea (-)	abdominal pain (-)
hematemesis (-)	melena (-)

Genitourinary

dysuria (-)	urgency (-)
frequency (-)	suprapubic pain (-)
polyuria (-)	flank pain (-)
anuria (-)	gross hematuria (-)

Neurologic

sensory change (-)	seizure (-)
motor change (-)	

Musculoskeletal

arthralgia (-)	back pain (-)
muscle pain (-)	morning stiffness (-)

Skin

purpura (-)	easy bruisability (-)
rash (-)	erythema (-)

Physical Examination

height 162.0 cm, weight 55.0 kg, body mass index 21.0 kg/m^2

Vital Signs

Initial V/S 응급실 내원 당시 혈압 측정 불가
CPR 시행 후 BP 123/95 mmHg - HR 150/min - RR 18/min - BT 37.5℃
CCU 입실 시 BP 110/50 mmHg - HR 120/min - RR 27/min - BT 36.8℃

General Appearance

acutely ill- looking	drowsy

Skin

rash (-)	ecchymosis (-)
petechiae (-)	purpura (-)

Head / Eyes / ENT

pinkish conjunctiva	anicteric sclera
both pupil reflex : sluggish	neck vein engorgement (-)
palpable lymph nodes (-)	

Chest

symmetric expansion without retraction	end-inspiratory crackles over whole thorax

Heart

rapid, irregular rhythm	early diastolic blowing murmur, (grade 3/6) systolic ejection murmur at left upper sternum border

Abdomen

soft & flat	normoactive bowel sounds
tenderness (-)	rebound tenderness (-)
hepatomegaly (-)	splenomegaly (-)
palpable mass (-)	shifting dullness (-)
abnormal pulsation (-)	

Musculoskeletal

costophrenic angle tenderness (-/-)	pretibial pitting edema (-/-)

Neurology

motor weakness (-)	sensory disturbance (-)

Initial Laboratory Data (응급실 내원 당시)

ABGA (FiO_2 100%, on ambu-bagging)

pH	6.83	$PaCO_2$	59.0 mmHg
PaO_2	82.0 mmHg	HCO_3^-	10.0 mEq/L
Base Excess	-23.4 mEq/L	SaO_2	81%

CBC

WBC (4,000~10,000/mm^3)	20,600	Hb (13~17g/dL)	8.5
platelet (150~350 × $10^3/mm^3$)			299

Chemical & Electrolyte battery

Na (135~145 mmol/L) K (3.5~5.5 mmol/L) Cl (98~110 mmol/L)	131 4.6 105	HCO_3^-	11.0
CK (50~250 IU/L)	42	CK-MB (~5 ng/mL)	1.7
Troponin-I (~1.5 ng/mL)	0.9	BNP (0~100 pg/ mL)	2618
BUN (10~26 mg/dL) Cr (0.7~1.4 mg/dL)	11 1.2	estimated GFR (≥ 60 mL/min/1.7m²)	68

Initial ECG

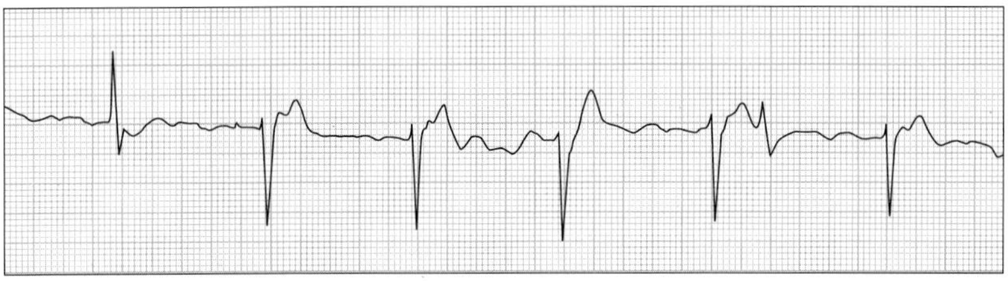

| 내원 직후 V_1 pathologic Q wave

Post CPR Chest X-ray

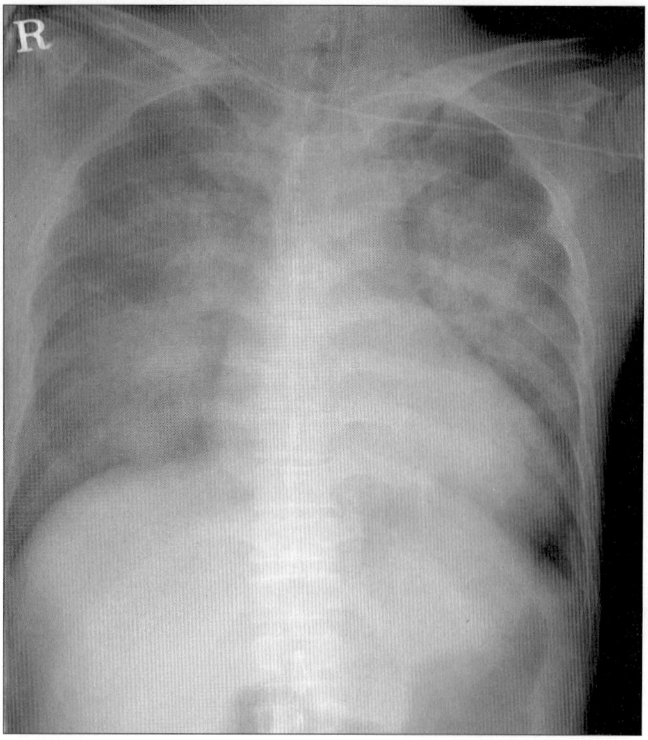

Cardiomegaly와 hilum을 중심으로 폐부종이 보인다.

Chemical & Electrolyte battery (Post CPR)

Ca (8.3~10 mg/dL) P (2.5~4.5 mg/dL)	6.8 6.0	glucose (70~110 mg/dL)	195
protein (6~8 g/dL) albumin (3.3~5.2 g/dL)	5.3 1.8	aspartate aminotransferase (AST) (~40 IU/L) /alanine aminotransferase (ALT) (~40 IU/L)	353/145
alkaline phosphatase (ALP) (40~120 IU/L)	179	C-reactive protein (~0.6 mg/dL)	14.91
total bilirubin (0.2~1.2 mg/dL)	1.8	direct bilirubin (~0.5 mg/dL)	1.1
BUN (10~26 mg/dL) Cr (0.7~1.4 mg/dL)	14 1.5	estimated GFR ($\geq$ 60 mL/min/1.7m^2)	52
Na (135~145 mmol/L) K (3.5~5.5 mmol/L) Cl (98~110 mmol/L)	133 3.6 101	HCO_3^-	17.5
troponin-I (~1.5 ng/mL)	5.6	CK-MB (~5 ng/mL)	2.5
brain natriuretic peptide (BNP) (0~100 pg/ mL)			301

Coagulation Battery

prothrombin time (PT) (70~140%)	37.8%	PT(INR) (0.8~1.3)	1.79
activated partial thromboplastin time (aPTT) (25~35 sec)	44.3 sec		

ECG at CCU admission

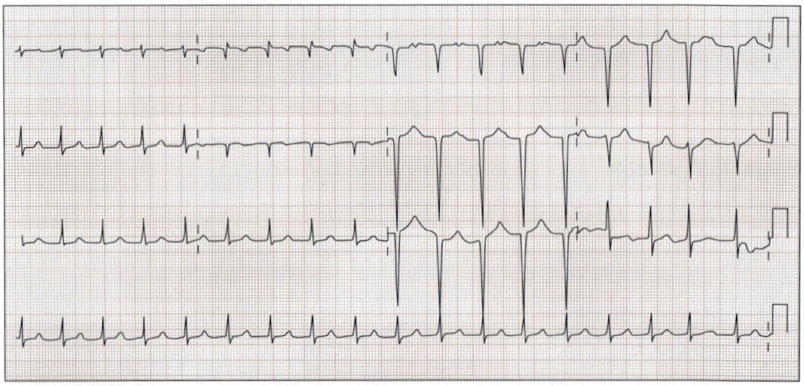

Normal sinus rhythm, pathologic Q wave in V_{1-4}

Initial Problem list

1 Recent cardiorespiratory arrest

2 Fever

3 Weight loss

4 Leukocytosis

5 Aortic valve thickening & vegetation

6 Left ventricle dysfunction

7 Cardiogenic pulmonary edema

8 Metabolic & respiratory acidosis

9 Prolonged PT

10 Urine occult blood (3+), albuminuria (+1)

Assessment and Plan

# 1 Recent cardiorespiratory arrest # 2 Fever # 3 Weight loss # 4 Leukocytosis # 5 Aortic valve thickening & vegetation # 6 LV dysfunction # 7 Cardiogenic pulmonary edema # 8 Metabolic & respiratory acidosis # 9 Prolonged PT # 10 Urine occult blood (3+), albuminuria (+1)		
	A)	• Acute pulmonary edema due to heart failure : - by subacute infective endocarditis - valvular heart disease - AR - pericardial disease d/t tuberculosis or malignancy - acute coronary syndrome • Acute pulmonary edema due to septic shock by pneumonia or acute pyelonephritis
	P)	• Diagnostic : - blood culture (×3) - transesophageal echocardiography - transthoracic echocardiography - cardiac enzyme follow-up - ECG follow-up - sputum Gram stain/culture, urinalysis, urine culture - check fragmented RBC - chest X-ray follow-up • Therapeutic : - oxygen supply - diuretics : furosemide - nitrates - inotropics : dopamine, dobutamine - empirical antibiotics : meropenem + vancomycin

# 2 Fever # 3 Weight loss # 4 Leukocytosis		
	A)	Pulmonary tuberculosis
	P)	Sputum AFB smear/culture

Hospital Day 2

1 Recent cardiorespiratory arrest
2 Fever
3 Weight loss
4 Leukocytosis
5 Aortic valve thickening & vegetation
6 LV dysfunction
7 Cardiogenic pulmonary edema
8 Metabolic & respiratory acidosis
9 Prolonged PT
10 Urine occult blood (3+), albuminuria (+1)

O)

- Intubated state이나 의식이 돌아 옴
- V/S : 102/58mmHg - 103/min - 18/min - 38.8℃
  (dopamine : 10 μg/kg/min, dobutamine : 10 μg/kg/min)
- Blood culture : pending
- Lab : ABGA 7.48 - 34.0 - 92.0 - (1.8) - 25 - 98% (FiO_2 100%)
  CK-MB : 7.1, Tn-I : 3.1
  PT : 40.3% (INR 1.68)
- Chest X-ray :

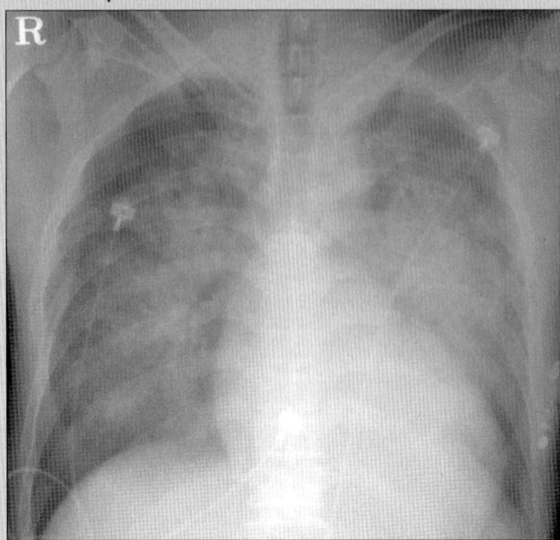

⟨HD#2⟩

- Transesophageal echocardiography :
  1) vegetation and ruptured abscess on aortic valve cusp with annular ring abscess
  2) bicuspid AV with severe AR due to valve destruction
  3) severe LV dysfunction (EF=29%) suggestive of stress-induced cardiomyopathy
  4) mild resting pulmonary hypertension

A)

- Infective endocarditis (aortic valve)
- Stress-induced cardiomyopathy

P) Emergency operation : aortic valve replacement

Updated Problem List

1 Recent cardiorespiratory arrest → #2
2 Fever → Infective endocarditis at aortic valve
3 Weight loss → #2
4 Leukocytosis → #2
5 Aortic valve thickening & vegetation → #2
6 LV dysfunction → #2
7 Cardiogenic pulmonary edema → #2
8 Metabolic & respiratory acidosis → #1
9 Prolonged PT → #2
10 Urine occult blood (3+), albuminuria (+1) → #2

Emergency Operation Note (HospitalDay 2)

1. Operation name :
   aortic valve replacement, drain and resection of abscess cavity
2. Operation finding :
   AV - bicuspid valve, whole valve vegetation (+)
   Non coronary cusp sinus portion - 1×2 cm - sized abscess pocket (+)
   dark violet color pus (+) - swab culture & drainage done
3. Operation procedure :
   AVR with SJ 21mm
   intraoperative transesophageal echocardiography (TEE)
   no paravalvular leakage
   smooth weaning with CAVB
   epicardial dual pacing wire insertion (DDD pacing)

Hospital Day 3 (Post-OP Day 1)

# 2 Fever → Infective endocarditis at aortic valve, s/p Aortic valve replacement		
	O)	• Intubated state • Alert mentality • Non-verbal communication 가능 • Blood Culture : G(+) cocci (chains) in 3 pairs • Pupil : isocoric, light reflex - prompt • Urine output : 100 mL/hr • EKG : DDD type pacing rhythm
	A)	Infective endocarditis by streptococcal infection
	P)	• Extubation • Keep antibiotics until complete culture report

Hospital Day 5 (Post-Op Day 3)

2 Fever → Infective endocarditis at aortic valve, s/p aortic valve replacement

O)

- Blood Culture : *Streptococcus salivarius* (3 pairs)
  Penicillin : S, Ceftriaxone : S, Clindamycin : S
  Erythromycin : S, Levofloxacin : S, Vancomycin : S
- Chest X-ray :

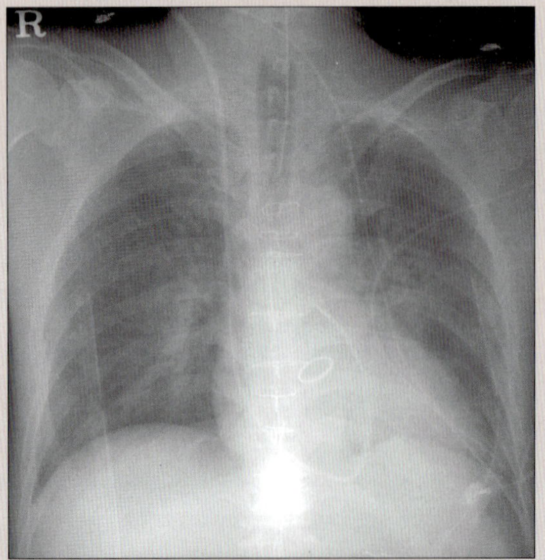

〈HD#2〉

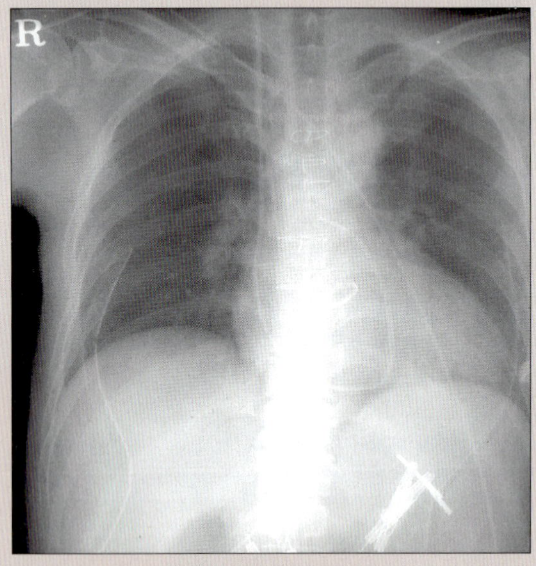

〈HD#2, POD#1〉

A) Infective endocarditis by *S. salivaris*, s/p AVR

P)

- Switch antibiotics :
  Penicillin G 3,000,000 u q 6hr + gentamicin 1 mg/kg q 8hr

Hospital Day 6 (Post-Op Day 4)

New #11 Acute onset pain and color change, Lt. toe

O)

- V/S : 99/61 mmHg - 84/min - 20/min - 35.9℃
  (dopamine : 5 μg/kg/min, dobutamine : 3 μg/kg/min)
- Lt.toe - color change (+)
  tenderness (+)
  swelling (+)
  poikylothermia (cold sensation) (+)
  pulsation at doralis pedis a.(right +/left -)
  popliteal a.(+/+)
- PT : 60.5% (INR 1.29) aPTT : 30.9 sec
- CT, lower extremity angiography :

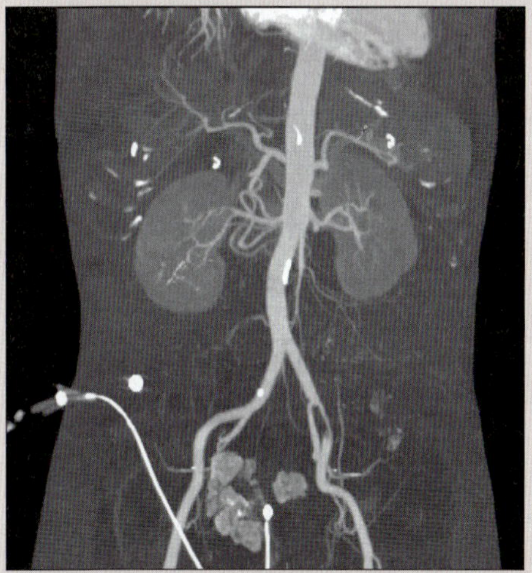

Lt. external iliac artery에 filling defect가 있다.

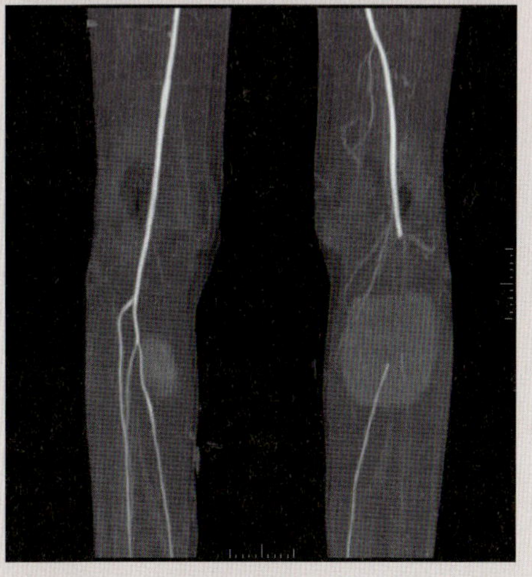

Lt. popliteal artery에 filling defect가 있다.

O)	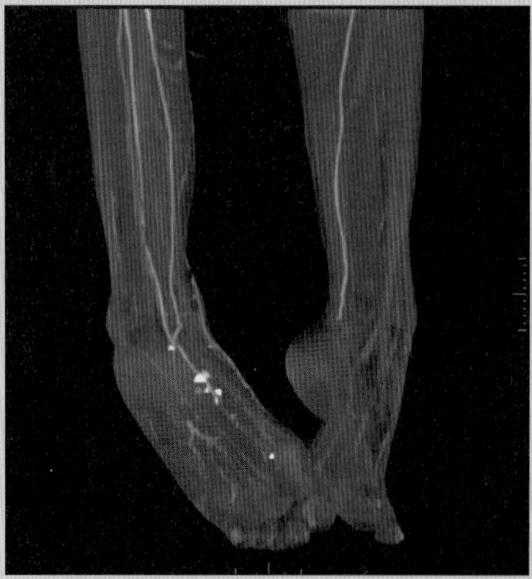
A)	Arterial embolic infarction at Lt. lower extremity
P)	Emergency operation

Lt. anterior tibial artery가 opacify 되지 않는다.

Emergency Operation Note (Hospital Day 7)

1. Operation name : emergent Forgarty thromboembolectomy
2. Post-operation diagnosis :
   embolism & thrombosis of arteries of lower extremity, Lt
3. Operation finding :
   left external iliac artery thrombus
   left ant. tibial artery & popliteal artery thrombus
   patent posterior tibial artery
4. Operation procedure :
   left iliac artery Forgarty catheter embolectomy → thrombus 배출,
   tibio-peroneal trunk : complete occlusion → guide wire → thrombus 배출,
   however, distal flow : sluggish, distal pulse : not palpable

Updated Problem List

1 Recent cardiorespiratory arrest → #2

2 Fever → Infective endocarditis at aortic valve, s/p Aortic valve replacement

3 Weight loss → #2

4 Leukocytosis → #2

5 Aortic valve thickening & vegetation → #2

6 LV dysfunction → #2

7 Cardiogenic pulmonary edema → #2

8 Metabolic & respiratory acidosis → #1

9 Prolonged PT → #2

10 Urine occult blood (3+), albuminuria (+1) → #2

11 Acute onset pain and color change on left toe → acute popliteal artery embolism associated with #2

Hospital Day 8 (Post-AVR 6, Post-embolectomy 1)

# 2 Fever → Infective endocarditis at aortic valve, s/p Aortic valve replacement		
	S)	Dyspnea (-)
	O)	• V/S : 112/68 mmHg - 91/min - 20/min - 36.4℃ (dobutamine : 5 μg/kg/min) • 2D-echocardiography : 1) well functioning prosthetic AV 2) moderate LV dysfunction (EF=42%) 3) akinesia of mid anteroseptum, apical septum and apical inf.wall • Swab culture during operation : viridans group Streptococcus (all sensitive)
	A)	• Streptococcal infective endocarditis s/p AVR • Improving LV function
	P)	Keep penicillin G + gentamicin

Hospital Day 21 (Post-AVR 19, Post-embolectomy 14)

#2 Fever ➡ Infective endocardititis at aortic valve, s/p Aortic valve replacement	
S)	별 증상 없어요.
O)	• EKG : pacemaker-on state (DDD type) 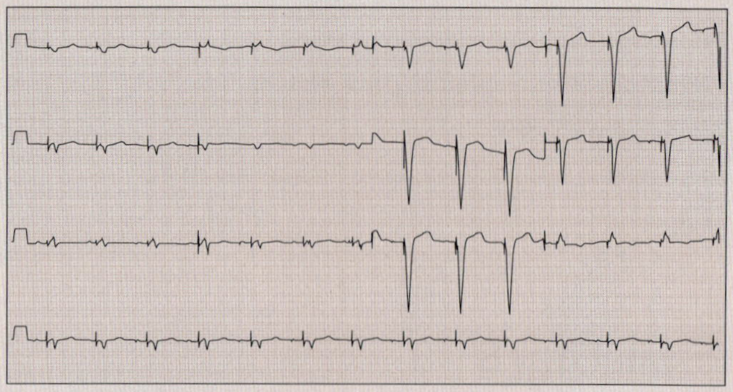 pacemaker-off state (complete AV block, Wide QRS) 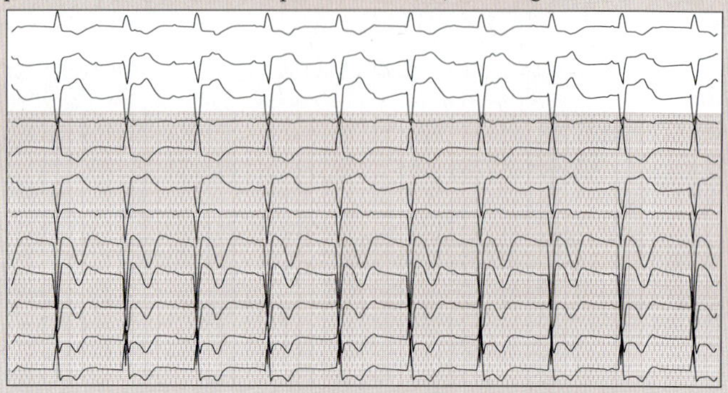
A)	• Post AVR state • Complete AV block
P)	Temporary pacemaker → permanent pacemaker insertion

Hospital Day 34

#2 Fever ➜ Infective endocarditis at aortic valve, s/p Aortic valve replacement

O)

- Echocardiography:
  1) well functioning prosthetic AV
  2) nearly normalized LV ejection fraction (EF 53%)
- Chest X-ray :

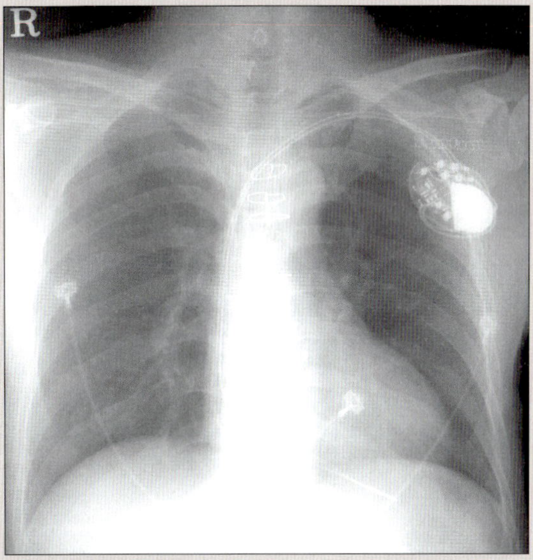

〈HD#21〉

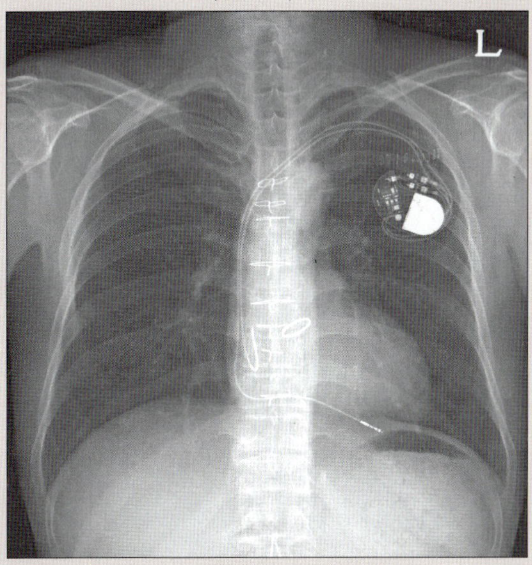

〈HD#28〉

P) Discharge

Updated Problem List

1 Recent cardiorespiratory arrest ➔ #2

2 Fever ➔ Infective endocarditis at aortic valve, s/p Aortic valve replacement

3 Weight loss ➔ #2

4 Leukocytosis ➔ #2

5 Aortic valve thickening & vegetation ➔ #2

6 LV dysfunction ➔ #2

7 Cardiogenic pulmonary edema ➔ #2

8 Metabolic & respiratory acidosis ➔ #1

9 Prolonged PT ➔ #2

10 Urine occult blood (3+), albuminuria (+1) ➔ #2

11 Acute onset pain and color change on left toe ➔ Acute popliteal artery embolism associated with #2

12 Complete AV block, s/p Permanent pacemaker insertion

Clinical Course

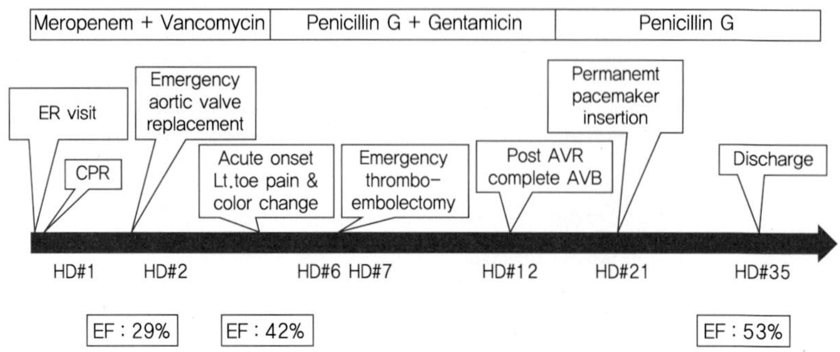

:: Infective Endocarditis에서 수술의 적응증과 그 시점

Infective endocarditis에서 intracardiac complication은 central nervous system의 complication과 더불어 주요한 morbidity와 mortality의 원인이다. 이러한 합병증이 발생했을 경우, 수술이 요구되는데 수술 시점의 적절성은 환자별로 risk와 benefit이 고려되어야 한다. 수술의 일반적인 적응증은 1) congestive heart failure (CHF), 2) perivalvular infection, 3) uncontrolled infection, 4) *S.aureus* endocarditis, 5) prevention of systemic emboli이다. 여기서 CHF는 moderate to severe degree CHF로써, valve dysfunction에 의해 새롭게 발생하거나 baseline 보다 악화된 것을 말한다. 두번째로, 수술의 시점은 각 상황에 따라 emergent (same day), urgent (within 1–2days), elective (earlier usually preferred)로 나눈다. 일반적으로 수술의 적응증이 되는 상황에서는 항생제 치료가 필요하다고 하더라도 수술을 미루지 않아야 한다. Acute aortic regurgitation이 heart failure NYHA III–IV와 동반되었을 경우에는 urgent surgery가 추천된다.

〈Harrison's principle of internal medicine 17th edition. P796.〉

Lesson of the case

Infective endocarditis 환자에서 hemodynamic instability가 있을 경우에, 수술시기를 빨리 결정하고 발생할 수 있는 complication에 대해서도 빠르게 대처함으로써 mortality, morbidity를 줄일 수 있다.

CASE 10 10일 전 시작된 발열로 내원한 64세 여자

Chief Complaints

Fever with chills, started 10 days ago

Present Illness

1년 전 시행한 건강검진에서 아무 이상 소견이 없었던 64세 여자로 입원 10일 전부터 발열, 오한, 전신 쇠약감, 식욕부진 등이 생겼다. 열은 하루 한 두 차례 올랐고, 7일 전부터는 하루 열 번 정도의 마른기침이 생겼다. 내원 5일 전 개인병원에 방문하여 처방받은 감기약을 3일 간 복용하였으나 발열과 오한이 지속되어 응급실로 내원하였다.

Past History

diabetes (-)
hypertension (-)
tuberculosis (-)
hepatitis (-)
allergy history : none
surgical history : none

Family History

diabetes (-)
hypertension (-)
tuberculosis (-)
hepatitis (-)

Social History

occupation : 주부
alcohol (-)
smoking : never-smoker

Review of Systems

General

easy fatigue (+)	weight loss (-)
insomnia (-)	

Skin

purpura (-)	erythema (-)

Head / Eyes / ENT

headache (-)	blindness (-)
visual disturbance (-)	eye injection (-)
hearing disturbance (-)	oral ulcer (-)
dry eyes (-)	dry mouth (-)
rhinorrhea (-)	sore throat (-)
photosensitivity (-)	

Respiratory

dyspnea (-)	hemoptysis (-)
wheezing (-)	sputum (-)

Cardiovascular

chest pain (-)	palpitation (-)
orthopnea (-)	dyspnea on exertion (-)
Raynaud's phenomenon (-)	

Gastrointestinal

anorexia (-)	dyspepsia (-)
nausea (-)	vomiting (-)
diarrhea (-)	abdominal pain (-)

Genitourinary

flank pain (-)	gross hematuria (-)
genital ulcer (-)	

Neurologic

seizure (-)	cognitive dysfunction (-)
psychosis (-)	motor change (-)
sensory change (-)	

Musculoskeletal

arthralgia (-)	tingling sense (-)
back pain (-)	muscle pain (-)
morning stiffness (-)	

Physical Examination

height 151 cm, weight 46 kg, body mass index 20.2 kg/m²

Vital Signs

BP 135/73 mmHg - HR 81/min - RR 20/min - BT 37.8℃

General Appearance

looking not ill	alert
oriented to time, place, and person	

Skin

skin turgor : normal	ecchymosis (-)
rash (-)	purpura (-)

Head / Eye / ENT

visual field defect (-)	pinkish conjunctivae
icteric sclerae (-)	palpable lymph nodes (-)

Chest

symmetric expansion without retraction	clear breath sounds without crackle

Heart

regular rhythm	normal heart sounds without murmur

Abdomen

soft & flat	normoactive bowel sound
tenderness (-)	rebound tenderness (-)

Back and Extremity

joint swelling (-)	joint tenderenss (-)
heel pain (-)	knee crepitus (-)
peripheral pulses: intact	costovertebral tenderness (-)

Neurologic Examination

motor weakness (-)	sensory disturbance (-)
gait disturbance (-)	neck stiffness (-)

Initial Laboratory Data

CBC

WBC (4,000~ 10,000/mm³)	4,300/mm³	Hb (13~17 g/dL)	11.2
WBC differential count	neutrophil 83% lymphocyte 10%	platelet (150~350 × 10³/mm³)	453

Chemical & Electrolyte battery

Ca (8.3~10 mg/dL) P (2.5~4.5 mg/dL)	8.0 2.3	glucose (70~110 mg/dL)	126
protein(6~8 g/dL) albumin(3.3~5.2 g/dL)	6.2 2.1	aspartate aminotransferase (AST) (~40 IU/L)/alanine aminotransferase (ALT) (~40 IU/L)	64/53
alkaline phosphatase (ALP) (40~120 IU/L)	336	gamma-glutamyl transpeptidase (r-GTP) (11~63 IU/L)	182
total bilirubin (0.2~1.2 mg/dL)	2.5	direct bilirubin (~0.5 mg/dL)	1.8
BUN (10~26 mg/dL) Cr (0.7~1.4 mg/dL)	0.9	estimated GFR (≥ 60 mL/min/1.7m²)	57
C-reactive protein (~0.6 mg/dL)	26.9	erythrocyte sedimentation rate (0~9 mm/hr)	107
Na (135~145 mmol/L) K (3.5~5.5 mmol/L) Cl (98~110 mmol/L)	142 3.3 99	total CO_2 (24~31 mmol/L)	25

Coagulation Battery

prothrombin time (PT) (70~140 %)	80.8	PT (INR) (0.8~1.3)	1.11
activated partial thromboplastin time (aPTT) (25~35 sec)	33 sec		

ABGA

pH (7.35~7.45)	7.469	$PaCO_2$ (35~45 mmHg)	30.4
PaO_2 (80~90 mmHg)	90.1	HCO_3^- (23~29 mmEq/L)	21
SaO_2 (94~100 %)	97 %	FiO_2	Room air (21 %)

Urinalysis with microscope

specific gravity (1.005~1.03)	1.010	pH (4.5~8)	5.0
albumin (TR)	3+	glucose (-)	(-)
ketone (-)	(-)	bilirubin (-)	(-)
occult blood (-)	4+	nitrite (-)	(-)
RBC (0~2/HPF)	many	WBC (0~2/HPF)	3-5
squamous cell (0~2/HPF)	(-)	bacteria (-)	none

Chest X-ray

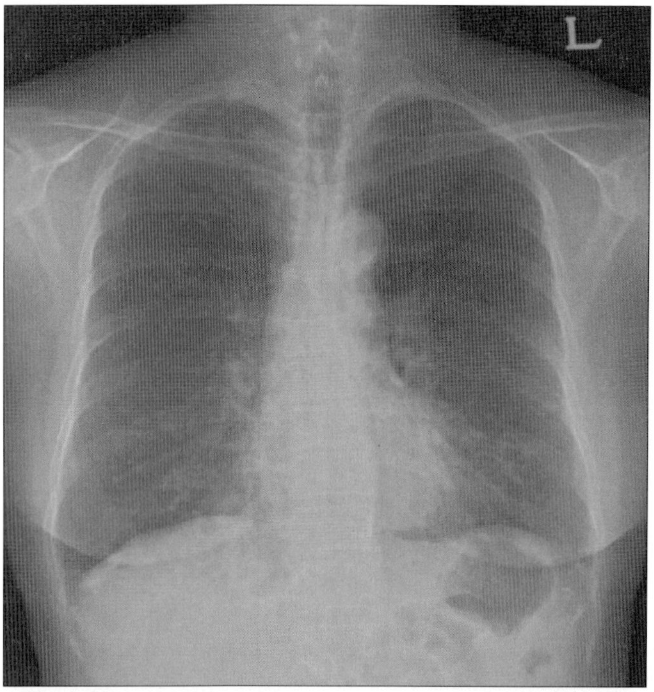

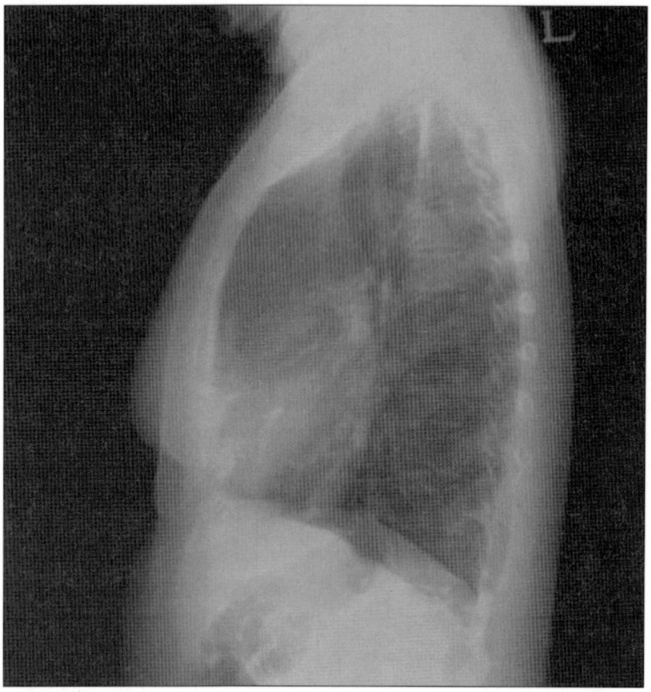

양측 하폐야에
다발성 소결절 음영이 관찰된다.

Initial Problem List

#1 Fever
#2 Dry cough
#3 General weakness
#4 Elevated C-reactive protein
#5 Leukocytosis
#6 Elevated liver enzyme (cholestatic pattern)
#7 Multiple nodular densities in both lower lung field
#8 Hematuria
#9 Albuminuria
#10 Anemia, normocytic normochromic
#11 Hypoalbuminemia
#12 Hypokalemia
#13 Respiratory alkalosis

병력 및 신체검사에서는 단순한 호흡기 문제인 것처럼 보였지만, initial lab을 받아보고는 긴장하게 되었다. 염증 내지는 감염을 생각할 소견이 있으면서 여러 장기(폐, 간, 신장, 혈액)가 이환된 근거가 나타나면 조심해야 한다. 여러 장기에 서로 상관이 없는, 독립된 병이 거의 동시에 발병하는 확률은 대단히 낮기 때문에, 여러 장기를 침범하는 하나의 병으로 설명이 되는지 찾아 보아야 한다.

Assessment and Plan

<table>
<tr><td colspan="3">#1 Fever
#2 Dry cough
#3 General weakness
#4 Elevated C-reactive protein
#5 Leukocytosis
#7 Multiple nodular densities in both lower lung field
#13 Respiratory alkalosis</td></tr>
<tr><td></td><td>A)</td><td>• Atypical pneumonia
• Pulmonary tuberculosis</td></tr>
<tr><td></td><td>P)</td><td>• Old chest X-ray 검토
• Sputum Gram stain/culture, fungus culture, AFB stain/culture
• Blood culture
• Pneumococcal urinary antigen, Legionella urinary antigen
• Cold agglutinin, anti-mycoplasma antibody
• Leptospirosis, Tsutsugamushi serologic study
• Empirical antibiotics (piperacillin/tazobactam + azithromycin)</td></tr>
</table>

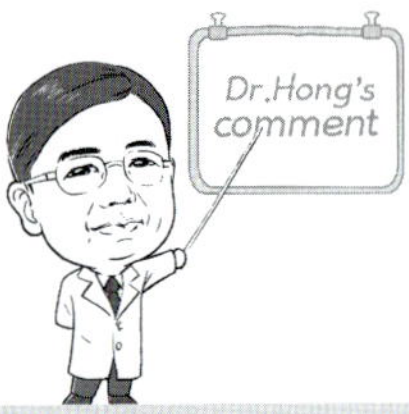

Overwhelming pressing factor가 없으면 확실한 근거없이 항생제를 empirical하게 시작할 필요가 없다. 일단 항생제 치료를 시작하면 그 후 판단이 더욱 어려워진다. Septic shock이나 respiratory failure 나 extremely high body temperature 같은 절박한 상황이 아닌데 항생제를 너무 이르게 시작한 것이 아닌가?

#1 Fever #3 General weakness #4 Elevated C-reactive protein #5 Leukocytosis #6 Elevated liver enzyme (cholestatic pattern)	
A)	• Liver abscess • Drug-induced hepatotoxicity • Cholangitis with common bile duct (CBD) stone
P)	• Abdomen imaging such as ultrasound or CT • Drug history • Hepatitis serology • Liver enzyme follow-up • Antibiotics (same as the above) • Avoid hepatotoxic agent

#8 Hematuria #9 Albuminuria	
A)	Glomerular hematuria
P)	• Dysmorphic RBC • Imaging study (CT or US) • Follow-up urinalysis

혈뇨와 단백뇨가 함께 관찰되므로 혈뇨의 원인이 사구체성일 가능성이 높다고 판단하였다.

#10 Anemia, normocytic normochromic	
A)	Anemia of chronic disease
P)	• Ferritin, iron, TIBC (total iron binding capacity), folate, vitamin B12 • RPI (reticulocyte production index), peripheral blood smear • Stool occult blood

#11 Hypoalbuminemia #12 Hypokalemia	
A)	• Systemic infection • Poor oral intake
P)	Nutritional support

Abdomen-pelvic CT에서 복부에서는 이상이 없었으나 CT에 포함된 하부 폐야에서 multiple nodular densities가 관찰되었다. 이후 촬영한 chest CT에서 다발성 폐결절이 확인되어 lung nodule로 발현할 수 있는 감염(fungus)과 malignancy의 가능성을 우선 고려하여 조직검사를 시행하였다.

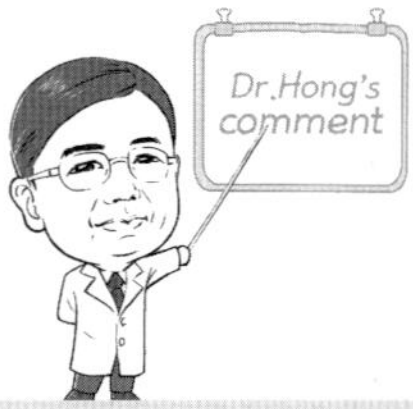

현재 assessment는 폐의 문제만을 고려하면 타당하지만, 환자의 다른 증상을 설명하는데 무리가 있다. 즉, 다른 장기의 주요 이상 소견(abnormal liver function and abnormal urinalysis)를 통합하지 못하고 있다.

Hospital Day 2

#1 Fever
#2 Dry cough
#4 Increased CRP
#5 Leukocytosis
#7 Multiple nodular densities in both lower lung field

S)	입맛이 없고 몸에 힘이 없어요
O)	• AST/ALT/ALP 23/27/267로 감소 • HBsAg (-), IgM anti-HBc (-), HCV Ab (-) • 간독성 약물 복용력 (-) • Abdomen-pelvic CT 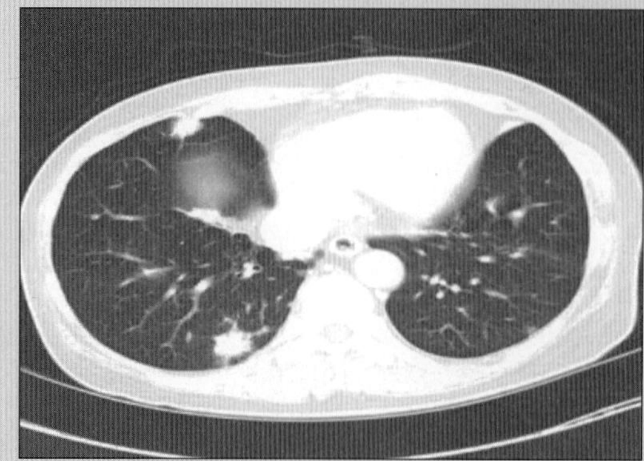
A)	• Atypical pneumonia, such as fungal pneumonia • Pulmonary tuberculosis • Lung cancer with multiple metastasis
P)	Chest CT, culture study 결과 확인

Hospital Day 3

#1 Fever
#2 Dry cough
#4 Elevated C-reactive protein
#5 Leukocytosis
#7 Multiple nodular densities in both lower lung field

S)	속이 미식거리고 구역질이 나요
O)	• V/S : 110/70 - 88 - 20 - 38.5 • Culture study: blood, sputum, urine - all no growth • Sputum AFB smear (-) • Chest CT 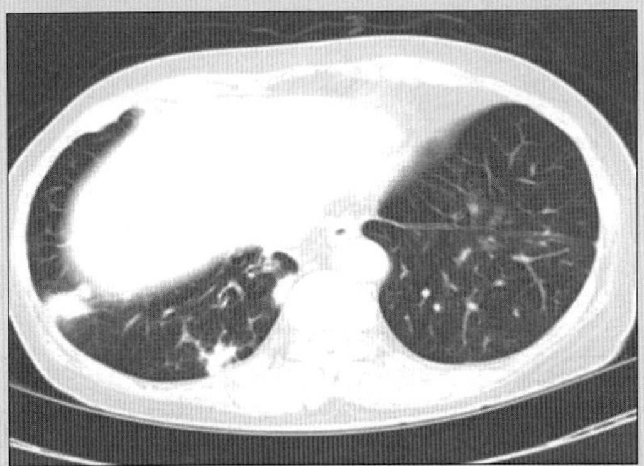 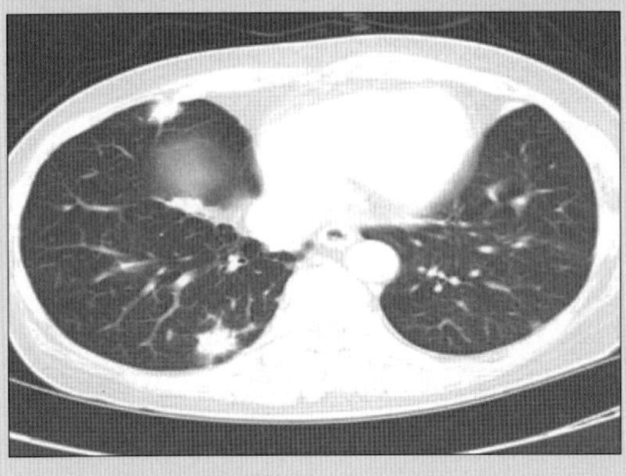
A)	• Atypical pneumonia such as fungal pneumonia • Malignancy (lung cancer 〉〉 metastatic)
P)	• Percutaneous needle aspiration (PCNA) with tissue culture (ordinary bacteria, fungus, tuberculosis) • Brochoscopy (endobronchial lesion 확인과 내시경적 microbiologic study 목적)

Hospital Day 7

#1 Fever
#2 Dry cough
#4 Elevated C-reactive protein
#5 Leukocytosis
#7 Multiple nodular densities in both lower lung field

#14. Azotemia (acute renal failure)	
S)	속이 미식거리고 구역질이 나요
O)	• BUN 17 mg/dL, creatinine 2.9 mg/dL • Urine Na 79 mmol/L, urine Cr 37 mg/dL, plasma Na 142 mmol/L, urine Cr 37 mg/dL • FENa 〉 1 • HD#2, HD#3에 2번의 enhanced CT를 시행했었음.
A)	Intrinsic ARF d/t contrast nephropathy
P)	• BUN/Cr follow up • Hydration • Avoid nephrotoxic drug
O)	• Bronchoscopy : no endobronchial lesion, Rt. middle 및 Rt. lower lobe 입구의 swelling 보임. Rt. lower posterobasal segment에서 washing (AFB stain/culture, gram stain/culture, fungus culture, cytology, TB-PCR) • PCNA for Rt. lower lobe nodule : nonspecific interstitial inflammation and fibrosis with intraalveolar fibroblastic plugs, suggestive of organizing pneumonia.
A)	• Atypical pneumonia • BOOP related with atypical infection
P)	현재 항생제 유지

현재까지 이 환자는 pneumonia와 intrinsic ARF(ATN)의 소견을 보였다. 폐와 신장을 동시에 이환하는 질환군에 대하여, 그 접근을 용이하게 하고자 pulmonary-renal syndrome이라는 용어를 사용하고 있으며 이의 원인으로는 Anti-GBM disease, ANCA-associated vasculitis(microscopic polyangiitis, Wegener's granulomatosis, Churg-Strauss syndrome), lupus, cryoglobulinemia, Henoch-Shonlein purpura 등이 그 예이다.
[Harrison 17th, p1785]

Anti-GBM Ab는 외부에 수탁검사를 통해 추후 7 EU/mL로 나왔다 (reference : positive > 15 EU/mL, equivocal 5~15 EU/mL, negative < 5 EU/mL).

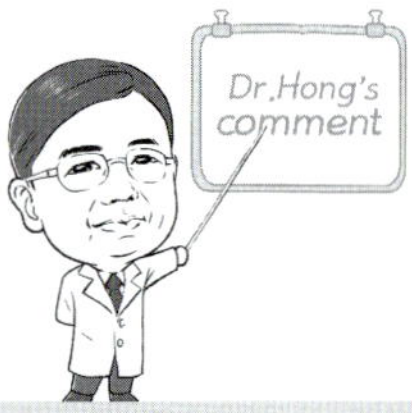

FENa의 해석은 oliguria가 있을 때 의미가 있는 것이지 기계적으로 적용하는 것이 아니다. 이때나 그 전이라도 urinary sediment에서 RBC cast를 찾아 보려는 노력이 있었더라면 좋았겠다. Contrast nephropathy 때의 urine sediment는 unremarkable 하며, 많은 RBC가 보이면 contrast nephropathy는 배제할 수 있다. 이 환자의 azotemia는 원인이 다른 데 있다고 생각했어야 한다.

Hospital Day 10

#1 Fever #2 Dry cough #4 Elevated C-reactive protein #5 Leukocytosis #7 Multiple nodular densities in both lower lung field #14 Azotemia (acute renal failure)		
	O)	• Fever 지속 : 38℃, intermittent • Leukocytosis, CRP 증가 지속 • Blood culture, sputum culture: no growth (HD#1, HD#3, HD#5에 시행) • Follow-up UA: RBC many/HPF, WBC 0-2/HPF, albuminuria 1+
	A)	Pulmonary-renal syndrome
	P)	• Pulmonary-renal syndrome 관련 검사 : ANCA, anti-GBM Ab, FANA • 소변량 감소하면 혈액투석 시작

Hospital Day 15

#1 Fever #2 Dry cough #4 Elevated C-reactive protein #5 Leukocytosis #7 Multiple nodular densities in both lower lung field #14 Azotemia (acute renal failure)		
	O)	• Cr : 7.8 mg/dL • p-ANCA+ (titier 8.43) • Anti-GBM Ab (pending)
	A)	• Azotemia d/t pulmonary-renal syndrome • ANCA-associated vasculitis (microscopic polyangiitis) • Contrast nephropathy, less likely
	P)	• Biopsy 고려 : lung, kidney or sural nerve • Methylprednisolone 1 mg/kg로 치료 시작

Updated Problem List

#1 Fever ➡ ANCA associated vasculitis (microscopic polyangiitis)
#2 Dry cough ➡ #1
#3 General weakness ➡ #1
#4 Elevated C-reactive protein ➡ #1
#5 Leukocytosis ➡ #1
#6 Elevated liver enzyme (cholestatic pattern) ➡ improved
#7 Multiple nodular densities in both lower lung field ➡ #1
#8 Hematuria ➡ #1
#9 Albuminuria ➡ #1
#10 Anemia (Anemia of chronic disease) ➡ #1
#11 Hypoalbuminemia
#12 Hypokalemia ➡ improved
#13 Respiratory alkalosis
#14 Azotemia (acute renal failure) ➡ #1

Hospital Day 21

#1 Fever ➡ ANCA associated vasculitis (microscopic polyangiitis), probable	
S)	약 쓰면서 열이 좀 떨어졌어요.
O)	• Fever : 36~37.5℃ 로 유지됨 • CRP : 9 mg/dL
A)	Responding to steroid
P)	Methylprednisolone 1 mg/kg 외에 cyclophosphamide (CYC) 1 mg/kg 를 추가하기로 함.

현재까지 ANCA-associated vasulitis의 확립된 치료는 steroid + cyclophosphamide이다.

Hospital Day 31

#1 Fever ➡ ANCA associated vasculitis (microscopic polyangiitis), probable		
	O)	• CRP : 6 mg/dL • Platelet : 40,000/mm^3 • Anemia : 수혈에도 불구하고 너무 빠른 진행 - peripheral blood smear : fragmented RBC : 2 - 4/HPF (HD#4 검사에서는 보이지 않았음) - Haptoglobin < 6 mg/dL (HD#4 haptoglobin : 390 mg/dL) - LDH : 576 IU/L (HD#4 LDH : 270 IU/L) - RPI < 2.5 - Coomb's test (-)
	A)	• Microangiopathic hemolytic anemia (MAHA) associated with vasculitis • Drug (cyclophosphamide)-induced hemolytic anemia, less likely
	P)	Plasmapheresis

Updated Problem List

#1 Fever ➡ ANCA associated vasculitis (Microscopic polyangiitis)
➡ complicated by MAHA

Hospital Day 35

#15 Hemoptysis	
S)	아침에 검붉은 가래가 나왔어요.
O)	• Chest X-ray : both whole lung consolidation • Oxygen requirement 빠르게 증가 : room air : ABGA 7.452 - 30 - 72 - 21 - 95% nasal prong 6 L/min : ABGA 7.400 - 32 - 72 - 20 - 94% reservoir mask 15 L/min : ABGA 7.390 - 34 - 100 - 20 - 95% • ICU로 전동 - intubation시 fresh blood가 솟구쳐 나왔음. 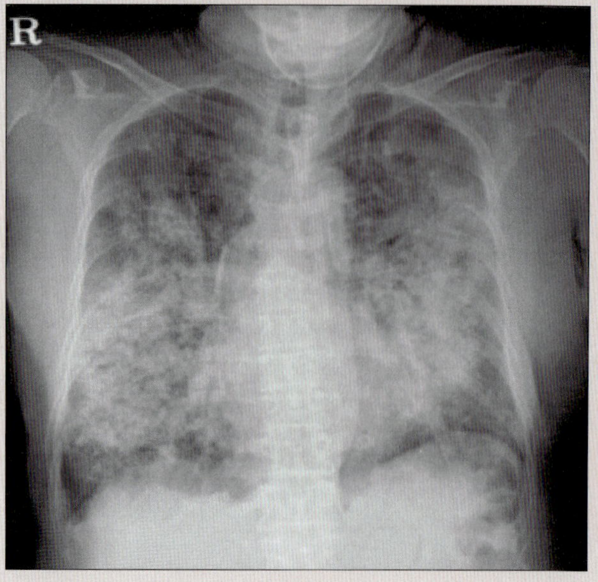
A)	DAH (diffuse alveolar hemorrhage) associated with vasculitis
P)	• Plasmapheresis • Steroid pulse therapy : methylprednisolone 500 mg/d × 3일 간 시행 후 스테로이드 1 mg/kg/d 유지 • Cyclophosphamide 유지 • ICU care with mechanical ventilation

CXR에서 급격히 진행하는 both lung infiltration이 보였고, 기관삽관 과정에서 신선혈이 기도에서 나오고 있었으므로, ANCA associated vasculitis (microscopic polyangiitis)와 연관된 DAH (diffuse alveolar hemorrhage)가 발생한 것으로 판단하였다.

MAHA 소견이 관찰되어 ANCA-associated vasculitis에 HUS/TTP가 합병된 것으로 판단하였고 이에 plasmapheresis를 시작하였다.

Updated Problem List

#1 Fever ➞ ANCA associated vasculitis (Microscopic polyangiitis)
➞ complicated by MAHA
#15 Hemoptysis ➞ DAH (diffuse alveolar hemorrhage) associated with #1

Hospital Day 53 (ICU 23)

#1 Fever ➞ ANCA associated vasculitis (microscopic polyangiitis)
➞ complicated by MAHA
#15 Hemoptysis ➞ DAH(diffuse alveolar hemorrhage) associated with #1

S)	많이 좋아진 것 같아요.
O)	• Chest X-ray : 호전 • Platelet 상승 • LDH 감소 • Peripheral blood smear : fragment RBC 감소 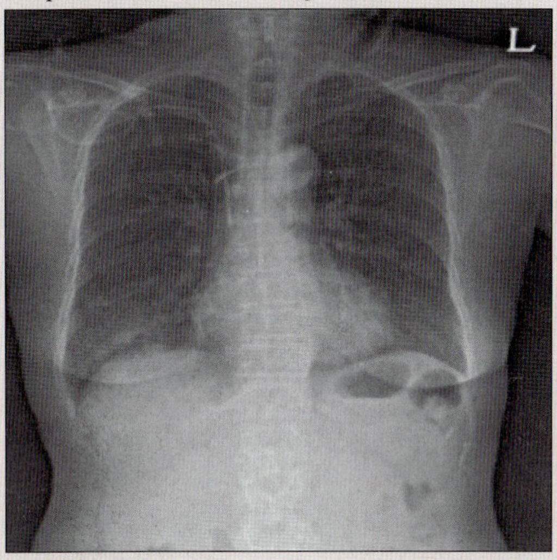
A)	Improved vasculitis and DAH
P)	일반병동으로 전동

Clinical Course

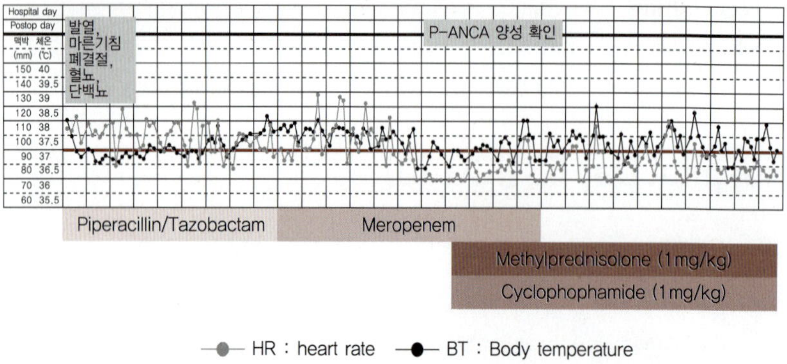

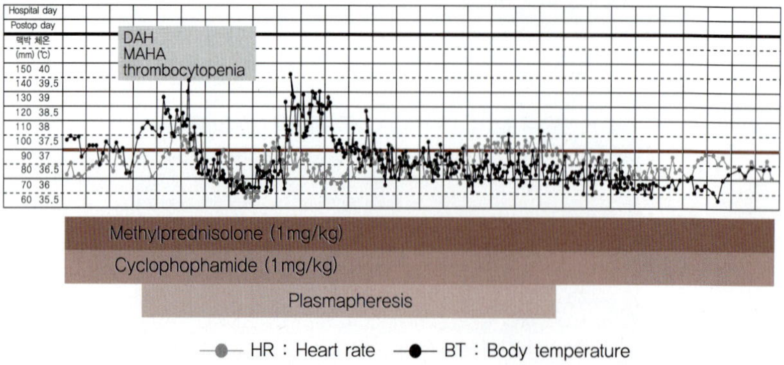

Lesson of the case

Vasculitis의 진단을 위해서는 여러 장기 및 신체 계통의 증상이나 징후를 잘 integrate하는 것이 중요하다. 본 환자는 폐와 신장 증상으로부터 pulmonary-renal syndrome을 생각하였고 이를 기반으로 ANCA-associated vasculitis (microscopic polyangiitis)로 진단하고 몇 가지 합병증 발생에도 불구하고 적절한 약물과 plasmapheresis 등을 적기에 시행하여 호전된 경우이다.

CASE 11 내원 당일 시작된 흉통과 ST elevation으로 내원한 62세 여자

1st admission

Chief Complaints

Chest pain, started 8 hours ago

Present Illness

건강하던 62세 여자로 8일 전 설사와 구토가 있었고 그 다음 날에는 복통, 열 및 오한이 생겨 외부병원에 입원하였으며 이후에도 5일 간 열이 지속되었다. 복통 진단을 위해 복부 CT 촬영을 하였고 간농양이 진단되어 pig-tail catheter를 삽입하였다. 혈액배양검사 및 pus culture에서 *Klebsiella oxytoca* (antibiogram : all sensitive except ampicillin)이 배양되어 항생제 (ceftriaxone/ micronomicin/ metronidazole)를 사용하며 경과를 관찰하던 중 4일 전 호흡곤란을 호소하며 상태가 악화되어 중환자실로 옮겨졌다.
내원 당일 새벽 6 : 50 경 흉통을 호소하며 호흡곤란이 NYHA class IV로 악화되었고, 심전도상 ST분절 상승이 관찰되었으며, 심근효소 수치의 상승이 동반되어 급성 심근경색증 의증으로 오후 4시 본원으로 전원되었다.

chest pain
location : anterior chest
duration : 30분 이상
quality : dull, vague
severity : 8 /10
radiation pain : denied
aggravating factor : not related to position or respiration
relieving factor : none
related symptoms : dyspnea (+), sweating (-), orthopnea (+)

Past History

diabetes (+) : 외부병원 입원 중 처음으로 진단됨.
hepatitis (+) : 수년 전 C형 간염 보균자라고 들었음.
hypertension (-)
tuberculosis (-)

Family History

diabetes (-)
hypertension (-)
malignancy (-)

Social History

occupation : 주부
alcohol (-)
smoking (-) : never-smoker

Review of Systems

General

general weakness (+)	easy fatigability (+)
fever (-)	weight loss (+) : 5 kg/10 days
sleep disturbance (-)	chill (-)

Skin

purpura (-)	erythema (-)

Head / Eyes / ENT

headache (-)	blindness (-)
visual disturbance (-)	eye injection (-)
hearing disturbance (-)	oral ulcer (-)
dry eyes (-)	dry mouth (-)
rhinorrhea (+)	sore throat (-)

Respiratory

cough (-)	sputum (+) : yellowish, small amount
hemoptysis (-)	

Gastrointestinal

anorexia (+)	dyspepsia (-)
nausea (-)	vomiting (-)
diarrhea (-)	abdominal pain (-)

Genitourinary

flank pain (-)	gross hematuria (-)
genital ulcer (-)	

Neurologic

seizure (-)	cognitive dysfunction (-)
psychosis (-)	motor change (-)
sensory change (-)	

Musculoskeletal

arthralgia (-)	tingling sense (-)
back pain (-)	muscle pain (-)
morning stiffness (-)	

Physical Examination

height 157.1 cm, weight 43.2 kg, body mass index 17.5 kg/m^2

Vital Signs

BP 91/62 mmHg - HR 120/min - RR 24/min - BT 37.3℃

General Appearance

acutely ill-looking	alert
oriented to time, person, and place	

Skin

skin turgor : normal	ecchymosis (-)
rash (-)	purpura (-)

Head/Eyes /ENT

visual field defect (-)	pinkish conjunctiva (+)
icteric sclera (-)	palpable lymph nodes (-)

Chest

symmetric expansion without retraction	decreased breath sounds on right lower chest
crackles on both lower posterior chest	dullness on right anterior lower chest

Heart

regular rhythm	normal heart sounds without murmur

Abdomen

soft & flat	normoactive bowel sounds
tenderness (+) : right upper quadrant	rebound tenderness (-)
pigtail catheter insertion state	

Neurology

motor weakness (-)	sensory disturbance (-)
gait disturbance (-)	neck stiffness (-)

Initial Laboratory Data

CBC

WBC (4,000~10,000/mm³)	18,600	Hb (13~17 g/dL)	10.7
WBC differential count	neurotrophil 86.9% lymphocyte 8.5%	platelet (150~350 × 10³/mm³)	296

Chemical & Electrolyte battery

Ca (8.3~10 mg/dL) P (2.5~4.5 mg/dL)	6.3 3.1	glucose (70~110 mg/dL)	200
protein (6~8 g/dL) albumin(3.3~ 5.2 g/dL)	5.5 1.5	aspartate aminotransferase (AST) (~40 IU/L) / alanine aminotransferase (ALT) (~40 IU/L)	39/25
alkaline phosphatase (ALP) (40~120 IU/L)	252	gamma-glutamyl transpeptidase (r-GT) (11~63 IU/L)	226
total bilirubin (0.2~1.2 mg/dL)	0.8	direct bilirubin (~0.5 mg/dL)	0.3
BUN (10~26 mg/dL) Cr (0.7~1.42 mg/dL)	12 0.7	estimated GFR (≥ 60 mL/min/1.7m²)	90
C-reactive protein (~0.6 mg/dL)	14.4		
Na (135~145 mmol/L) K (3.5~5.5 mmol/L) Cl (98~110 mmol/L)	135 3.4 108	total CO_2 (24~31 mmol/L)	21.8

Coagulation battery

prothrombin time (PT) (70~140 %)	45.3%	PT (INR)	1.57
activated partial thromboplastin time (aPTT) (25~35 sec)	30.8 sec	D-dimer (~0.4 μg/mL)	4.41

Urinalysis with microscopy

specific gravity (1.005~1.03)	1.015	pH (4.5~8)	5.0
albumin (trace)	(-)	glucose (-)	(-)
ketone (-)	(-)	bilirubin (-)	(-)
occult blood (-)	(-)	nitrite (-)	(-)
RBC (0~2/HPF)	0	WBC (0~2/HPF)	0
squamous cell (0~2/HPF)	0	bacteria (-)	none

Cardiac enzyme

	CK (50~250 IU/L)	CK-MB (0~5 ng/mL)	Troponin-I (0~1.5 ng/mL)
7 am (외부병원)	70	14.2	4.10
10 am (외부병원)	57	9.8	
1 pm (외부병원)	25	2.0	1.16
4 pm (본원)	27	2.4	0.74

Initial ABGA

pH (7.35~7.45)	7.52	PaO_2 (80~90 mmHg)	71
$PaCO_2$ (35~46 mmHg)	31	HCO_3^- (23~29 mmEq/L)	25
O_2 saturation	97%		

Chest X-ray

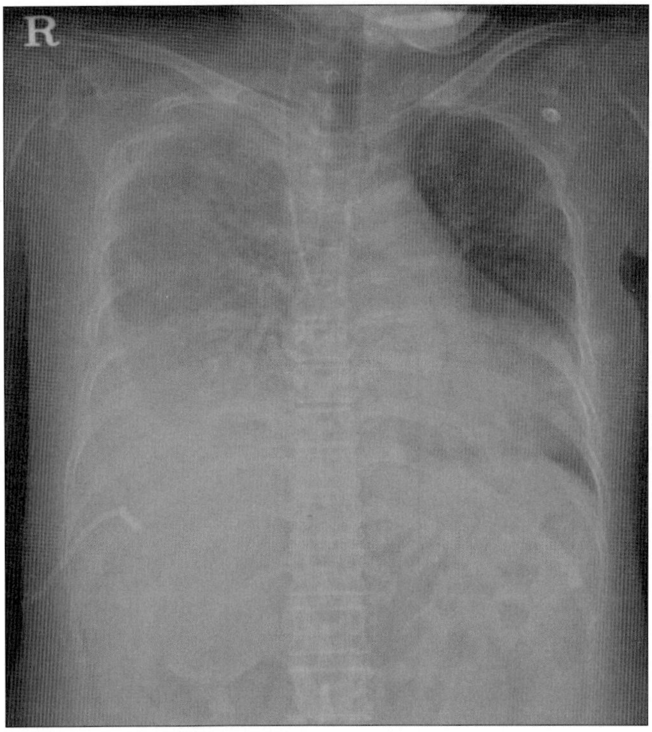

Chest AP와 right decubitus X-ray로써 우측 흉수의 free-fluid shifting과 좌측하엽의 air bronchogram 및 patchy consolidation이 관찰된다.

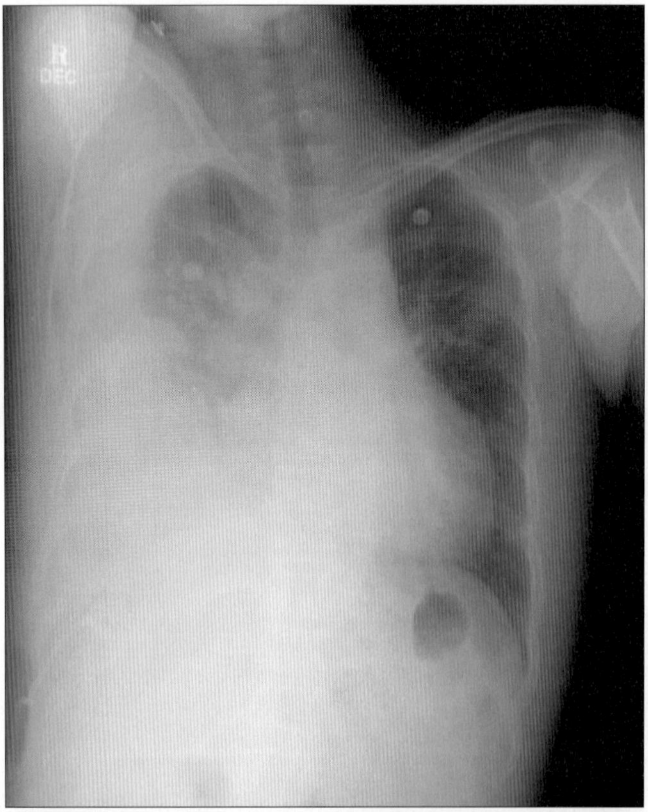

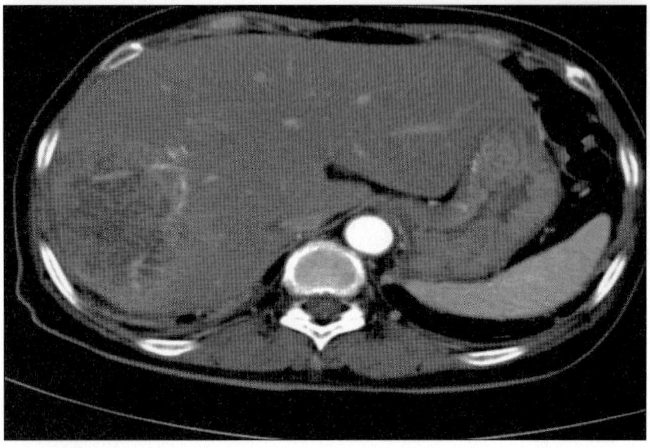

타원 복부 CT 사진으로 간 segment VIII에 장경 8 cm 가량의 clustered cystic appearance의 mass가 관찰된다.

Electrocardiogram

외부 병원 입원 시 initial ECG

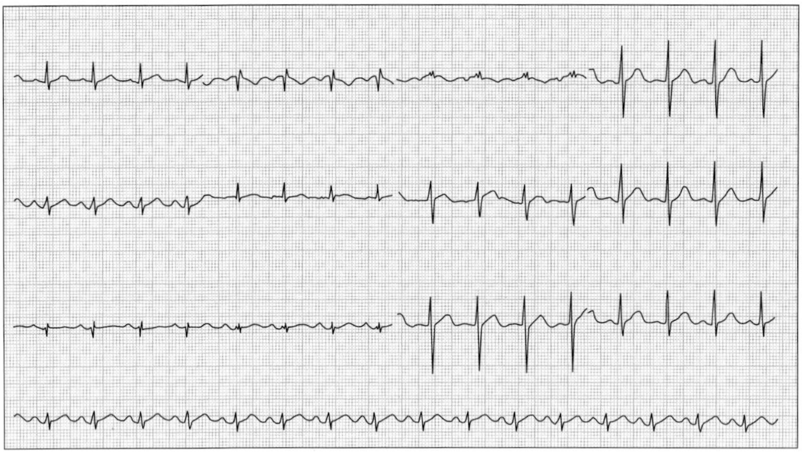

흉통 발생 당시 ECG (6:50 am)

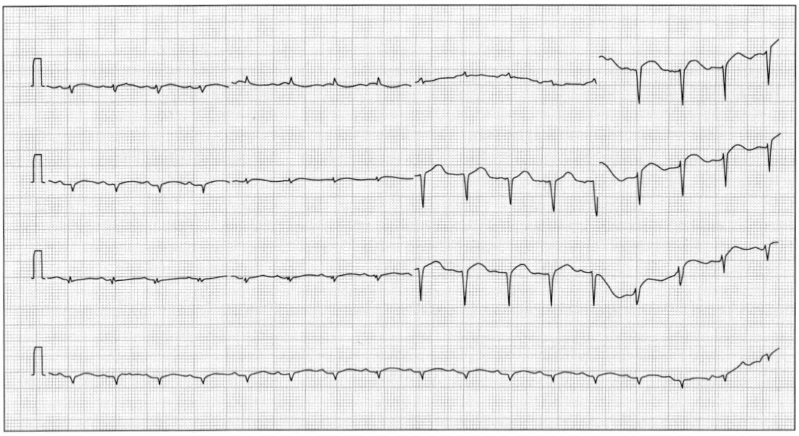

흉통 발생 4시간 경과 후 ECG (10:15am)

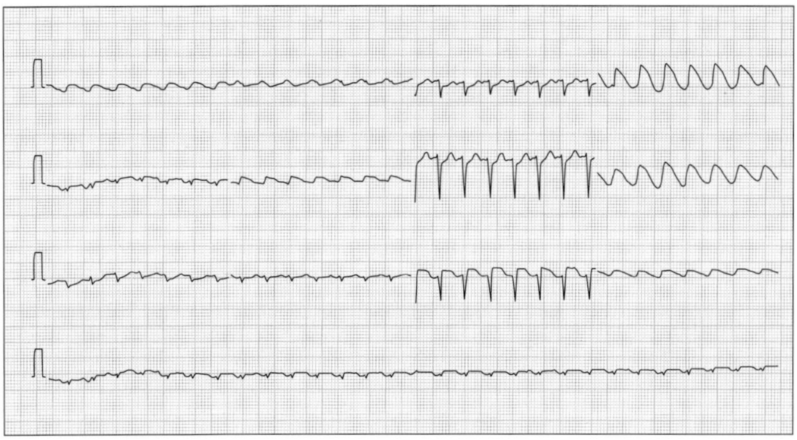

본원 전원시 initial ECG (4:30 pm)

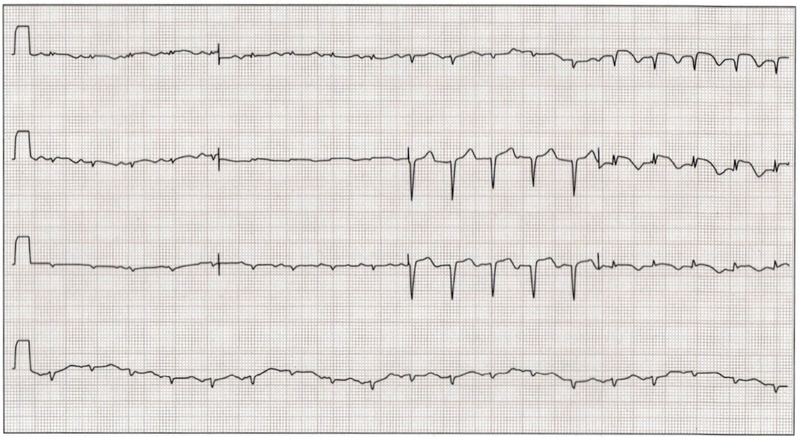

외부병원 initial ECG가 HR 97/min, normal sinus rhythm이었으나 흉통 발생시 ECG에서는 HR 177/min으로 증가하고, V3~V5에 걸쳐 ST elevation이 관찰된다. 본원 전원 후 ECG에서 여전히 V3, V4에서 ST elevation이 관찰된다.

Initial Problem List

#1 Chest pain
#2 Dyspnea
#3 ST elevation
#4 Liver abscess by *Klebsiella oxytoca*, s/p pigtail insertion
#5 Right pleural effusion
#6 Pulmonary edema
#7 Peribronchial infiltration of left lower lung zone on chest X-ray
#8 Hypoalbuminemia
#9 Prothrombin time prolongation
#10 Hepatitis C carrier by history
#11 Newly diagnosed diabetes mellitus
#12 Leukocytosis & elevated C-reactive protein

호흡곤란과 흉통을 동시에 유발하는 질환으로는 대표적으로 aortic dissection, acute MI, acute pericarditis, pulmonary thromboembolism 등이 있다.

[Harrison 17th edition, page 87~89]

그러나 환자는 흉통의 양상과 ECG 변화로 미루어 볼 때 aortic dissection의 가능성은 낮으며, ECG 변화로 보아 pulmonary thromboembolism 역시 가능성이 떨어진다.

Assessment and Plan

#1 Chest pain #2 Dyspnea #3 ST elevation #4 Liver abscess s/p pigtail insertion		
	A)	• Acute myocardial infarction (MI) • Stress-induced cardiomyopathy • Acute pericarditis, less likely
	P)	• Follow up ECG and cardiac enzymes • 2D-Echocardiogram • Coronary angiogram if necessary • Heparinization, continuous infusion of isoket, O_2 supplement
#2 Dyspnea #5 Right pleural effusion #7 Peribronchial infiltration of LLLZ on CXR #12 Leukocytosis & elevated C-reactive protein		
	A)	• Pulmonary edema with effusion due to acute MI • Pneumonia with parapneumonic effusion • Liver abscess with reactive pleural effusion
	P)	• Diagnostic thoracentesis, blood culture & sputum culture • Check brain natriuretic peptide (BNP), 2D-echocardiogram • Apply oxygen, and manage pulmonary edema as heart failure • Maintain antibiotics (ciprofloxacin & metronidazole) for liver abscess

#4 Liver abscess, s/p pigtail insertion #8 Hypoalbuminemia #9 Prothrombin time prolongation		
	A)	• Sepsis due to liver abscess • Poor nutritional state
	P)	• Follow up blood culture and pus culture • Repeatedly check activated partial thromboplastin time & prothrombin time level • Maintain ciprofloxacin & metronidazole • Give enteral feeding if possible

#11 Newly diagnosed diabetes mellitus		
	A)	Type 2 diabetes mellitus, most likely
	P)	• Check HbA1c level & C-peptide level • Monitor blood sugar level and keep on glycemic control

#10 HCV carrier state by history		
	A)	HCV carrier, most likely
	P)	• Check anti-HCV antibody, HCV RNA PCR • Monitor AST/ALT level

Hospital Day 1

#1 Chest pain #2 Dyspnea #3 ST elevation #4 Liver abscess by *Klebsiella oxytoca*, s/p pigtail insertion		
	O)	• 내원 10분 후 BP 76/57 mmHg, HR 108/min 확인되어 normal saline 500 mL drip 하며 heparinization, IV continuous isoket infusion 시작함. • 내원 20 분 후 BP 80/62 mmHg, HR 110/min 으로 다소 안정되어 continuous isoket infusion 중단하고, dopamine 10 μg/kg/min IV continuous infusion 시작함. • 내원 30 분 후 실행한 portable 2D-Echocardiogram에서 apical ballooning과 severe left ventricular dysfunction (ejection fraction = 18%) 관찰되어, stress-induced cardiomyopathy 가능성이 높다고 판단하여 heparinization 중단함. • 내원 1시간 후 dobutamine 10 μg/kg/min IV continuous infusion, epinephrine 8 μg/kg/min IV continuous infusion, reservoir bag 10 L/min 유지함. • 내원 4시간 후 내과계 중환자실로 전동. 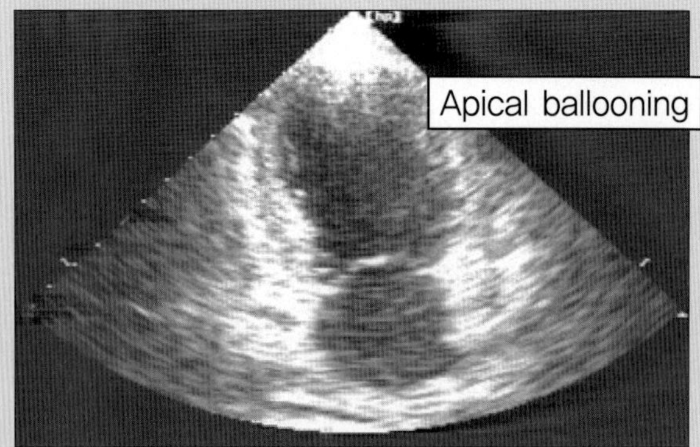
	A)	• Stress-induced cardiomyopathy, most likely • Acute myocardial infarction, less likely
	P)	• Follow up BNP, 2D-Echocardiogram • Manage as heart failure • Treatment for liver abscess

흉통을 호소하는 환자에서 ECG 변화, 특히 ST elevation이 관찰될 경우 가장 먼저 생각해야 할 진단은 급성 심근경색증이다. 그러나 sepsis라는 스트레스 상황에 있던 환자였고 심초음파 검사상 vessel territory에 국한되지 않는 apical ballooning이 관찰되어 stress-induced cardiomyopathy로 생각하였다

[NEJM 361:1010]

Stress-induced cardiomyopathy는 스트레스(감정적, 의학적 요인)에 의해 흉통, transient ST elevation, 심장 효소증가를 일으킬 수 있어, 응급실에 흉통을 주소로 내원한 환자에서 고려해야 한다. 좌심실의 mid-apical segment의 hypokinesis /akinesis로 인해 심초음파에서 LV apex가 문어머리처럼 늘어나 있는 모양(apical ballooning)이 관찰되며 이를 takotsubo cardiomyopathy 라고 일본에서 처음 기술되었다.

Stress-induced cardiomyopathy는 obstructive coronary lesions이 없어야 내릴 수 있는 진단으로 원칙적으로는 cardiac catheterization 을 시행하여 심혈관에 병변이 없음을 확인해야 한다.

[NEJM 352:539]

Hospital Day 3

#10 Hepatitis C carrier by history	
S)	예전에 수혈 받은 적 없다. 5년 전 쯤 우연히 보균자라고 들었다.
O)	• V/S : BP 104/60 mmHg - HR 116회/min - RR 20회/min - BT 36.5℃ • P/Ex. : hepatomegaly (-), icteric sclera (-) • Anti-HCV antibody : negative • HCV RNA quantification 〈 30 IU/mL • AST/ALT : 34/20 IU/mL
A)	Hepatitis C는 오진이었던 것으로 판단함.

Updated Problem List

#10. Hepatitis C carrier by history ➡ Wrong diagnosis

Hospital Day 4

#4 Liver abscess, s/p pigtail insertion #8 Hypoalbuminemia #9 Prothrombin time prolongation	
S)	어제보다는 조금 나은 것 같다. 배는 안 아프다.
O)	• V/S : BP 100/57 mmHg - HR 130/min - RR 28/min - BT 36.5℃ • Blood culture, liver abscess culture : no growth • Pigtail drainage : 5 mL/day • abdomen-pelvis CT 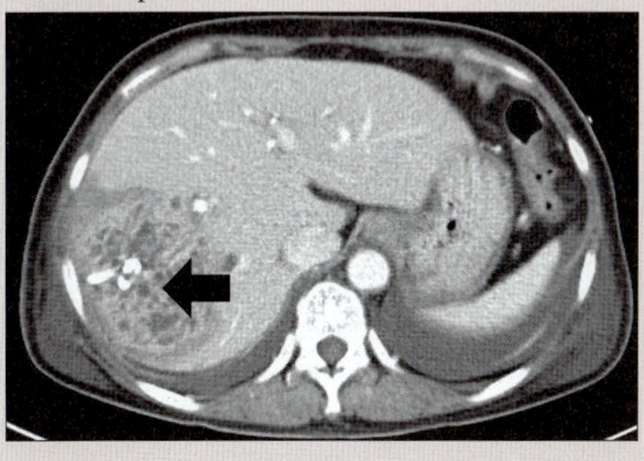
A)	Liver abscess due to *K.oxytoca*, s/p pigtail insertion
P)	• Consult ophthalmologist for evaluation of ophthalmitis - for possible endophthalmitis by *K.oxytoca* • Keep on ciprofloxacin and metronidazole • Consider tube reposition • Transfer to general ward

장경 9 cm 가량의 병변이 여전히 우측간에서 관찰되며, 이전 외부병원 검사와 비교시 변화가 없음 (화살표).

Hospital Day 6

#1 Chest pain
#2 Dyspnea
#3 ST elevation
#4 Liver abscess by *Klebsiella oxytoca*, s/p pigtail insertion

S) 어제보다는 조금 나은 것 같다. 배는 안 아프다.

O)

- ECG :

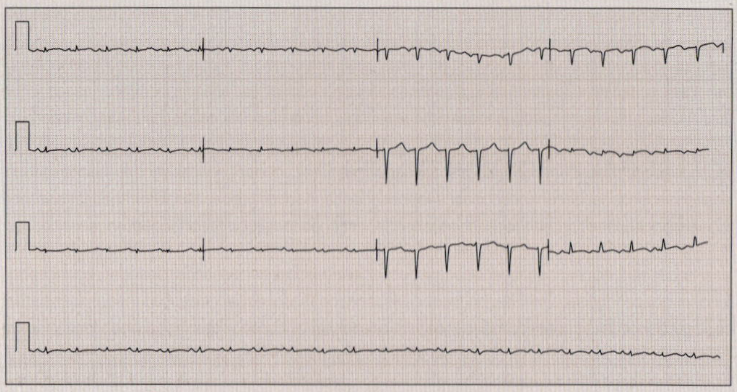

Nomal sinus rhythm, no ST changes

- 2D-Echocardiogram : 이전과 마찬가지로 LV 의 mid to apical wall에 전반적으로 akinetic motion과 함께 apical ballooning이 보이며, stress-induced cardiomyopathy에 합당함. Ejection fraction은 26%로 응급실에서 검사 시보다 호전되었음.

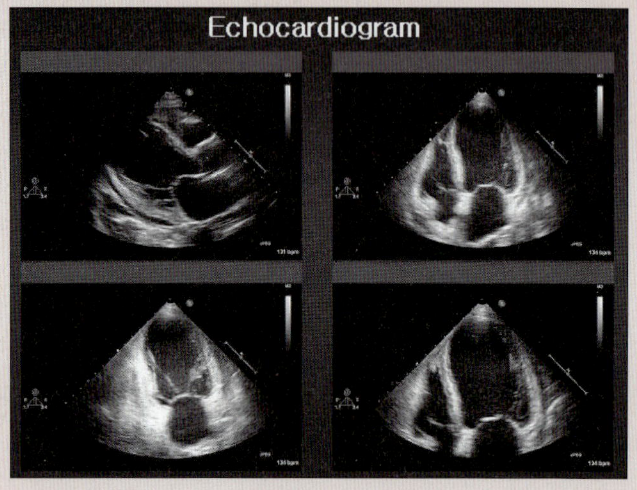

A) Stress-induced cardiomyopathy

P)

- Diagnostic plan : Follow up 2D-echocardiogram 1 week later
- Therapeutic plan : Taper dobutamine and check frequently CVP & BNP

Updated Problem List

#1 Chest pain ➔ Stress-induced cardiomyopathy due to #4

#2 Dyspnea ➔ #1, #5

#3 ST elevation ➔ #1

#4 Liver abscess by *Klebsiella oxytoca* s/p pigtail insertion

#5 Right pleural effusion ➔ associated with #4 and/or #1

#6 Pulmonary edema ➔ #1

#7 Patchy consolidation of LLLZ on CXR ➔ resolved

#8 Hypoalbuminemia ➔ #4

#9 Prothrombin time prolongation ➔ #4

#10 Hepatitis carrier by history ➔ wrong diagnosis

#11 Newly diagnosed diabetes mellitus

#12 Leukocytosis & elevated C-reactive protein ➔ #4

Hospital Day 7

#4 Liver abscess by *Klebsiella oxytoca* s/p pigtail insertion		
	S)	병동에 오니까 좋다. 열도 안나고 배 안 아프다.
	O)	• V/S : BP 114/72 mmHg - HR 121/min - RR 22/min - BT 36.5℃ • Reply from ophthalmology Dept. : no evidence of endophthalmitis • Pigtail drainage : 8 mL/day • CBC : WBC 7,400 - Hb 8.3 - Platelet 271,000 • CRP 14.4 → 8.3 mg/dL
	A)	• Liver abscess by *Klebsiella oxytoca* • No evidence of metastatic infection
	P)	• Maintain IV antibiotics • Keep pigtail catheter for pus drainage

Hospital Day 8

#1 Chest pain ➡ Stress-induced cardiomyopathy due to #4 with persistent LV dysfunction

S)	아직도 기운이 없다.
O)	• V/S : BP 105/65 mmHg - HR 110/min - RR 20/min - BT 36.3℃ • Dobutamine 4 μg/kg/min으로 tapering 하고 경과 관찰. • BNP 4,994 → 4,517 pg/mL로 감소하였으나 여전히 높음. 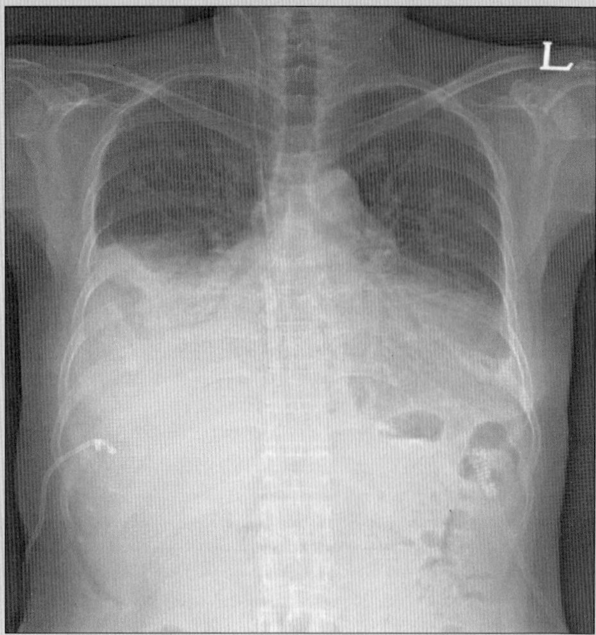
A)	Stress-induced cardiomyopathy, improving state
P)	• Taper dobutamine • Follow up chest X-ray & BNP • Use digoxin, lasix, and other heart failure medications

Chest X-ray에서 pleural effusion 양이 이전에 비하여 많이 감소하였으나, right mid-lower lung zone의 증가된 음영은 여전히 관찰된다.

Hospital Day 13

#1 Chest pain ➞ Stress-induced cardiomyopathy due to #4	
S)	많이 좋아진 거 같아요. 집에 가고 싶어요.
O)	• 2D-echocardiogram 1) ejection fraction : 26% 2) persistent apical ballooning with severe LV dysfunction 3) mild to moderate amount of pericardial effusion
A)	Stress-induced cardiomyopathy, stabilized
P)	내일 퇴원 후 외래에서 경과 관찰하기로 함.

Stress-induced cardiomyopathy의 치료는 기저질환을 치료하면서 LV dysfunction의 reversibility를 확인하는 것이다. 본 환자는 follow up abdomen CT에서 간농양이 호전되는 양상이 확인되어 항생제를 유지하면서 심초음파에서 심기능이 회복되는 것을 기다리기로 하고 퇴원하였다.

#4 Liver abscess by *Kelbsiella oxytoca* s/p pigtail insertion	
S)	많이 좋아진 거 같아요. 관에서 별로 나오는 게 없어요.
O)	• V/S : BP 110/70mmHg - HR 106/min - RR 22/min - BT 36.4℃ • Pigtail drainage : 6 mL/day • Follow up abdomen CT : 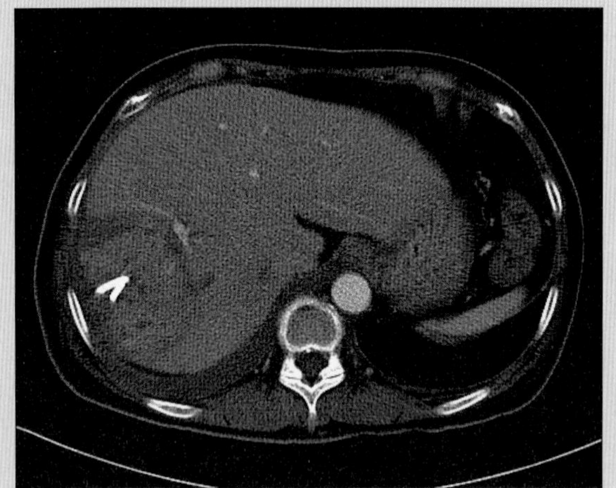
A)	Liver abscess due to *Klebsiella oxytoca*, improving
P)	퇴원 후 경구 항생제 유지하고, 추후 pigtail removal 결정하기로 함.

:: Stress-induced cardiomyopathy란?

Takotsubo cardiomyopathy, apical ballooning syndrome, broken heart syndrome 등으로도 불리며, 최근 급격히 보고가 증가하고 있는 질환이다. 특징적으로 급성 심근경색과 유사한 증상으로 발현되나 관상동맥에 병변이 없는 transient systolic dysfunction of the apical and/or mid segments of left ventricle이 관찰된다. 일본에서 처음 보고 된 이후 주로 동양인에서 흔히 보고되고 있으며, 전형적인(70% 정도) 경우는 LV의 mid and apical segments 수축력이 감소하면서 보상적으로 basal wall 의 hyperkinesis가 관찰된다. Acute medical illness, emotional stress 등에 의하여 catecholamine 분비가 촉진되어 발생하는 neurohormonal stress response라고 여겨지며, 초기에는 배우자의 사별과 같은 극심한 감정적 스트레스 상황에서 주로 보고되었으나 medical illness에서도 이후 보고 되기 시작하였다. 진단은 Mayo Clinic diagnostic criteria에 따르면 다음 4가지가 모두 충족되어야 한다.

1. 좌심실의 basal segment를 제외한 부위(midsegments with/without apical involvement)의 일시적인 hypokinesis, akinesis or dyskinesis로, 이러한 심실벽 운동 이상은 한 종류의 epicardial coronary artery 영역을 벗어남. 유발요인으로 다양한 종류의 스트레스가 선행되나, 뚜렷하지 않은 경우도 있음.
2. 폐쇄성 관성동맥질환이 없거나 관상 동맥조영술상 acute plaque rupture의 증거가 없음.
3. 심전도상 새로운 이상소견(ST-segment elevation and/or T- wave inversion) 또는 cardiac troponin의 중등도 이상 상승이 관찰됨.
4. Pheochromocytoma 혹은 myocarditis가 없음.

〈Ann Intern Med 2004;141; 858〉

2nd admission

Reason for Admission

For evaluation of persistent LV dysfunction

Present Illness

간농양으로 외부병원에서 치료 중 호흡곤란을 호소하며 ECG 상 ST분절 상승 소견을 보여 본원으로 전원된 환자였다. 환자의 호흡곤란은 stress-induced cardiomyopathy로 진단되었고 치료 후 ejection fraction 18%에서 26%로 호전되어 2주 전 퇴원하였으나 금일 외래에서 시행한 심초음파에서 ejection fraction이 22%로 저하되었고, persistent apical ballooning with severe LV dysfunction 관찰되어 심장기능을 재평가하기 위하여 입원하였다.

associated symptoms

DOE (+) : NYHA class II~III

orthopnea (-), chest pain (-)

Initial Laboratory Data

CBC

WBC (4,000~10,000/mm³)	4,600	Hb (13~17 g/dL)	10.0
WBC differential count	neurotrophil 55.2% lymphocyte 33.7%	platelet (150~350 × 10³/mm³)	334

Chemical & Electrolyte battery

Ca (8.3~10 mg/dL) P (2.5~4.5 mg/dL)	7.9 3.3	glucose (70~110 mg/dL)	259
protein (6~8 g/dL) albumin(3.3~ 5.2 g/dL)	7.4 3.0	aspartate aminotransferase (AST) (~40 IU/L) / alanine aminotransferase (ALT) (~40 IU/L)	27/10
alkaline phosphatase (ALP) (40~120 IU/L)	88	total bilirubin (0.2~1.2 mg/dL)	0.7
BUN (10~26 mg/dL) Cr (0.7~1.42 mg/dL)	13 0.9	estimated GFR ($\geq$ 60mL/min/1.7m^2)	67
C-reactive protein (0~0.6 mg/dL)	0.3		
Na (135~145 mmol/L) K (3.5~5.5 mmol/L) Cl (98~110 mmol/L)	132 4.5 109	total CO_2 (24~31 mmol/L)	19.5

Coagulation battery

prothrombin time (PT) (70~140 %)	62.8%		1.25
activated partial thromboplastin time (aPTT) (25~35 sec)	31.3 sec		

Urinalysis with microscopy

specific gravity (1.005~1.03)	1.015	pH (4.5~8)	5.0
albumin (trace)	(-)	glucose (-)	(+)
ketone (-)	(-)	bilirubin (-)	(-)
occult blood (-)	(-)	nitrite (-)	(-)
RBC (0~2/HPF)	(-)	WBC (0~2/HPF)	(++)
squamous cell (0~2/HPF)	(-)	bacteria (-)	(-)

Chest X-ray

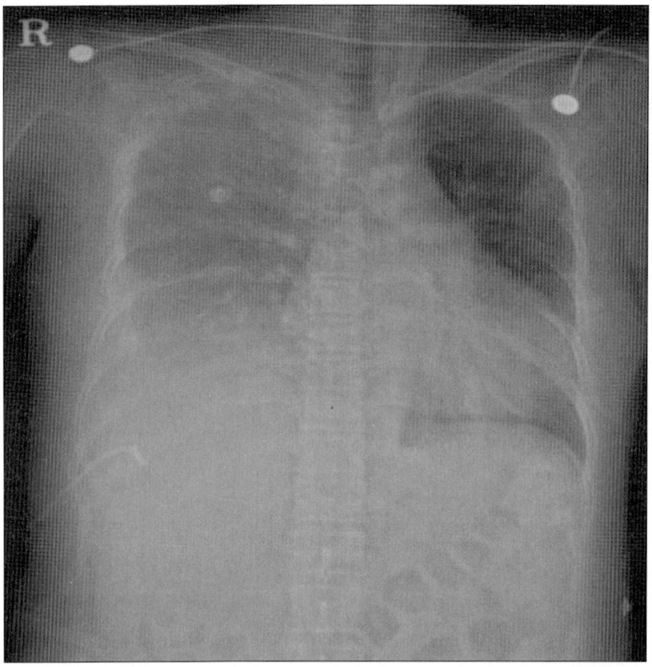

〈 last admission〉

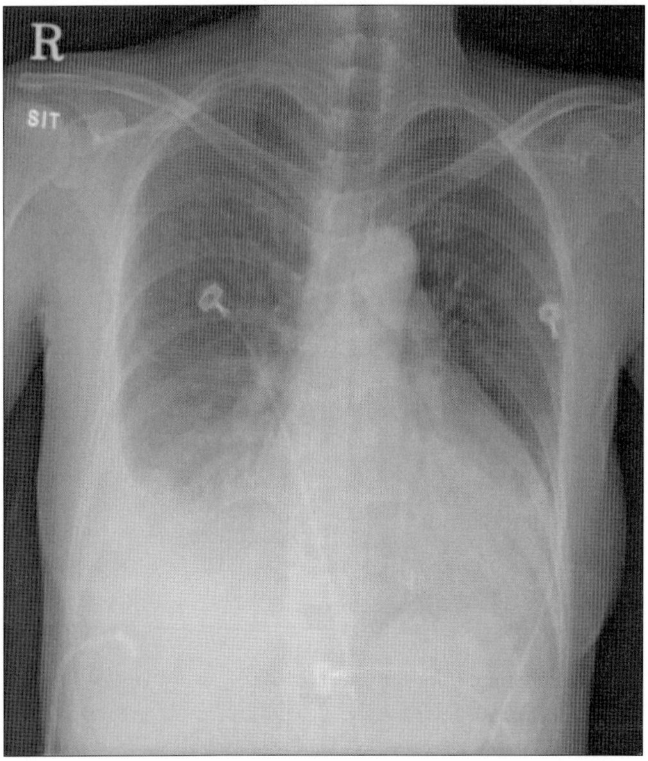

상단의 사진은 지난번 입원 시이고, 하단 사진이 재입원 시 촬영한 chest X-ray이다. 예전에 비하여 양측 pleural effusion의 양이 많이 감소하였으나 pulmonary congestion 과 cardiomegaly는 변함이 없는 상태이다.

Electrocardiogram

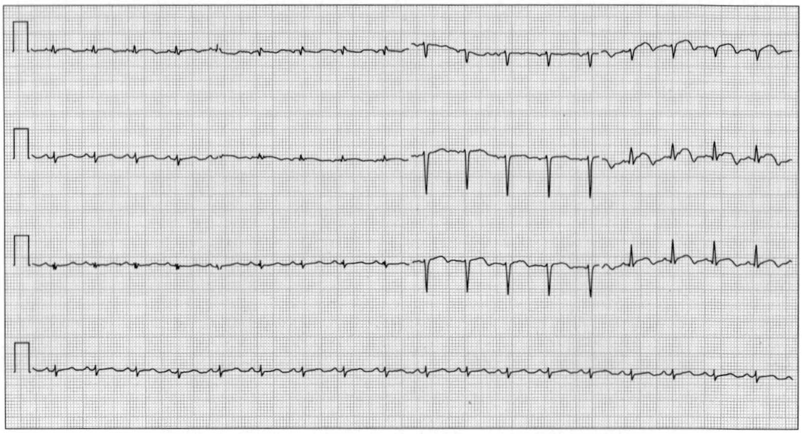

V4-5 ST elevation이 의심되는 소견이다.

Updated Problem List

#1 Chest pain ➞ Stress-induced cardiomyopathy due to #4 with persistent LV dysfunction

Hospital Day 3

#1 Chest pain ➞ Stress-induced cardiomyopathy due to #4 with persistent LV dysfunction	
S)	그냥 좀 힘이 없다.
O)	• V/S : BP 92/63 mmHg - HR 106/min - RR 15/min - BT 36.3℃ • Coronary angiogram : near normal
A)	Ischemic cardiomyopathy, unlikely
P)	• Diagnostic plan : - cardiac MRI - follow up 2D-echocardiogram, BNP, chest X-ray • Therapeutic plan : - give heart failure medication - consider heart transplantation if there is ischemic cardiomyopathy

Hospital Day 6

<table>
<tr><td colspan="3">#1 Chest pain ➡ Stress-induced cardiomyopathy due to #4 with persistent LV dysfunction</td></tr>
<tr><td></td><td>S)</td><td>계속 기운이 없어요.</td></tr>
<tr><td></td><td>O)</td><td>• V/S : BP 105/53mmHg - HR 112/min - RR 18/min - BT 36.8℃
• Cardiac MRI :
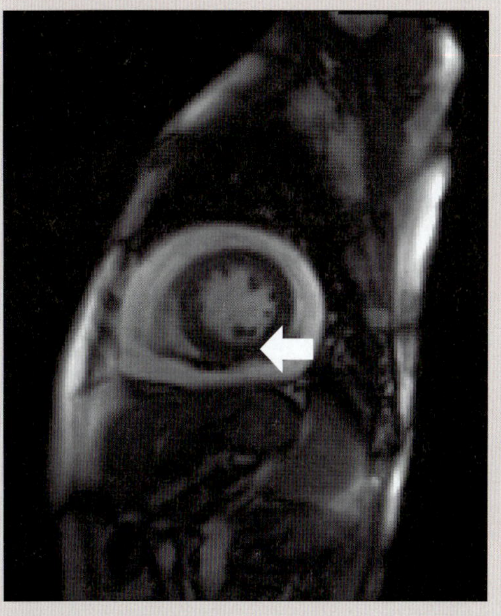</td></tr>
<tr><td></td><td>A)</td><td>Ischemic cardiomyopathy, ruled out</td></tr>
<tr><td></td><td>P)</td><td>• Diagnostic plan : follow-up 2D-echocardiogram
• Therapeutic plan : maintain heart failure medications
digoxin TDM</td></tr>
</table>

Cardiac MRI는 최근 viable tissue를 확인하는데 sensitive, specific하여 널리 사용되며, T2 weighted image에서 high signal lesion이 관찰되면 ischemic insult로 viability가 없음을 의미한다. 환자의 경우 T2 image에서 high signal이 관찰되지 않는다(화살표).

Hospital Day 10

#1 Chest pain ➞ Stress-induced cardiomyopathy due to #4 with persistent LV dysfunction

S) 괜찮아요. 집에 가고 싶어요.

O)
- Hemodynamically stable
- 2D-echocardiogram :

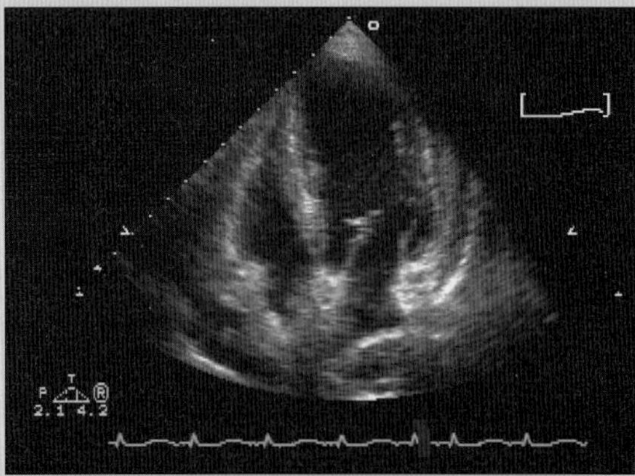

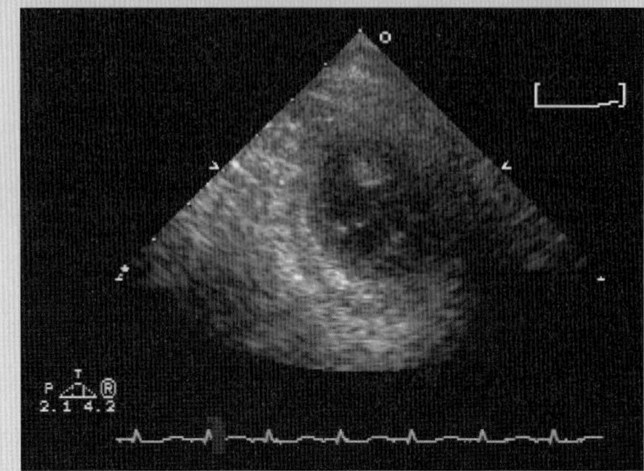

Moderate pericardial effusion, newly developed apical thrombi, apical ballooning with moderate LV dysfunction(EF = 36%)이 관찰되고 있다.

A) Stress-induced cardiomyopathy with newly developed apical thrombi

P)
- Diagnostic plan : follow up 2D-echocardiogram, BNP
- Therapeutic plan :
  anticoagulation and follow up prothrombin time level
  patient education

Hospital Day 10

#4 Liver abscess by *Klebsiella oxytoca*, s/p pigtail insertion		
	S)	배 안아프다. 더 편해졌다.
	O)	• Pigtail catheter was removed after 4 wks of metronidazole and ciprofloxacin • Lab findings : protein/albumin 7.7/3.3 mg/dL, AST/ALT 22/14 IU/L, ALP/rGT 68/64 IU/L, bilirubin 0.6 mg/dL
	A)	Liver abscess due to *Klebsiella oxytoca*, s/p pigtail removal
	P)	• Diagnostic plan : follow up abdomen CT 2 weeks later. • Therapeutic plan : 2 more weeks of oral antibiotics

Hospital Day 17

#1 Chest pain → Stress-induced cardiomyopathy due to #4 with persistent LV dysfunction		
	S)	편해졌다. 식사도 잘한다.
	O)	• V/S : BP 98/60mmHg - HR 106/min - RR 18/min - BT 36.6℃ • 2D-echocardiogram : 1) apical ballooning with severe LV dysfunction (EF=35%) 2) persistent apical thrombi
	A)	Stress-induced cardiomyopathy with apical thrombi
	P)	• Anticoagulation 유지하면서 퇴원 후 외래에서 2D-echocardiogram 으로 추적 검사하기로 함.

Clinical Course

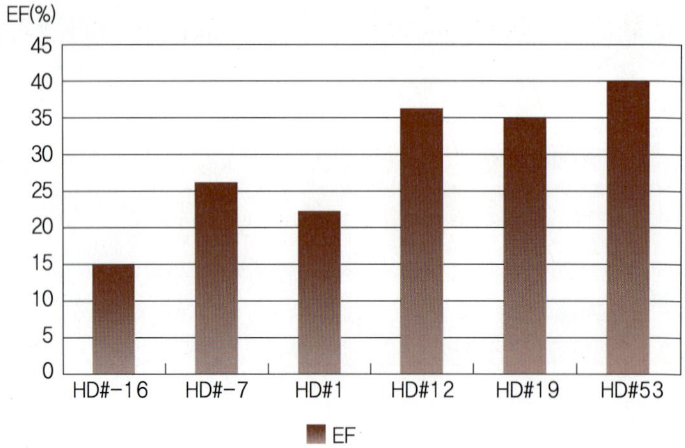

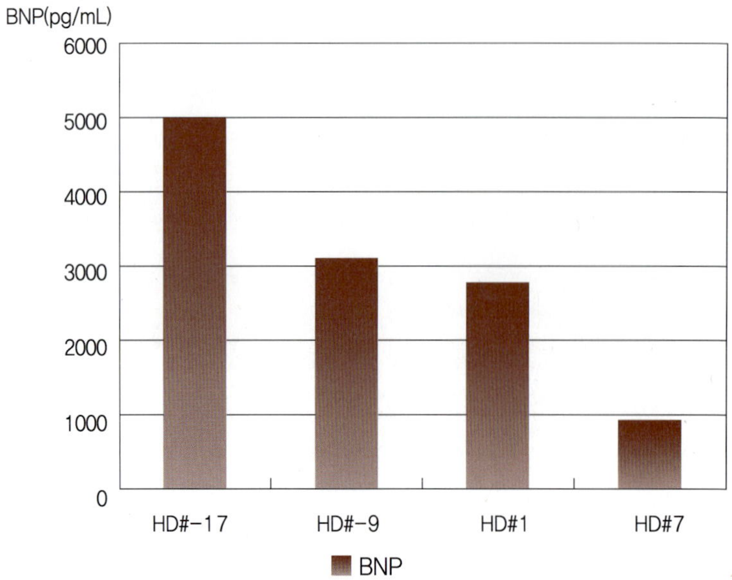

Stress induced-cardiomyopathy 환자 100명을 4.4 ± 4.6 years 동안 f/u한 결과 31명은 chest pain의 episodes가 있었고 10명은 apical ballooning syndrome이 재발하였다. 31명 중 17명이 사망하였으나 나이, 성별에 따른 일반인구와 비교했을 때 차이는 없었다.

[J Am Coll Cardiol.2007;50(5):448]

Lesson of the case

Stress-induced cardiomyopathy는 acute myocardial infarction과 마찬가지로 다양한 manifestation을 보일 수 있고 최근 더 많이 진단되고 있다.

이 병을 진단할 때는 환자의 의료적 요인과 함께 최근의 사회적 환경(배우자와의 사별과 같은 stressful life experience 등)의 변화가 있는지 면밀하게 파악해야 한다.

CASE 12 항암화학요법을 위해 내원한 55세 남자

Reason for Admission

For chemotherapy

Present illness

평소 건강했던 남자로, 1년 2개월 전 건강검진에서 빈혈, 혈소판 감소증이 발견되어 OO병원에 방문하였다. 그곳에서 다시 혈구 감소증이 확인되어 만성간질환, 특발성 혈소판 감소성 자반병 등을 의심하여 검사하였으나 진단을 얻지 못하여 골수검사 시행하였다.

골수검사에서 골수이형성증후군(refractory cytopenia with multilineage dysplasia and ringed sideroblast, RCMD and RS)으로 진단받았다.

환자는 10개월 전 본원을 방문하였고 OO병원 골수검사에 대한 본원 자문 판독결과, MDS RAEB -1으로 확인되었다.

9개월 전부터 적혈구, 혈소판 수혈 및 4개월 전까지 azacytidine 치료를 6차까지 시행하였다. 환자는 더 이상 수혈 필요로 하지 않고 혈구 감소증이 호전되었다. 그러나 다시 시행한 골수검사에서 호전이 없어 azacytidine 치료를 11차까지 시행하였다.

6주 전 시행한 CBC 소견이 악화되어 시행한 골수검사 결과 급성골수성 백혈병(acute myelocytic leukemia, AML M2)으로 진단되어 유도 항암화학요법의 시행을 위하여 입원하였다.

Past history

diabetes (-)
hypertension (-)
hepatitis (-)
tuberculosis (-)

Family History

diabetes (-)
hypertension (-)
hepatitis (-)
tuberculosis (-)
malignancy (-)

Social History

occupation : 세탁소 운영
alcohol : 맥주 1병, 주 2회
smoking : current smoker, 30 pack-years

Review of Systems

General

general weakness (-)	easy fatigability (+)
fever (-)	weight loss (-)
sleep disturbance (-)	poor oral intake (-)

Head / Eyes / ENT

headache (-)	blindness (-)
visual disturbance (-)	eye injection (-)
hearing disturbance (-)	oral ulcer (-)
dry eyes (-)	dry mouth (-)
rhinorrhea (-)	sore throat (-)
photosensitivity (-)	epistaxis (+)

Respiratory

dyspnea (-)	hemoptysis (-)
cough (-)	sputum (-)

Cardiovascular

chest pain (-)	palpitation (-)
orthopnea (-)	dyspnea on exertion (-)
Raynaud's phenomenon (-)	

Gastrointestinal

anorexia (+)	dyspepsia (-)
nausea (-)	vomiting (-)
diarrhea (-)	abdominal pain (-)

Genitourinary

flank pain (-)	gross hematuria (-)
genital ulcer (-)	

Neurologic

seizure (-)	cognitive dysfunction (-)
psychosis (-)	motor change (-)
sensory change (-)	

Musculoskeletal

arthralgia (-)	tingling sense (-)
back pain (-)	muscle pain (-)
morning stiffness (-)	

Skin

purpura (-)	erythema (-)

Physical Examination

height 160.6 cm, weight 61.6 kg, body mass index 24.8 kg/m^2

Vital Signs

BP 120/70mmHg - HR 72/min - RR 20/min - BT 35.7℃

General appearance

looking not ill	alert
oriented to time, place, person	

Skin

skin turgor : normal	ecchymosis (-)
rash (-)	purpura (-)

Head/eye/ENT

visual field defect (-)	pale conjunctivae (+)
icteric sclera (-)	palpable lymph nodes (-)

Chest

symmetric expansion without retraction	clear breath sounds without crackle

Heart

regular rhythm	normal heart sounds without murmur

Abdomen

soft & flat	normoactive bowel sound
tenderness (-)	rebound tenderness (-)

Back and extremities

joint swelling (-)	joint tenderenss (-)
heel pain (-)	knee crepitus (-)
extremities pulse : intact	costovertebral angle tenderness (-)

Neurology

motor weakness (-)	sensory disturbance (-)
gait disturbance (-)	neck stiffness (-)

Initial Laboratory Data

CBC

WBC (4,000~10,000/mm^3)	2,600	Hb (13~17 g/dL)	8.5
WBC differential count	neutrophil 41.4%	platelet (150~350 × 10^3/mm^3)	42

Chemical & Electrolyte battery

Ca (8.3~10 mg/dL) P (2.5~4.5 mg/dL)	8.3 3.3	glucose (70~110 mg/dL)	99
protein(6~8 g/dL) albumin(3.3~5.2 g/dL)	7.0 3.3	aspartate aminotransferase (~40 IU/L)/alanine aminotransferase (~40 IU/L)	14/19
alkaline phosphatase (40~120 IU/L)	176	gamma-glutamyl transpeptidase (11~63 IU/L)	
total bilirubin (0.2~1.2 mg/dL)	0.9	direct bilirubin (~0.5 mg/dL)	
BUN (10~26 mg/dL) Cr (0.7~1.4 mg/dL)	15 0.8	estimated GFR (≥ 60 dL/min/1.7m^2)	≥ 90
Na (135~145 mmol/L) K (3.5~5.5 mmol/L) Cl (98~110 mmol/L)	137 4.1 108	total CO_2 (24~31 mmol/L)	22.1

Coagulation Battery

prothrombin time (PT) (70~140 %)	82.1%	PT (INR) (0.8~1.3)	1.08
activated partial thromboplastin time (aPTT) (25~35 sec)	30.1 sec		

Urinalsysis

specific gravity (1.005~1.03)	1.020	pH (4.5~8)	6.0
albumin (TR)	(-)	glucose (-)	(-)
ketone (-)	(-)	bilirubin (-)	(-)
occult blood (-)	(++)	nitrite (-)	(-)

Chest X-ray

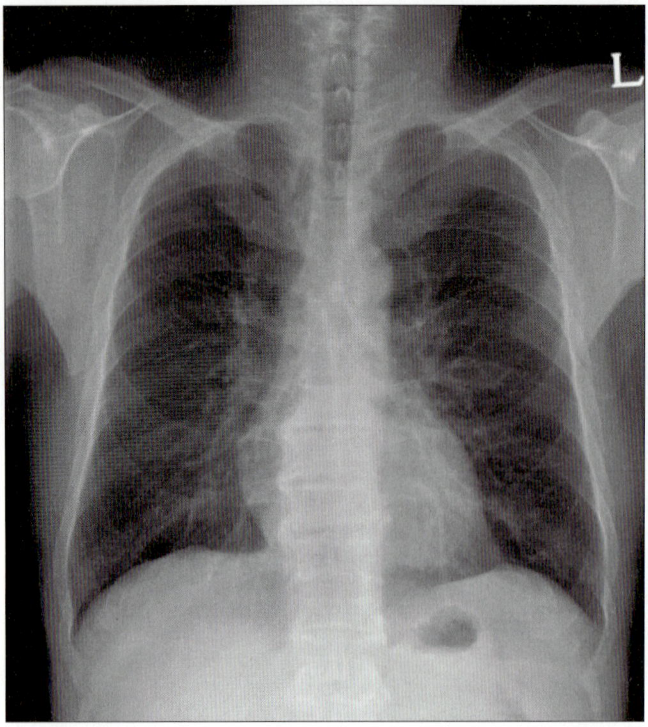

입원 당시 chest X-ray로 lung parenchyme에 active lesion은 관찰되지 않는다.

Initial Problem List

#1 AML, M2

#2 h/o MDS, RAEB-1

s/p azacytidine #1~#11

Assessment and Plan

<table>
<tr><td colspan="2">#1 Acute myelocytic leukemia, M2</td></tr>
<tr><td>A)</td><td>AML, M2 evolving from myelodysplastic syndrome</td></tr>
<tr><td>P)</td><td>• Diagnostic plan :
- pulmonary function test, MUGA scan
• Therapeutic plan :
- Hickman catheter insertion
- Induction chemotherapy : Adriamycin 200 mg/m², Daunorubicin 45 mg/m²</td></tr>
</table>

:: Myelodysplastic syndrome (MDS)의 AML 전환

MDS는 leukemic evolution이 생길 수 있는 질환으로 RAEB의 경우 약 40%에서 AML로 전환이 일어난다. 시간적으로는 1년 내 25%, 2년 내 35%에서 AML로 전환된다.

〈Hematology Basic principles and practice, 3rd edition, P. 1106, Hoffman et al. Churchill Livingstone, NY 2000
Blood 1989 Jul;74(1):395-408.〉

Clinical Course

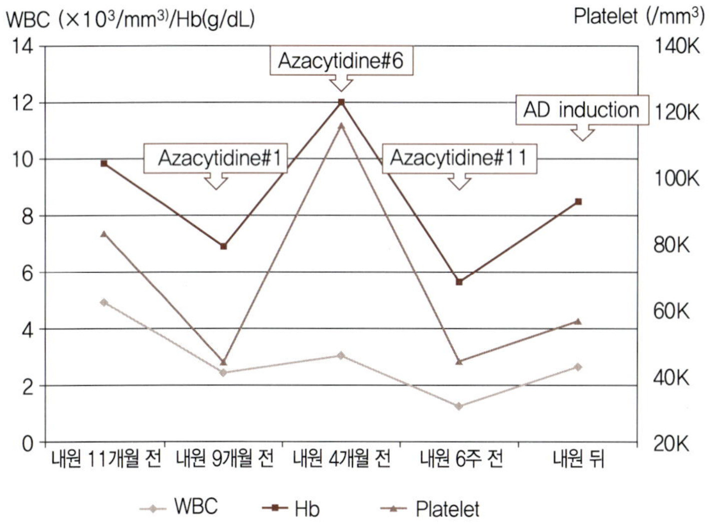

Lesson of the case

MDS는 AML로 transformation하는 경우가 있으므로 MDS 환자를 추적하면서 CBC에서 이상이 있거나 악화를 보이면 leukemia transformation을 의심해야 한다.

CASE 13 2주 전 시작된 발열로 내원한 46세 남자

Chief Complaints

Fever, started 2 weeks ago

Present Illness

건강했던 중년 남자로 3주 전 하루에 소주 1 병씩 일주일을 마셨으며 그 후로 발열이 생겼다. 타이레놀을 2알 씩 하루 3번 3일 간 복용하여도 열이 떨어지지 않았다.

10일 전부터는 마른 기침과 우상복부 불편감이 발생하였고, 1주 전에는 두통과 복통이 발생하여 상주OO병원에서 급성 담낭염이라는 진단 하에 치료받다가 환자가 원하여 본원 응급실 경유 입원하였다.

PastHistory

diabetes (-)

hypertension (-)

hepatitis (-)

tuberculosis : 젊은 시절 촬영한 chest X-ray에서 결핵 앓은 흔적 있다고 들음.

Travel History

10개월 전 일본 나고야 방문하여 일주일 간 체류함.

Family History

diabetes (-)

hypertension (-)

hepatitis (-)

tuberculosis (-)

malignancy (-)

Social History

occupation : 공무원
alcohol : 소주 5병 / 주×25년
smoking : current smoker, 25 pack-years

Review of Systems

General

general weakness (+)	easy fatigability (+)
sleep disturbance (-)	weight loss (-)

Head / Eyes / ENT

headache (-)	blindness (-)
visual disturbance (-)	eye injection (-)
hearing disturbance (-)	oral ulcer (-)
dry eyes (-)	dry mouth (-)
rhinorrhea (-)	sore throat (-)
photosensitivity (-)	

Respiratory

dyspnea (-)	hemoptysis (-)
cough (+)	sputum (-)

Cardiovascular

chest pain (-)	palpitation (-)
orthopnea (-)	dyspnea on exertion (-)
Raynaud's phenomenon (-)	

Gastrointestinal

anorexia (-)	dyspepsia (-)
nausea (-)	vomiting (-)
diarrhea (-)	abdominal pain (-)

Genitourinary

flank pain (-)	gross hematuria (-)
genital ulcer (-)	

Neurologic

seizure (-)	cognitive dysfunction (-)
psychosis (-)	sensory change (-)

Back and Extremities

arthralgia (-)	tingling sense (-)
back pain (-)	muscle pain (-)
morning stiffness (-)	

Skin

purpura (-)	erythema (-)

Physical Examination

height 171.0 cm, weight 59.0 kg, body mass Index 20.2 kg/m^2

Vital Signs

BP 108/65 mmHg - HR 73/min - RR 20/min - BT 39℃

General appearance

acutely ill - looking	alert
oriented to time, person and place	

Head / Eye / ENT

visual field defect (-)	pinkish conjunctivae (+)
icteric sclerae (+)	palpable lymph nodes (-)

Chest

symmetric expansion without retraction	clear breath sounds without crackle

Heart

regular rhythm	normal heart sounds without murmur

Abdomen

soft & flat	normoactive bowel sound
tenderness (-)	rebound tenderness (-)

Back and Extremity

joint swelling (-)	joint tendereness (-)
heel pain (-)	knee crepitus (-)
extremity pulse : intact	costovertebral angle tenderness (-)

Neurologic Examination

motor weakness (-)	sensory disturbance (-)
gait disturbance (-)	neck stiffness (-)

Initial Laboratory Data

CBC

WBC (4,000~ 10,000/mm^3)	8,600	Hb (13~17 g/dL)	12.6
WBC differential count	neutrophil 59% lymphocyte 29.9%	platelet (150~350 × 10^3/mm^3)	316

Chemical & Electrolyte battery

Ca (8.3~10 mg/dL) P (2.5~4.5 mg/dL)	7.4 1.8	glucose (70~110 mg/dL)	94
protein (6~8 g/dL) albumin (3.3~5.2 g/dL)	5.0 2.3	aspartate aminotransferase(AST) (~40 IU/L) /alanine aminotransferase(ALT) (~40 IU/L)	169/143
alkaline phosphatase (ALP) (40~120 IU/L)	400	total bilirubin (0.2~1.2 mg/dL)	4.5
BUN (10~26 mg/dL) Cr (0.7~1.4 mg/dL)	9 0.9	estimated GFR (≥ 60 mL/min/1.7m^2)	90
C-reactive protein (~0.6 mg/dL)	10.6		
Na (135~145 mmol/L) K (3.5~5.5 mmol/L) Cl (98~110 mmol/L)	131 4.0 104	total CO_2 (24~31 mmol/L)	15.6

Coagulation Battery

prothrombin time (PT) (70~140 %)	72.2%	PT (INR) (0.8~1.3)	1.18
activated partial thromboplastin time (aPTT) (25~35sec)	44.3 sec		

Urinalysis with microscopy

specific gravity (1.005~1.03)	1.028	pH (4.5~8)	6.5
albumin (TR)	(+)	glucose (-)	(-)
ketone (-)	TR	bilirubin (-)	(-)
occult blood (-)	(++)	nitrite (-)	(-)
RBC (0~2/HPF)	3-5/HPF	WBC (0~2/HPF)	6-10/HPF
squamous cell (0~2/HPF)	6-10/LPF	bacteria (-)	many

Autoantibody

ANA titer (IF)	negative	ANCA (IF)	negative
MPO-ANCA	negative	PR3-ANCA	negative

Chest X-ray

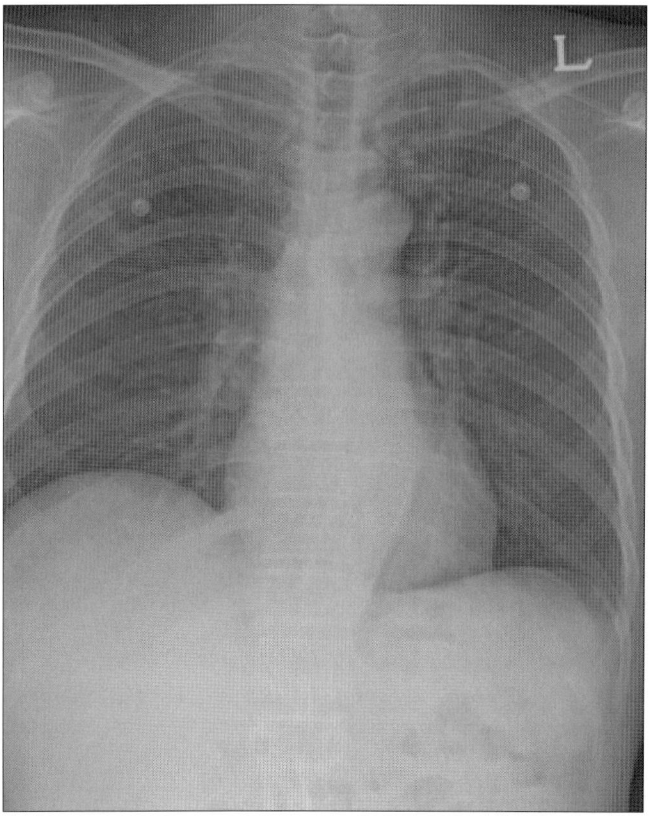

입원 당시의 chest X-ray로서 양폐 상엽에 결핵 흉터로 생각되는 소결절들이있다.

Initial Problem List

#1 Fever of unknown origin
#2 Dry cough
#3 Headache
#4 Abnormal liver function test
#5 Epigastric & RUQ pain
#6 h/o Pulmonary tuberculosis
#7 Heavy drinking
#8 Multiple tiny nodules, both upper lung
#9 Smoking

Assessment and Plan

#1 Fever of unknown origin #2 Dry cough #6 h/o Pulmonary tuberculosis #8 Multiple tiny nodules, both upper lung #9 Smoking		
	A)	• Community-acquired pneumonia • Reactivation of pulmonary tuberculosis
	P)	• Diagnostic : pneumococcal & *Legionella* urinary antigen cold-agglutinin test & *M. pneumoniae* antibody gram stain/culture sputum AFB stain/culture chest CT • Therapeutic : empirical antibiotics : cefotaxime + azithromycin

#1 Fever of unknown origin #3 Headache		
	A)	• Headache associated with fever • Bacterial meningitis • Viral meningitis
	P)	• Diagnostic : 다른 진단이 나오지 않을 경우 CSF tapping • Therapeutic : pain killer

#1 Fever of unknown origin #4 Abnormal LFT #5 Epigastric & RUQ pain		
	A)	• Acute cholecystitis with cholangitis • Acute viral hepatitis • Infiltrative disease of the liver : lymphoma, chronic active EBV infection, Tbc, sarcoidosis, idiopathic granulomatous hepatitis • Other infectious diseases : leptospirosis, Q fever
	P)	• Diagnostic : 외부병원 US , Abdomino-pelvic CT 검토 liver biopsy • Therapeutic : supportive care

#4 Abnormal LFT #7 Heavy drinking		
	A)	• Alcoholic hepatitis • Drug-induced hepatitis
	P)	• Diagnostic : liver function test 추적 • Therapeutic : supportive care

Hospital Day 2

#1 Fever of unknown origin #2 Dry cough #6 h/o Pulmonary tuberculosis #8 Multiple tiny nodules, both upper lung #9 Smoking		
	S)	열이 나고 머리가 아파요
	O)	• BT : 38.6 ℃ • Blood culture : no growth • Sputum Gram stain/culture : no organisms seen/pending • Sputum AFB stain/culture : negative/pending
	A)	• Community acquired pneumonia • Reactivation of pulmonary tuberculosis
	P)	• Cefotaxime + azithromycin 유지 • Chest CT • Repeat sputum AFB stain/culture • Bronchoscopy with bronchoalveolar lavage (BAL)

#1 Fever of unknown origin #3 Headache	
S)	열이 계속나요
O)	CSF tapping : pressure 10 cm H_2O - cell count : RBC 0, WBC 1 - Gram stain/culture : no organisms seen/pending - AFB stain/culture : negative/pending - India ink preparation : negative - CFW-KOH mount : negative
A)	• Headache associated with fever • Bacterial meningitis, unlikely • Viral meningitis, unlikely
P)	Pain killer

Fever가 지속되고 headache 동반되어 CSF tapping을 시행하였으나 결과는 음성이었다.

#1 Fever of unknown origin #4 Abnormal liver function test #5 Epigastric & RUQ pain	
S)	배도 아프네요.
O)	• AST/ALT : 171/127 (IU/L) • ALP : 381 (IU/L) • Bilirubin (total/direct) : 4.4/2.6 (mg/dL) • HAV IgM Ab (-) HBsAg (-) IgM anti-HBc (-) anti-HCV (-)
A)	• Infiltrative disease of the liver : lymphoma, Tbc, sarcoidosis, chronic active EBV infection, idiopathic granulomatous hepatitis • Acute cholecystitis with cholangitis, less likely • Acute viral hepatitis, less likely
P)	• Abdomino-pelvic CT • Liver biopsy

Hospital Day 4

#1 Fever of unknown origin
#2 Dry cough
#6 h/o Pulmonary tuberculosis
#8 Multiple tiny nodules, both upper lung
#9 Smoking

S) 아직도 열 나면 머리 아프고 기침도 나요.

O)

- BT : 38.6℃
- Liver biopsy site: no bleeding
- Blood culture: no growth
- Sputum culture: no growth
- Repeat sputum AFB stain: negative
- Bronchoscopy with bronchoalveolar lavage (BAL)시행 :
  no endobronchial lesion
  RUL anterior 및 apical segmental bronchus에서 BAL시행
  (retrieved fluid : slightly serosanguinous, not turbid)
- Chest CT :

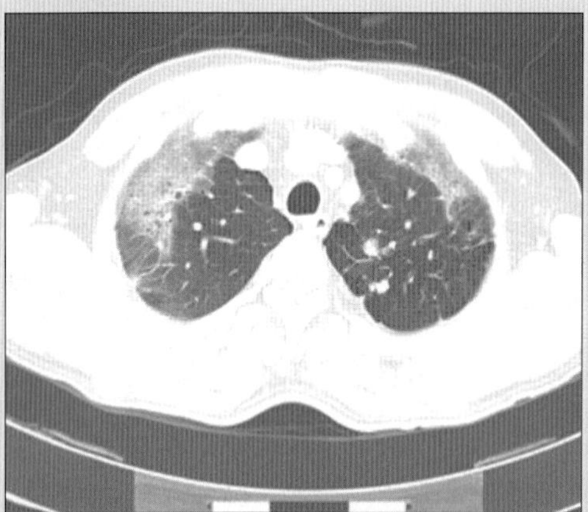

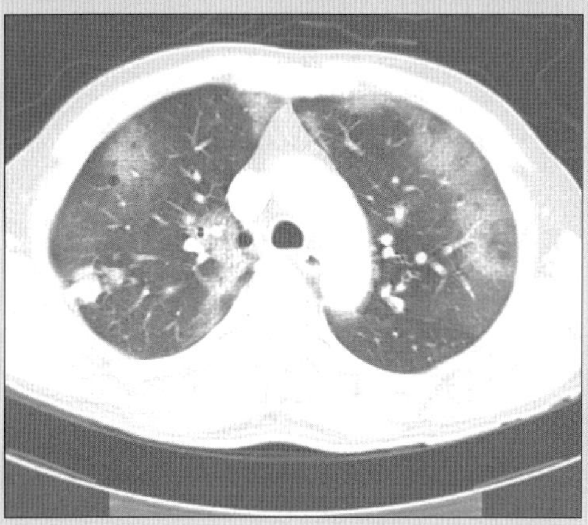

Chest CT에서 주로는 upper lung field, peripheral area에 patchy ground-glass opacity가 관찰되었다. Atypical pneumonia, drug-induced lung injury, alveolar hemorrhage, reactivation of the pulmonary Tbc 등을 의심할 수 있었다.

O)	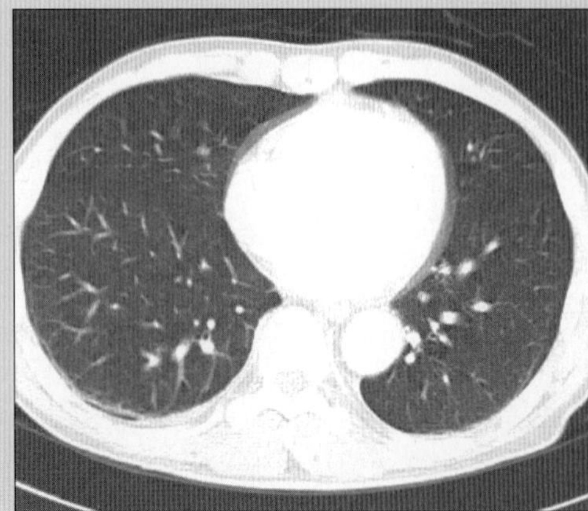 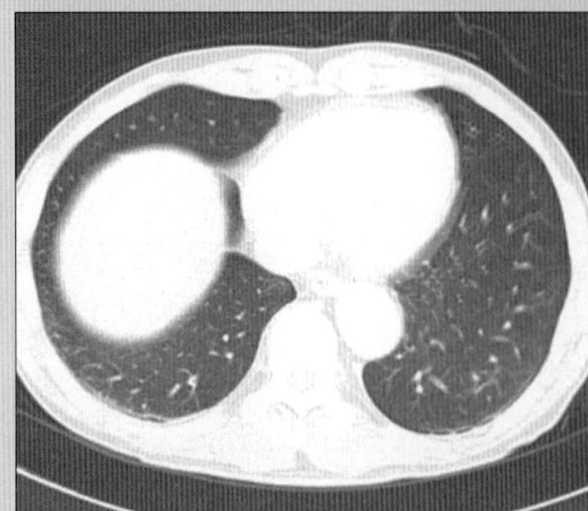
A)	• Atypical pneumonia • Drug-induced lung injury • Reactivation of the pulmonary Tbc • Alveolar hemorrhage, unlikely
P)	Empirical antibiotics 유지

#1 Fever of unknown origin
#4 Abnormal LFT
#5 Epigastric & RUQ pain

O)

- AST/ALT : 186/110
- ALP : 490
- Bilirubin (total/direct) : 5.2/3.1
- Abdomino-pelvic CT :

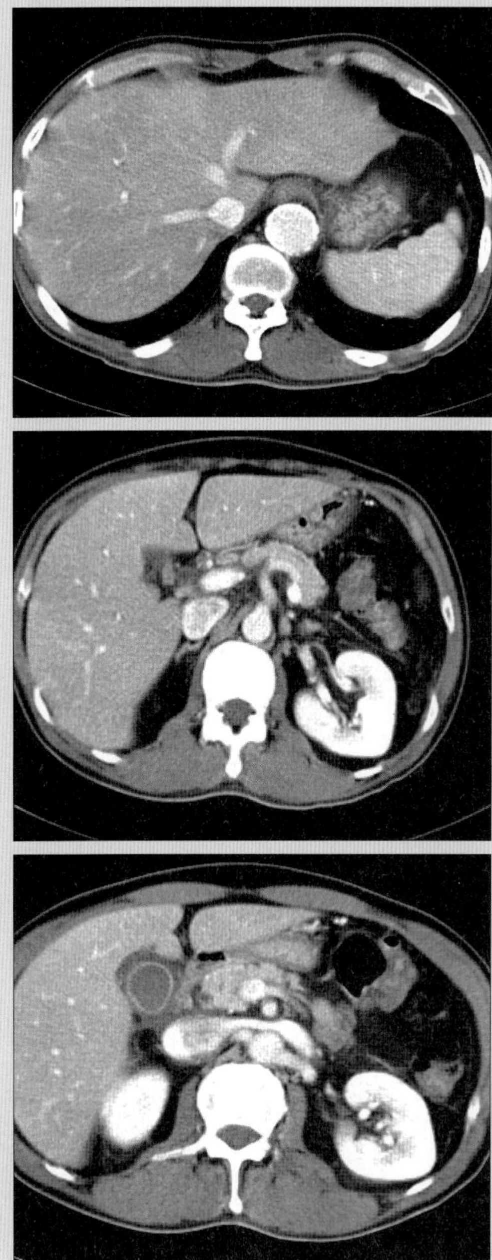

O)	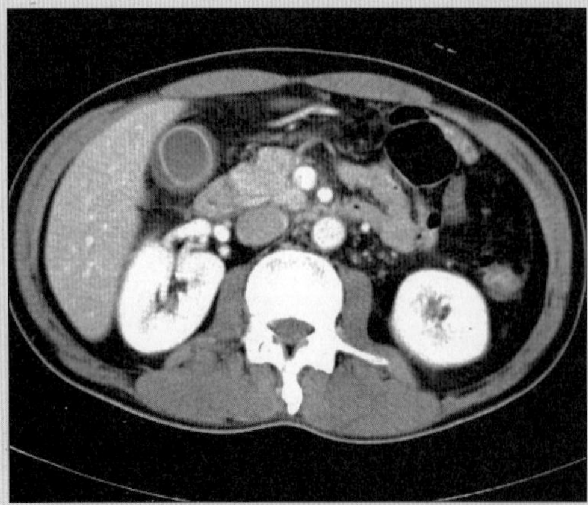
A)	• Infiltrative disease of the liver : lymphoma, Tbc, sarcoidosis , chronic active EBV infection, idiopathic granulomatous hepatitis • Other infectious diseases
P)	Liver biopsy

Fever focus를 찾기 위해 APCT를 같이 촬영하였고 gall bladder wall edema 외 liver에 focal lesion은 없었다.

Hospital Day 6

#1 Fever of unknown origin
#2 Dry cough
#6 h/o Pulmonary tuberculosis
#8 Multiple tiny nodules, both upper lung
#9 Smoking

S)	입맛이 없어요.
O)	• BT : 39.4℃ • Pneumococcal urinary antigen : negative • *Legionella* urinary antigen : negative • Cold-agglutinin : negative • *M. pneumoniae* antibody : negative
A)	• Atypical pneumonia : viral, fungal • Drug-induced lung injury • Reactivation of the pulmonary tuberculosis
P)	• Hydration for insensible loss due to fever • 현재 항생제 유지

Hospital Day 7

#1 Fever of unknown origin
#2 Dry cough
#6 h/o Pulmonary tuberculosis
#8 Multiple tiny nodules, both upper lung
#9 Smoking

S)	힘들어요
O)	• BT : 38.4℃ • BAL fluid : - AFB stain : negative, culture : pending - RSV/parainfluenza/influenza/CMV/adenovirus culture : all negative - Gram stain/culture : negative - fungal stain/culture : negative
A)	• Atypical pneumonia: viral, fungal • Drug-induced lung injury • Alveolar hemorrhage • Reactivation of the pulmonary tuberculosis
P)	Same as now

#1 Fever of unknown origin
#4 Abnormal liver function test
#5 Epigastric & RUQ pain

S)	비슷하네요.
O)	• AST/ALT : 207/133 • ALP : 884 • Bilirubin (total/direct) : 5.2/3.0 (mg/dL) • Liver, needle biopsy 결과 : chronic granulomatous inflammation, consistent with tuberculosis.
A)	Disseminated tuberculosis
P)	• Anti-Tbc medication : RFP + EMB + SM + moxifloxacin • Empirical antibiotics 지속

Fever, abnormal LFT without structural lesion으로 HD #2 시행한 liver biopsy 결과 chronic granuloma가 관찰되어 hepatic tuberculosis 가능성을 시사하였다.

Updated Problem List

#1 Fever of unknown origin ➞ Disseminated tuberculosis

#2 Dry cough ➞ #1

#3 Headache ➞ #1

#4 Abnormal liver function test ➞ #1

#5 Epigastric & RUQ pain ➞ #1

#6 h/o Pulmonary tuberculosis

#7 Heavy drinking

#8 Multiple tiny nodules, both upper lung

#9 Smoking

Hospital Day 9

#1 Fever of unknown origin ➞ Disseminated tuberculosis #4 Abnormal liver function test ➞ #1 #5 Epigastric & RUQ pain ➞ #1		
	S)	약 먹어도 열은 나요.
	O)	• AST/ALT : 126/110 • ALP : 1,036 • Bilirubin (total/direct) : 6.9/3.9 (mg/dL)
	A)	Disseminated tuberculosis
	P)	Anti-Tbc medication 지속

Clincal Course

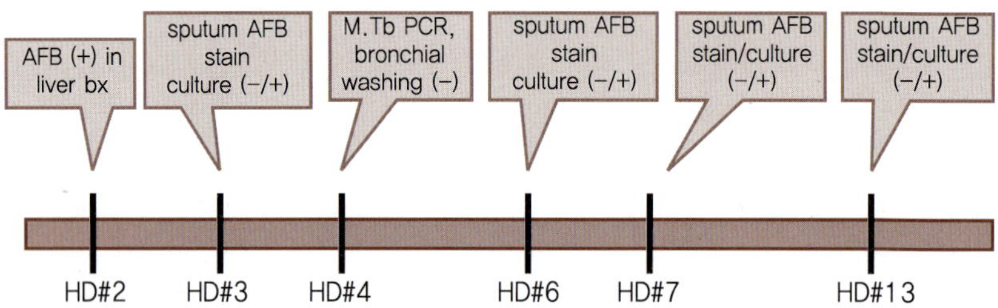

Lesson of the case

Fever를 주소로 내원한 환자로 원인을 찾을 수 없었으나 간기능 이상이 단서가 되어 시행한 liver biopsy 상 disseminated tuberculosis로 진단된 환자이다. Infiltrative liver disease가 의심이 되면 liver biopsy를 고려해야 한다.

CASE 14 1달 전 시작된 다리 부종으로 내원한 35세 남자

Chief Complaints

Both leg swelling, started 1 month ago

Present Illness

7년 전부터 2~3일에 소주 2병 정도 마셔온 젊은 남자로 9개월 전부터는 매일 소주 3병 정도를 마셨으며 식사는 거의 하지 않고 지냈다. 2개월 전 직장검진에서 간수치가 높다는 이야기를 들었다고 하였다.

1개월 전부터 미열과 함께 양하지에 부종이 생겼고 이후로 금주하였으나 부종은 계속 악화되었고 전신 위약감과 피로감이 생겼다.

1주일 전 개인병원에 방문하였고 검사는 시행하지 않았으나 간경화의 가능성이 높다고 들었으며 이뇨제를 처방받아 1주일 간 복용하였다.

이후에 소변량이 줄고 양하지 부종은 오히려 증가하여 본원 소화기내과 외래에 내원하였고 혈액검사상 질소혈증 소견을 보여 입원하게 되었다.

Past History

ureteral stone : spontaneous passage (1yr ago)
diabetes (-)
hypertension (-)
hepatitis (-)

Family History

diabetes (-)
hypertension (-)
hepatitis (-)
renal disease (-)
malignancy (-)

SocialHistory

occupation : 회사원
smoking: current smoker, 7.5 pack-years (0.5 pack/day, 15 years)
marital status : 이혼

Review of Systems

General

general weakness (-)	easy fatigability (+)
fever (-)	weight loss (-)

Skin

purpura (-)	erythema (-)

Head / Eyes / ENT

headache (-)	hearing disturbance (-)
dry eyes (-)	tinnitus (-)
rhinorrhea (-)	oral ulcer (-)
sore throat (-)	dry mouth (-)

Respiratory

dyspnea (-)	hemoptysis (-)
cough (-)	sputum (-)

Cardiovascular

chest pain (-)	palpitation (-)
orthopnea (-)	dyspnea on exertion (-)

Gastrointestinal

anorexia (-)	dyspepsia (-)
nausea (-)	vomiting (-)
diarrhea (-)	abdominal pain (-)

Genitourinary

flank pain (-)	gross hematuria (-)
genital ulcer (-)	foamy urine (-)

Neurologic

seizure (-)	cognitive dysfunction (+)
psychosis (-)	motor-sensory change (-/-)

Musculoskeletal

tingling sense (-)	muscle pain (-)
back pain (-)	

Physical Examination

height 170.9 cm, weight 65.5 kg, body mass index 22.4 kg/m^2

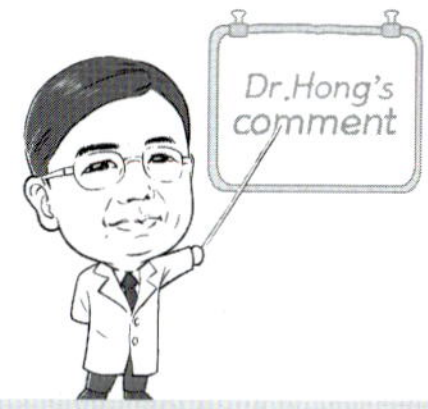

남성의 경우 건강에 문제가 없었는지 간접적으로 확인하는 방법이 있다. 과거에 군신검을 받은 일이 있는지, 그리고 그 결과에 대해서 물어보면 된다.

Vital Signs

BP 120/75 mmHg - HR 115/min - RR 18/min - BT 39.0℃

General appearance

looking acutely ill	alert
oriented to time, person, place	cognitive function 떨어져 보임

Skin

skin turgor : normal	ecchymosis (-)
rash (-)	purpura (-)

Head/Eye/ENT

visual field defect (-)	pinkish conjunctiva (+)
icteric sclera (-)	palpable lymph nodes (-)

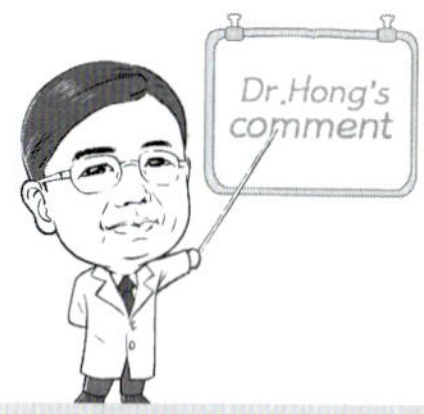

심혈관 계통과 관련하여 neck vein distension이나 hepatojugular reflux 여부 등은 검사를 하지 않은 것 같다.

Chest

symmetric expansion without retraction	clear breath sounds without crackle

Heart

rapid regular rhythm	normal heart sounds without murmur

Abdomen

soft & flat abdomen	normoactive bowel sound
tenderness (-)	rebound tenderness (-)
hepatomegaly (+) : 2 finger breadths below right costal margin at the midclavicular line	

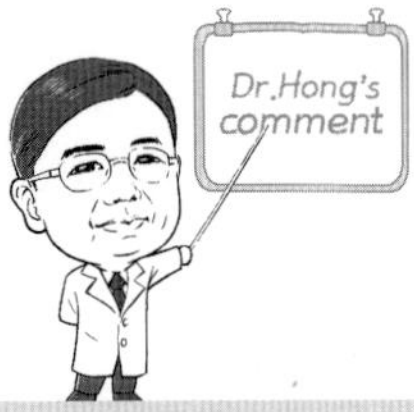

Lower leg에 tenderness나 redness가 있는지, venous stasis sign이 있는지 궁금하다.

Musculoskeletal

joint swelling (-)	costovertebral angle tenderness (-)
heel pain (-)	knee crepitus (-)
extremity pulse : intact	

Neurology

motor weakness (-)	sensory disturbance (-)
gait disturbance (-)	neck stiffness (-)

Initial Laboratory Data

CBC

WBC (4,000~ 10,000/mm³)	26,800	Hb (13~17 g/dL)	7.7
WBC differential count	neutrophil 92% lymphocyte 3%	MCV (79~95 fL) MCH (23~32 pg)	88.9 30.6
platelet (150~350 × 10³/mm³)	143		

Chemical & Electrolyte battery

Ca (8.3~10 mg/dL) P (2.5~4.5 mg/dL)	7.9 3.9	glucose (70~110 mg/dL)	179
protein (6~8 g/dL) albumin (3.3~5.2 g/dL)	5.9 2.1	aspartate aminotransferase (AST) (~40 IU/L) /alanine aminotransferase (ALT) (~40 IU/L)	55/22
alkaline phosphatase (ALP) (40~120 IU/L)	194	gamma-glutamyltranspeptidase (r-GT) (11~63 IU/L)	50
total bilirubin (0.2~1.2 mg/dL)	0.8	direct bilirubin (~0.5 mg/dL)	0.3
BUN (10~26 mg/dL) Cr (0.7~1.4 mg/dL)	68 2.2	estimated GFR (≥ 60 mL/min/1.7m²)	36
C-reactive protein (~0.6 mg/dL)	10.28	cholesterol (~199 mg/dL)	102
Na (135~145 mmol/L) K (3.5~5.5 mmol/L) Cl (98~110 mmol/L)	119 3.8 90	total CO_2 (24~31 mmol/L)	16.3

Coagulation Battery

prothrombin time (PT) (70~140 %)	69.0%	PT (INR) (0.8~1.3)	1.21
activated partial thromboplastin time (aPTT) (25~35 sec)	32.7 sec		

Urinalysis with microscopy

specific gravity (1.005~1.03)	1.028	pH (4.5~8)	5.0
albumin (TR)	(-)	glucose (-)	(-)
ketone (-)	(-)	bilirubin (-)	(-)
occult blood (-)	(++)	nitrite (-)	(-)
RBC (0~2/HPF)	many	WBC (0~2/HPF)	many
squamous cell (0~2/HPF)	3-5		

Chest X-ray

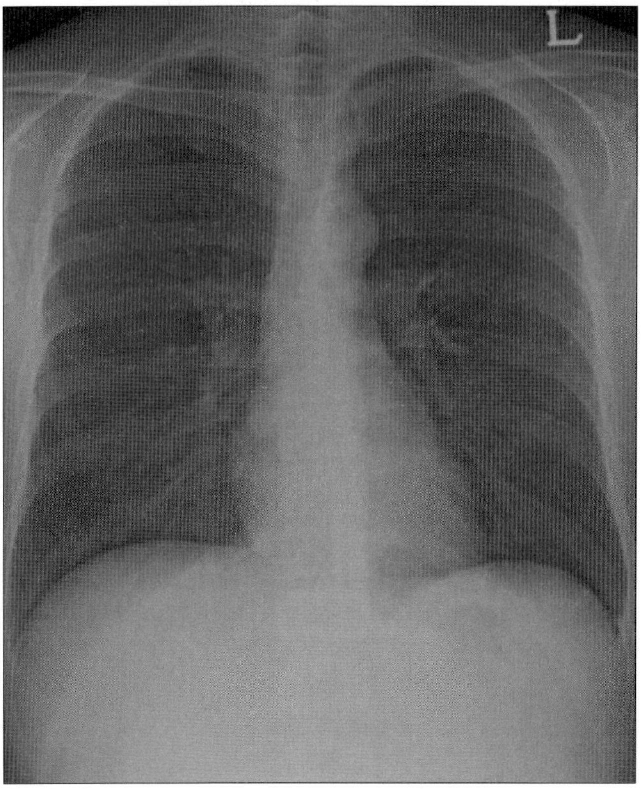

응급실에서 시행한 chest X-ray 상 폐실질에 이상 소견은 보이지 않는다.

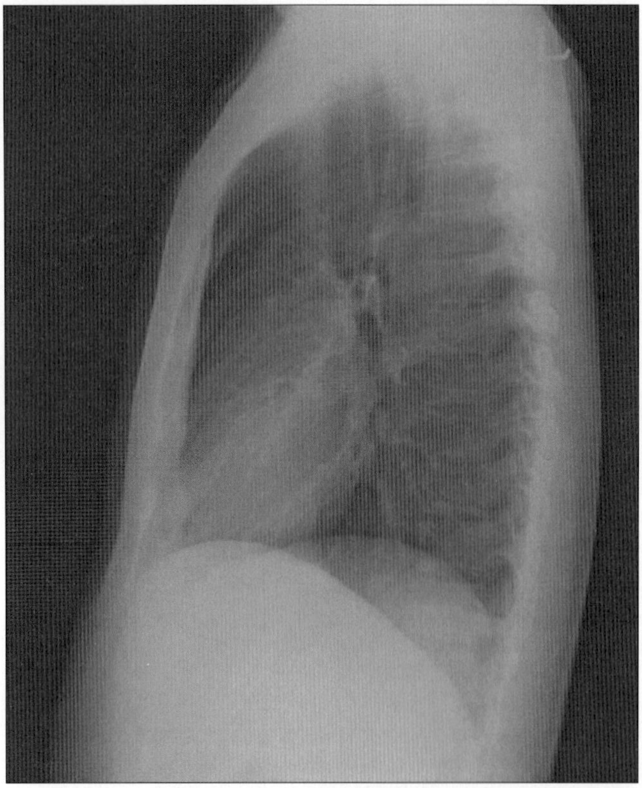

Initial Problem List

#1 Both leg edema
#2 Fever
#3 Leukocytosis
#4 Azotemia with abnormal urinalysis
#5 Hepatomegaly
#6 Elevated AST, ALP
#7 Hypoalbuminemia
#8 Hyponatremia
#9 Normocytic normochromic anemia
#10 Heavy alcoholics
#11 Decreased cognitive function
#12 h/o Ureteral stone

Assessment and Plan

#1 Both leg edema #2 Fever #3 Leukocytosis #4 Azotemia with abnormal urinalysis #7 Hypoalbuminemia #12 h/o Ureteral stone	
A)	• Acute pyelonephritis • Acute nephritic syndrome
P)	• Diagnostic plan: - blood & urine culture - urinalysis with microscopic examination - kidney ultrasonography - fractional excretion of sodium (FENa) - urine albumin/Cr ratio, dysmorphic RBC - plasma complement level - viral hepatitis markers : HAV IgM Ab, HBs Ag & Ab, IgM anti-HBc, anti-HCV Ab - auto-antibodies : FANA (anti-nuclear antibody) ANCA (antineutrophil cytoplasmic antibody) • Therapeutic plan: hydration & empirical antibiotics (cefotaxime 2.0 g q 12h IV)

#5 Hepatomegaly #6 Elevated AST, ALP #7 Hypoalbuminemia #10 Heavy alcoholics	
A)	• Alcoholic liver disease • Viral or toxic hepatitis
P)	• Diagnostic plan : abdominal ultrasonography viral hepatitis marker

#9 Normocytic normochromic anemia	
A)	• Anemia of chronic disease • Iron deficiency anemia
P)	• Diagnostic plan : - peripheral blood smear - ferritin, iron, TIBC, folate, RBC folate, vitamin B12 - reticulocyte count - stool occult blood and if needed, gastrofibroscopy

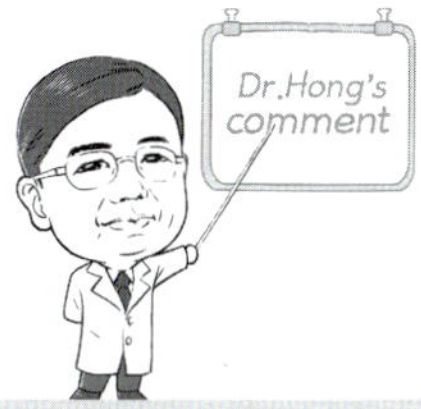

위에 열거한 문제들을 묶어서 assess하려는데 무리가 있는 것 같다. fever와 leukocytosis, pyuria 때문에 acute pyelonephritis를 고려하는 것은 이해되지만 swelling of both legs나 azotemia는 쉽게 설명이 안 되기 때문이다. Nephritic syndrome으로 leg edema를 설명하고자 하면 albuminuira가 있어야 할 것이다. 이렇게 여러 가지 abnormalities가 쉽게 하나로 설명 안되면 따로 따로 assess하여야 한다. 모호한 assessment로부터 나온 therapeutic plan은 진단을 어렵게 할 뿐 아니라 환자에게 해가 되기 쉽다.

#13 Hyponatremia		
	A)	• due to renal failure • due to diuretics • due to poor oral intake • due to liver disease
	P)	• Diagnostic plan : plasma/urine osmolality urine sodium
#10 Heavy alcoholics #12 h/o Ureteral stone		
	A)	• Alcoholic dementia syndrome - Wernicke's encephalopathy - Korsakoff's amnestic syndrome • Delirium due to medical illness • Organic brain lesion
	P)	• Diagnostic plan : - Mini-mental status examination (MMSE) - psychiatry consultation - brain imaging 고려 • Therapeutic plan : thiamine

Hospital day 2

#1 Both leg edema #2 Fever #3 Leukocytosis #4 Azotemia with abnormal urinalysis #7 Hypoalbuminemia	
S)	계속 다리가 부어 있어요.
O)	• V/S 120/65 mmHg - 98/min - 18/min - 38.0℃ • Blood & urine culture : pending • Urinalysis with microscopic exam : - WBC 6-10/HPF, unknown bacteria : many/HPF - dysmorphic RBC : 85 % - urine albumin/Cr ratio : 348.3 mg/g • C3 29.0 mg/dL, C4 7.0 mg/dL, CH50 〈10.0 U/mL • FANA (-) ANCA (-) • Kidney US : unremarkable
A)	• Glomerulonephritis with hypocomplementemia: - poststreptococcal glomerulonephritis - subacute bacterial endocarditis - essential mixed cryoglobulinemia • Acute pyelonephritis
P)	• Urine protein eletrophoresis • Anti-streptolysin O antibody • HCV 확인, cryoglobulin test • 24hr-urine protein 측정 고려 • Echocardiogram

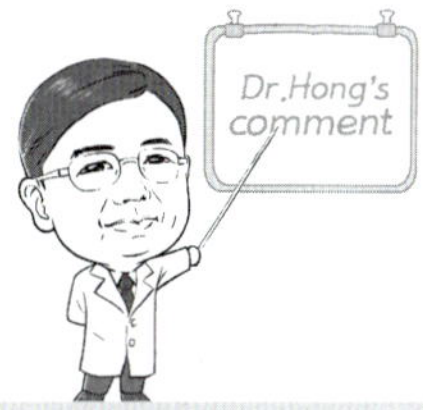

Hyponatremia를 이해하려면 환자의 ECF status를 평가하는 것이 반드시 전제되어야 한다. 그런데 ECF status는 laboratory test로 되는 것이 아니고 history와 physical exam으로 되는 것이다. 다시 말해 thirst와 그에 대한 환자의 반응, skin turgor, mucous membrane 상태, 혈압과 맥박수의 orthostatic drop이 있는지 등이 도움이 된다. 이 환자의 경우 이뇨제를 1주간 복용했다는 정보가 도움이 될 것이다. 동시에 체중의 변화가 있었다면 더욱 도움이 될 것이다.

#1 Both leg edema #12 h/o Ureteral stone	
S)	오늘 아침 반찬은… 쇠고기국, 생선이었어요. (반찬을 틀리게 기억하여 엉뚱하게 대답함)
O)	• MMSE : 25/30 (delayed recall : -3점, serial 7s : -2점) • 정신과 자문결과 〉 - confabulation (+) - formal thought disorder (+)
A)	• Alcohol-induced dementia syndrome • Delirium due to medical illness
P)	• 성인신경심리검사 • Brain imaging w/u 고려 • Thiamine treatment 계속

Updated Problem List

#4 Azotemia with abnormal urinalysis ➞ Glomerulonephritis with hypocomplementemia

Hospital Day 3

#1 Both leg edema #2 Fever #3 Leukocytosis #4 Azotemia with abnormal urinalysis ➞ Glomerulonephritis with hypocomplementemia #7 Hypoalbuminemia	
S)	계속 열이 나요
O)	• V/S : BP 124/76 mmHg - HR 105/min - RR 20/min - BT 38.3℃ • BUN/Cr 45/0.9 (mg/dL), estimated GFR 〉 90 mL/min • Blood culture (3 sets) : G(-) rods
A)	• Subacute bacterial endocarditis • Poststreptococcal glomerulonephritis, less likely • Acute pyelonephritis
P)	• Diagnostic plan : - urography CT - echocardiography - bacterial organism 동정 결과 확인 • Therapeutic plan : Cefotaxime 유지

#5 Hepatomegaly #6 Elevated AST, ALP #7 Hypoalbuminemia #10 Heavy alcoholics	
O)	• IgM anti-HAV (-) PT (INR) 69.0 % (1.26) • HBsAg/Ab (-/+) albumin 2.1 g/dL • IgM anti-HBc (-) AST/ALT/ALP 62/25/137 IU/L • Anti-HCV (-) total bilirubin 0.9 mg/dL • Abdominal US : Hepatosplenomegaly no evidence of liver abscess
A)	Alcoholic liver disease
P)	Supportive care

Hospital day 4

#1 Both leg edema
#2 Fever
#3 Leukocytosis
#4 Azotemia with abnormal urinalysis ➔ Glomerulonephritis with hypocomplementemia
#7 Hypoalbuminemia

S) 열이 날 때 춥고 떨립니다.

O)

- V/S : 126/68 mmHg - 112회/min - 24회/min - 38.4℃
- Blood culture (3 sets) : *Haemophilus parainfluenzae*

Beta-lactamase	negative
Amoxicillin/clavulanate	S
Ampicillin	S
Azithromycin	S
Cefuroxime	S
Ceftriaxone	S
Trimethoprim/Sulfamethoxazole	S

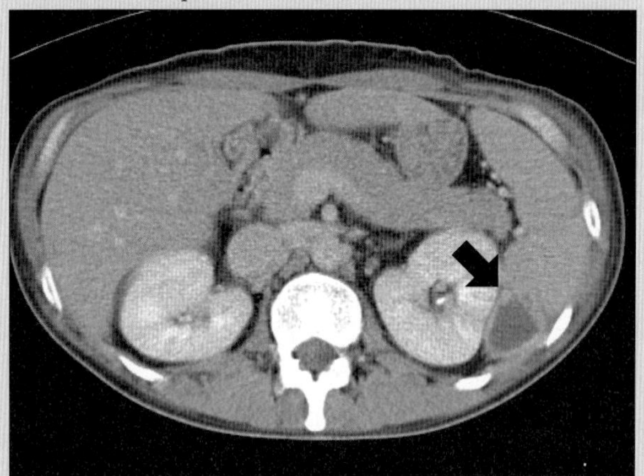

A)

- Hypocomplementemic glomerulonephritis due to *Haemophilus parainfluenzae* infective endocarditis

P)

- Echocardiogram
- Brain MRI with enhancement
- Ceftriaxone으로 항생제 교체

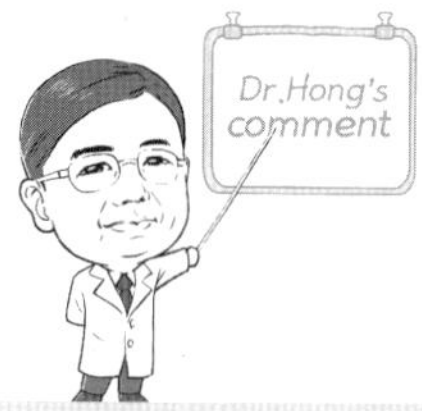

Positive blood culture가 몇 가지 소견을 설명하기는 하나 하지의 부종이 여전히 설명되지 않는다.

Urography CT에서 spleen에 7.6×3.4 cm 크기의 wedge shaped low attenuated lesion이 있으며 splenic infarction으로 보인다.

Updated Problem List

#1. Both leg edema → #4

#2. Fever → #4

#3. Leukocytosis → #4

#4. Azotemia with abnormal urinalysis → Hypocomplementemic glomerulonephritis due to *Haemophilus parainfluenzae* infective endocarditis

Hospital Day 5

#4 Azotemia with abnormal urinalysis ➜ Hypocomplementemic glomerulonephritis due to *Haemophilus parainfluenzae* infective endocarditis

S) 열나고 기운이 없고 계속 피곤합니다.
가만히 있으면 숨이 차지 않아요.

O)
- V/S : 118/74 mmHg - 112/min - 26/min - 38.4℃
- Regular heart beat without murmur
- Extremities : splinter hemorrhage (-)
  Janeway's lesions (-)
  Osler's nodes (-)
- Conjunctival petechiae (-)

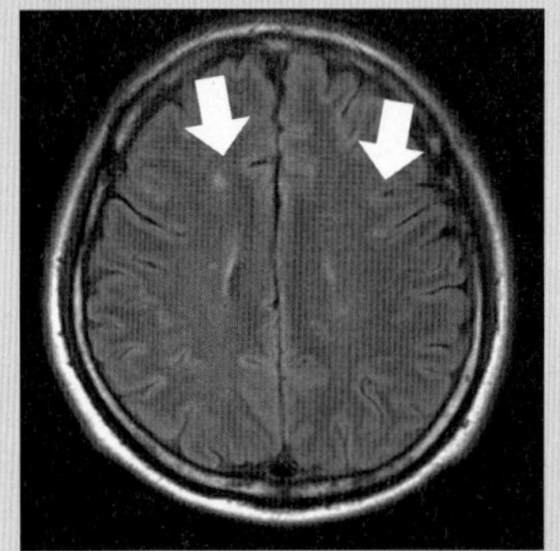

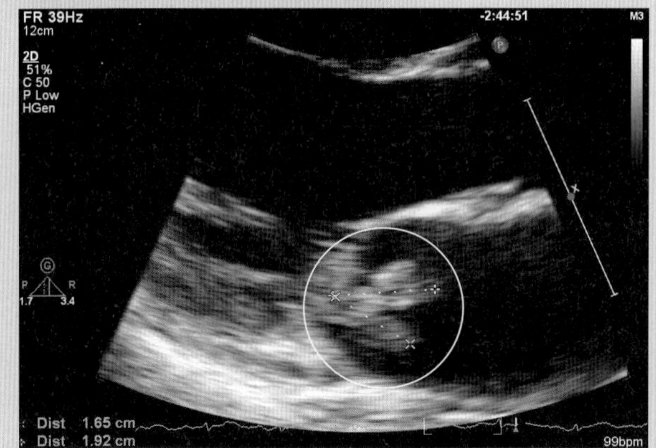

A) *Haemophilus parainfluenzae* infective endocarditis complicated with multiple embolic brain lesions

P)
- Chest X-ray f/u
- Transesophageal echocardiogram (TEE)
- Medical treatment를 할 지 surgical treatment를 할 지 자문 : 심장내과, 흉부외과 및 감염외과

Modified Duke criteria를 기준으로 이 환자는 major criteria 1개(혈액배양소견) 및 minor criteria 3개(fever, vascular phenomena, immunologic phenomena)가 있으므로 definite infective endocarditis로 진단하였다.

[Harrison 17th]

심내막염이 진단됨에 따라 환자의 cognitive dysfunction에 대하여 embolic disease가 있는지 brain MRI를 해보기로 하였다.

Brain MRI에서 multifocal small old infarction으로 보이는 병소가 관찰되며, echocardiography에서는 moderate to severe mitral regurgitation (MR)과 vegetation이 관찰된다.

:: Urgent op vs. Elective op

(감염내과)
Severe MR이 있지만 hemodynamically stable 한 상황으로 판단됨. Large mobile vegetation이 관찰되나 항생제치료 시작 후 일주일이 지나면 embolic risk가 1/3 정도로 감소된다고 보고 되고 있고(Dickerman SA et al, Am Heart J 2007;154:1086 / Fabri J et al, Inter J Cardiol 2006;110:334)

vegetation의 모양과 크기로 embolic risk를 예측하는 것은 정립되지 않았음(Salvo GD et al, J Am Coll Cardiol 2001;37:1069).
조기 및 지연 수술 다 선택 가능하며 수술 위험도에 따라 수술시기를 정하는 것이 좋겠음.

(심장내과)
항생제를 사용한지 1주일이 되지 않았으면 조기수술하는 것이 맞겠지만 사용한지 1주일이 경과하여 embolic risk 감소되었으므로 수술의 risk를 감안할 때 1~2주 더 경과를 관찰하는 것이 좋겠음.

Hospital Day 26

#4 Azotemia with abnormal urinalysis ➞ Hypocomplemententemic glomerulonephritis due to *Haemophilus parainfluenzae* infective endocarditis

S)	열이 계속 나요.
O)	• V/S : 124/69 mmHg - 114/min - 22/min - 38.9℃ • TEE 시행함. 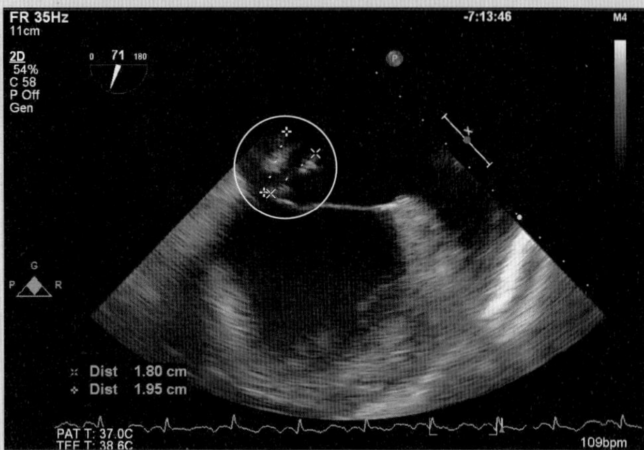
A)	Stationary
P)	현재 항생제 (ceftriaxone) 쓰면서 관찰.

TEE에서 moderate to severe MR과 mitral valve(A3 & P3)에 추가적으로 multiple, highly mobile, echogenic mass(1.9×1.8 cm)가 관찰되었다.

Hospital Day 27

#4 Azotemia with abnormal urinalysis ➡ Hypocomplementemic glomerulonephritis due to *Haemophilus parainfluenzae* infective endocarditis

S)	• 오전 : 평지 걸을 때는 숨이 차지 않은데 걷고 나서 숨이 차요. • 오후 : 가만히 있어도 숨이 차요. • Orthopnea (+)
O)	• V/S : 147/97 mmHg - 115/min - 26/min - 37.5℃ • Decreased urine output (540 cc/day) • Inspiratory crackle at both middle~ lower chest • BUN/Cr : 82/5.5 (mg/dL) • Portable TTE : severe MR, EF 55%, LVIDs 35 mm 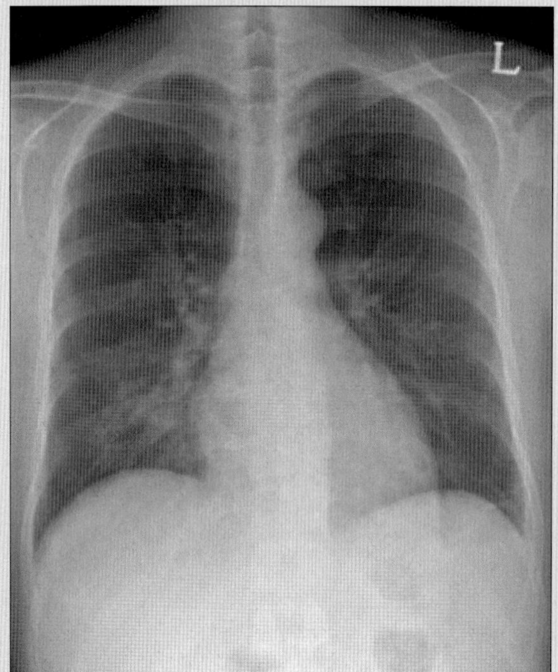

흉부사진상 pulmonary edema가 진행하는 것이 관찰되었다.

O)	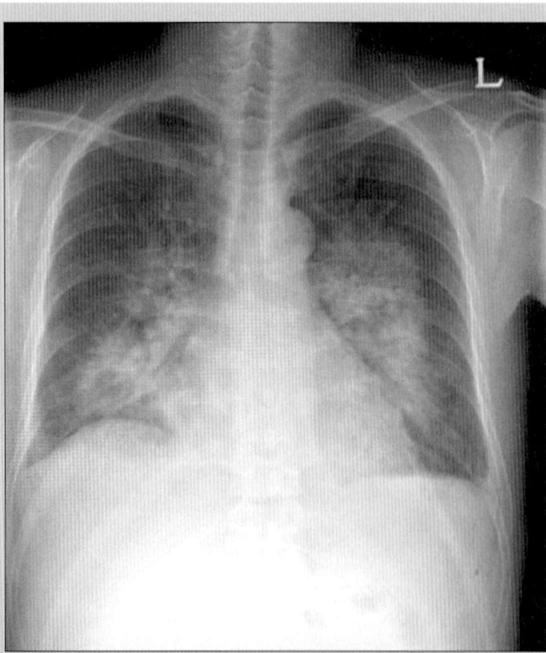 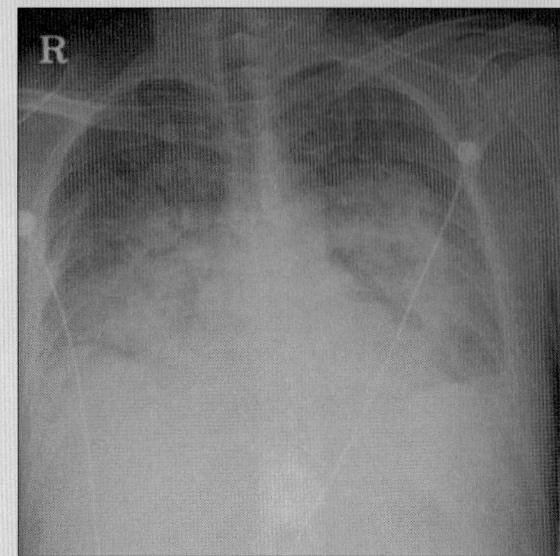
A)	Pulmonary edema due to severe MR with/without volume overload
P)	• Conventional hemodialysis • Urgent operation : mitral valve replacement (MVR)

Updated Problem List

#1 Both leg edema ➡ #4

#2 Fever ➡ #4

#3 Leukocytosis ➡ #4

#4 Azotemia with abnormal urinalysis ➡ Hypocomplementemic glomerulonephritis due to Haemophilusparain fluenzaein fective endocarditis, s/p urgent MVR

#5 Hepatomegaly ➡ Alcoholic liver disease

#6 Elevated AST, ALP ➡ #5

#7 Hypoalbuminemia ➡ #4, #5

#8 Hyponatremia ➡ resolved

#9 Normochrominc normocytic anemia ➡ Iron deficiency anemia plus anemia of chronic disease

#10 Heavy alcoholics

#11 Decreased cognitive function ➡ due to #10 and #4

#12 h/o Ureteral stone

Hospital Day 32

#4 Azotemia with abnormal urinalysis ➡ Hypocomplementemic glomerulonephritis due to *Haemophilus parainfluenzae* infective endocarditis, s/p urgent MVR	
S)	숨 차지 않아요.
O)	• Operative findings : - Mitral valve의 anterior 및 posterior leaflet에 심한 vegetation과 destruction이 관찰됨. - Perivalular abscess 등의 합병증은 보이지 않았음. - Tissue Gram stain/culture : negative stain/no growth over 2 days - Biopsy : myxoid degeneration
A)	Improving state after operation
P)	• Ceftriaxone 유지 • Anticoagulation
P)	퇴원하여 외래에서 경과 관찰

Clinical Course

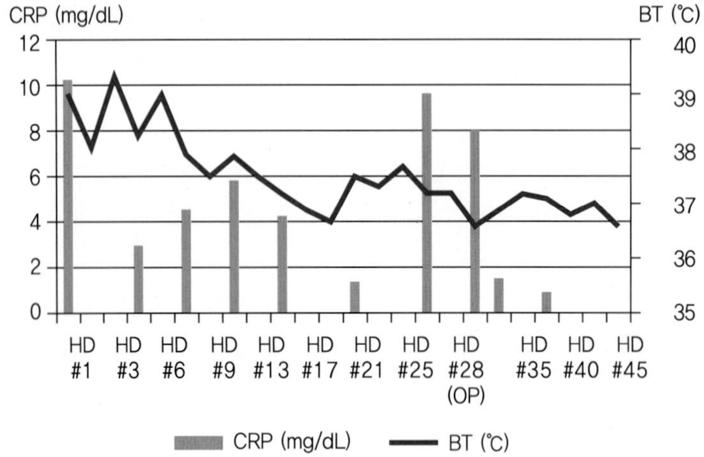

Lesson of the case

Heavy alcoholics에서 생긴 HACEK infective endocarditis로 진단의 단서는 hypocomplementemia를 동반한 glomerulonephritis였다. 심내막염에서 수술의 적응증은 large mobile vegetation이지만 수술 시점은 operative risk와 embolic risk 중 어느 것이 큰 지에 따라 결정해야 한다.

CASE 15 3일 전 시작된 호흡곤란으로 내원한 39세 여자

Chief Complaints

Dyspnea, started 2 days ago

Present Illness

7년 전 Graves' disease 진단받고 개인병원에서 propylthiouracil(PTU) 복용해 오던 39세 여자로 1년 전부터 PTU를 자의 중단하였다. 당시 상상임신으로 인해 PTU가 태아에게 해가 될 것으로 생각하였다.

1달 전 누우면 숨쉬기가 어려워 앉아서 잠을 잤으며 자다가 숨이 차서 깨기도 하였다. 기침도 있었으며 이때 외부병원에 입원하여 몇 가지 검사를 시행하였고 thyrotoxic crisis에 의한 heart failure with atrial fibrillation 및 iron deficiency anemia(IDA)를 진단받았다.

PTU, propranolol, prednisolone, digoxin, Feroba를 복용하면서 증상이 회복되던 중 3일 전 갑작스런 빈맥과 함께 혈압저하 및 의식저하가 발생하여 같은 병원 ICU로 전동되어 기관삽관 시행 후 기계 호흡을 시행받았다.

ICU 전동시에 시행한 혈액검사상 간기능 악화를 보여 PTU를 중단하고 Lugol solution과 propranolol만으로 thyrotoxic crisis를 치료하였다.

내원 당일 ventricular rate 분당 80회 정도로 안정되고 혈압이 상승하여 extubation을 하였으며 further evaluation을 위해 응급실 경유 입원하였다.

Past History

Graves' disease : 7년 전
diabetes mellitus (-)
hypertension (-)
pulmonary tuberculosis (-)
hepatitis (-)
allergy history (-)
surgery history (-)

Family History

diabetes mellitus (-)
hypertension (-)
pulmonary tuberculosis (-)
hepatitis (-)
malignancy (-)

Social History

occupation : 주부
alcohol drinking (-)
smoking : never - smoker

Review of Systems

General

general weakness (+)	easy fatigability (+)
febrile sense (-), chills (-)	weight loss (+) : 평소 60 kg이고 외부병원 입원 시 50 kg까지 감소하였다가 내원 시 55 kg임.

Skin

purpura (-)	erythema (-)

Head / Eyes / ENT

headache (-)	blindness (-)
visual disturbance (-)	eye injection (-)
hearing disturbance (-)	oral ulcer (-)
dry eyes (-)	dry mouth (-)
exophthalmus (-)	goiter (-)
photosensitivity (-)	

Respiratory

dyspnea (+) : NYHA class III orthopnea (+) paroxysmal nocturnal dyspnea (+)	hemoptysis (-)
cough (+)	sputum (+)
wheezing (-)	

Cardiovascular

chest pain (-)	palpitation (-)
Raynaud's phenomenon (-)	

Gastrointestinal

anorexia (-)	dyspepsia (-)
nausea (-)	vomiting (-)
diarrhea (-)	abdominal pain (-)

Genitourinary

flank pain (-)	gross hematuria (-)
genital ulcer (-)	

Muskuloskeletal

arthralgia (-)	tingling sense (-)
back pain (-)	muscle pain (-)
morning stiffness (-)	

Neurologic

seizure (-)	cognitive dysfunction (-)
psychosis (-)	motor change(-)
sensory change (-)	

Physical Examination

Vital Signs

BP 114/64 mmHg - HR 85/min - RR 20/min - BT 36.6℃

General appearance

looking chronically ill	alert
oriented to time, place and person	

Skin

skin turgor : normal	ecchymosis (-)
rash (-)	purpura (-)

Head / Eyes / ENT

neck venous engorgement (+)	conjunctiva, pale (-)
yellow sclera (+)	palpable lymph nodes (-)

Chest

symmetric expansion without retraction	decreased tactile fremitus at left posterior lower chest

Heart

regular rhythm	normal heart sounds

Abdomen

palpable liver (2 finger-breath) palpable spleen (1 finger-breath)	normoactive bowel sounds
tenderness/ rebound tenderness (-/-)	soft and flat

Musculoskeletal

joint swelling (-)	joint tendereness (-)
heel pain (-)	knee crepitus (-)
peripheral pulses : intact	costovertebral angle tenderness (-)
pretibial pitting edema (+/+)	

Neurology

motor weakness (-)	sensory disturbance (-)
gait disturbance (-)	neck stiffness (-)

Initial Laboratory Data

〈외부병원〉

TSH 0.01 uIU/mL, free T4 6.48 ng/dL

anti-Tg 〉3,000 U/mL, anti-TPO 〉1,000 U/mL

Hb 9.2g/dL (ferritin 42 ng/m, Fe 22 μg/dL, TIBC 420 μg/dL)

CBC

WBC (4,000~ 10,000/mm^3)	4,600	WBC differential count	neutrophil 76%, lymphocyte 10%
Hb (13~17 g/dL)	7.9	MCV(79~95 fL)	71.3
		MCH(26~32 pg)	23.6
platelet (150~350 × 10^3/mm^3)	42		

Chemical & Electrolyte battery

Ca (8.3~10 mg/dL) P (2.5~4.5 mg/dL)	7.0 5.0	glucose (70~110 mg/dL)	76
protein (6~8 g/dL) albumin (3.3~5.2 g/dL)	6.7 2.0	aspartate aminotransferase (AST) (~40 IU/L) /alanine aminotransferase (ALT) (~40 IU/L)	193/92
alkaline phosphatase (ALP) (40~120 IU/L)	86	gamma-glutamyltranspeptidase (r-GT) (11~63 IU/L)	39
total bilirubin (0.2~1.2 mg/dL)	16.9	direct bilirubin (~0.5 mg/dL)	10
BUN(10~26 mg/dL) Cr (0.7~1.4 mg/dL)	59 1.7	estimated GFR (≥ 60 mL/min/1.7m^2)	36
C-reactive protein (~0.6 mg/dL)	4.58		
Na (135~145 mmol/L) K (3.5~5.5 mmol/L) Cl (98~110 mmol/L)	136 3.6 104	total CO_2 (24~31 mmol/L)	21

Coagulation Battery

prothrombin time (PT) (70~140 %)	39.7%	PT (INR) (0.8~1.3)	1.69
activated partial thromboplastin time (aPTT) (25~35 sec)	40 sec		

ABGA

pH (7.35~7.45)	7.510	$PaCO_2$ (35~45 mmHg)	30.0
PaO_2 (80~90 mmHg)	71.1	HCO_3^- (23~29 mEq/L)	24
SaO_2 (94~100 %)	96 %	FiO_2	room air

Routine Urinalysis

specific gravity (1.005~1.03)	1.010	pH	5.0
albumin (trace)	(-)	glucose (-)	(-)
ketone (-)	(-)	bilirubin (-)	(-)
occult blood (-)	(-)	nitrite (-)	(-)
RBC (0~2/HPF)	many	WBC (0-2/HPF)	many

ECG

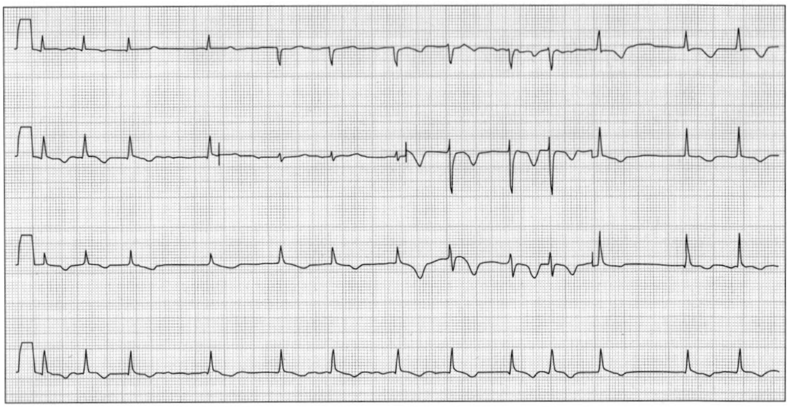

Atrial fibrillation with controlled ventricular response 소견이다.

Chest X-ray

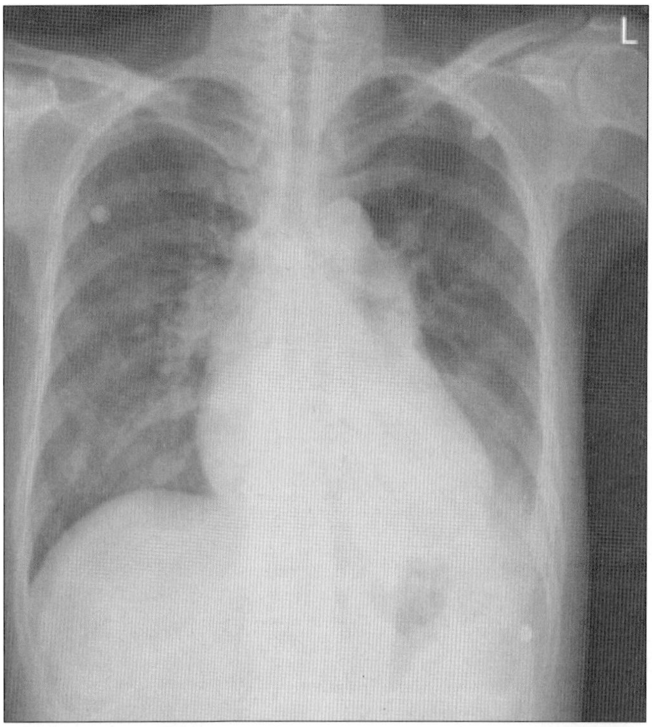

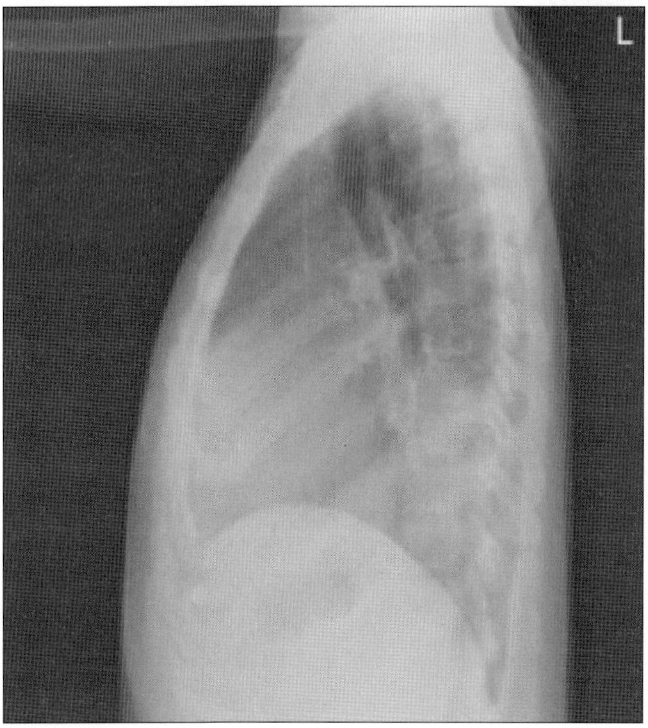

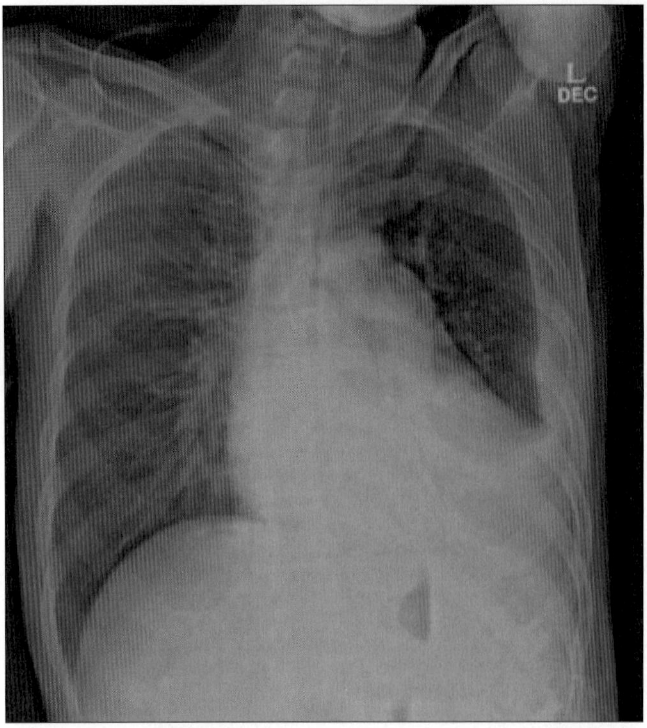

Cardiothoracic (CT) ratio 0.6 정도로 cardiomegaly 소견이 있고, 양폐야에 전체적으로 hazziness가 증가되어 있어서 폐울혈이 있는 것으로 판단된다. Decubitus view에서 좌측의 흉수가 관찰된다.

Initial Problem List

#1 Graves' disease
#2 PTU irregular medication d/t pseudocyesis
#3 Neck vein distension
#4 Lt. pleural effusion
#5 Atrial fibrillation
#6 Hepatomegaly & splenomegaly
#7 Respiratory alkalosis
#8 Mild LFT abnormality
#9 Hyperbilirubinemia
#10 PT prolongation
#11 Hypoalbuminemia
#12 Anemia, microcytc hypochromic
#13 Pyuria
#14 Azotemia
#15 Thrombocytopenia

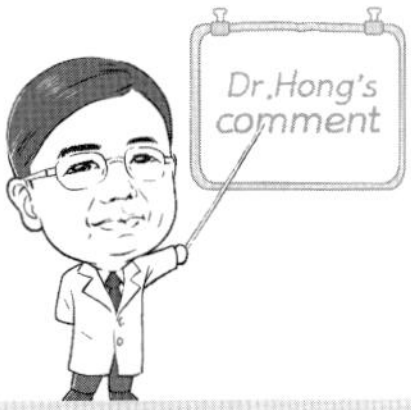

#1. 이외는 cue list level의 problem list이다. Cue를 나열할 때도 organize하는 것이 좋다. Pathophysiologically related items를 grouping하든지 그럴 자신이 없으면 자료를 얻은 순서대로 하는 것도 한 방법이다.
#6. Hepatomegaly와 splenomegaly가 같은 기전으로 초래되었는지 아직 모르는 상태에서 하나의 문제로 다루는 것은 합리적이지 않다.
Pyuria는 문제 삼으면서 hematuria는 neglect되었다.

Assessment and Plan

#1 Graves' disease
#2 PTU irregular medication d/t pseudocyesis
#3 Neck vein distension
#4 Lt. pleural effusion
#5 Atrial fibrillation
#6 Hepatomegaly & splenomegaly
#7 Respiratory alkalosis
#8 Mild LFT abnormality

A)	Thyrotoxic crisis with heart failure
P)	• Diagnostic : - TFT including antithyroid Ab - echocardiography, cardiac enzyme • Therapeutic : - rate control 유지 (propranolol 20 mg bid, digoxin 0.125 mg qd) - antithyroid drug 유지 (LFT 고려하여 lugol solution만 사용)

#8 Mild LFT abnormality
#9 Hyperbilirubinemia
#10 PT prolongation
#11 Hypoalbuminemia

A)	• Congestive hepatopathy with hypoxic liver injury (내원 3일 전 혈압 저하의 event가 있었음) • Hepatocellular conditions producing jaundice - viral hepatitis - drug or toxin: PTU-induced hepatotoxicity - autoimmune hepatitis - hepatocellular carcinoma
P)	• Diagnostic : - 기본 viral marker : IgM anti-HAV, HBsAg, IgM anti-HBc, Anti-HCV Ab - IgM Anti-HEV - autoimmune hepatitis marker (ANA, anti-AMA, anti-LKM) - toxin exposure에 대한 history 확인. - liver dynamic CT • Therapeutic : - lasix to relieve congestion - avoid hepatotoxic agent

우리나라에서는 간세포암이 간기능 이상의 흔한 원인 중 하나이므로 이를 포함하여 기질적 간질환이 있는지 알기 위해 liver dynamic CT를 시행하였다.

Congestive hepatopathy는 심부전과 관련하여 나타나는 간기능 이상을 일컫는다. 이 경우 간기능 이상은 대부분 경미하다(대개 총 빌리루빈은 3mg/dL을 넘지 않으며 주로 indirect bilrubin의 상승이다). AST/ALT 역시 정상의 3배 이상을 넘지 않고, ALP 역시 정상 혹은 경미한 상승을 보인다.
Acute hypoxic hepatitis는 혈압 저하로 인한 liver의 hypoperfusion에 의해 발생하는 간기능 이상으로, 이 경우에는 striking AST/ALT elevation, severe hyperbilrirubinemia와 PT 연장이 나타날 수 있다.

#13 Pyuria

A)	Urinary tract infection
P)	Urine culture

FeNa가 1보다 작게 나와서 azotemia는 prerenal azotemia로 판단되었고, 원인은 심부전 때문으로 생각되었다.

#14 Azotemia	
A)	Prerenal azotemia associated with heart failure
P)	Heart failure 치료하며 경과 관찰

빈혈의 원인은 IDA가 차지하는 부분이 가장 클 것으로 생각하였다. 혈소판 감소는 환자의 비장이 매우 컸으므로 PTU에 의한 골수 억제라면 백혈구 감소가 주요하게 나타나는 것으로 알려져 있으므로 PTU에 의한 골수억제의 가능성은 높지 않을 것으로 생각하였다. Splenomegaly induced sequestration의 가능성이 가장 클 것으로 생각되었다.

#15 Thrombocytopenia	
A)	Splenomegaly-induced sequestration Bone marrow suppression due to PTU
P)	PTU 끊은 상태에서 당분간 관찰

Hospital Day 2

#1 Graves' disease #2 PTU irregular medication d/t pseudocyesis #3 Neck vein distension #4 Lt. pleural effusion #5 Atrial fibrillation #6 Hepatomegaly & splenomegaly #7 Respiratory alkalosis #8 Mild LFT abnormality	
S)	이뇨제 먹어서 그런지 소변이 많이 나와요. 몸이 부은것 말고는 특별히 불편한 것은 없어요.
O)	• Transthoracic echocardiography: 1) Atrial fibrillation 2) EF 46% 3) severe functional tricuspid regurgitation (TR), mild functional mitral regurgitation (MR) • Cardiac enzyme : 정상, BNP 1,486 pg/mL • TFT : TSH 0.003 μU/mL , free T_4 3.1 ng/dL anti-Tg Ab 〉 3,000 U/mL, anti-TPO Ab 〉 1,000 U/mL • 이전 병원 담당의와 전화하여 ventricular rate가 분당 150회로 증가하면서 혈압 저하 되었던 것을 다시 확인함.
A)	Thyrotoxic crisis with heart failure
P)	• Lugol's solution으로 치료 지속 (현재 LFT가 나빠 antithyroid drug 사용이 불가능) • Escape phenomenon 나타나기 전에 radioactive iodine therapy (RAIT) 고려 • Heart failure 약물 : furosemide 20 mg bid, candesartan 4 mg qd 추가

Thyroid funtion	Normal Range
T_3	98~180 ng/mL
TSH	0.4~5.0 μU/mL
Free T_4	0.8~1.9 ng/dL
Anti-Tg Ab	0~60 U/mL
Anti-TPO Ab	0~60 U/mL
TBII(TSH-R-AB)	0~2.0 IU/L

Updated Problem List

#1 Graves' disease ➡ Thyrotoxic crisis due to #2

#2 PTU irregular medication d/t pseudocyesis

#3 Neck vein distension ➡ Congestive heart failure due to #1

#4 Lt. pleural effusion ➡ #3

#5 Atrial fibrillation ➡ #1

#6 Hepatomegaly & splenomegaly ➡ #3

#7 Respiratory alkalosis ➡ #3

#8 Mild LFT abnormality ➡ #6

#9 Jaundice (hyperbilirubinemia) ➡ #3

#10 PT prolongation ➡ #3

#11 Hypoalbuminemia ➡ #3

#12 Anemia, microcytic hypochromic ➡ Iron-deficiency anemia

#13 Pyuria

#14 Azotemia ➡ #3

#15 Thrombocytopenia ➡ splenomegaly-induced sequestration ➡ #3

Wolff-Chaikoff effect & Escape phenomenon

외부에서 요오드를 공급하면 갑상선의 유기화 과정이 일시적으로 억제되어 체내 갑상선 호르몬 생성이 감소하는데 이를 Wolff-Chaikoff effect라고 부른다.
외부 요오드를 계속 공급하면 갑상선 호르몬 합성이 다시 정상화되는데 이러한 현상을 escape phenomenon이라고 부른다. 정상 갑상선 상태에서는 escape 현상이 발생하더라도 갑상선 호르몬의 합성이 정상 범위에 머무는데 비해 Graves' disease가 있을 때는 갑상선 호르몬의 합성이 더욱 증가하게 되어 thyrotoxicosis를 악화시킬 수 있다.

[Wolff, J. Endocrinology1949; 45:504, Kirkland, RH. J Clin Endocrinol Metab 1954; 14:565]

Hospital Day 3

#8 Mild LFT abnormality ➡ #3
#9 Jaundice (hyperbilirubinemia) ➡ #3
#10 PT prolongation ➡ #3
#11 Hypoalbuminemia ➡ #3

S)	부은 것이 빠지면서 몸이 약간 나아지는 것 같아요.
O)	• Viral marker s : IgM anti-HAV, HBsAg, IgM anti-HBc, anti-HCV, IgM anti-HEV : all negative • Autoimmune hepatitis marker : ANA, anti-AMA, anti-LKM : all negative • Toxin exposure에 대한 확인 : PTU 외에 다른 약 복용은 없었음. • Liver dynamic CT : 1) hepatosplenomegaly, minimal ascites, inferior vena cava engorgement 2) no abnormalities in biliary system 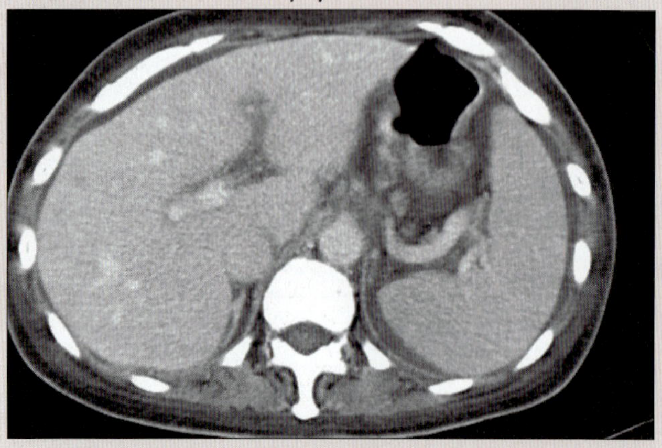
A)	• Hypoxic liver injury and congestive hepatopathy • PTU-induced hepatotoxicity, unlikely
P)	• Furosemide로 heart failure 치료하면서 LFT follow-up • Consult to gastrointestinal department

PT 연장의 원인은 혈압 저하가 있었던 점과 thyrotoxic crisis 및 AF with RVR 있었던 점을 고려해 볼 때 hypoxic liver injury와 congestive hepatopathy 두 가지에 의해 발생한 것으로 생각하였다.

Hospital Day 4

#12 Anemia, microcytic hypochromic ➡ Iron-deficiency anemia
#15 Thrombocytopenia ➡ splenomegaly-induced sequestration ➡ #3

S)	약간 어지러운 것은 있어요.
O)	• CBC : WBC 6,800/mm^3 Hb 8.6 g/dL, platelet 89K/mm^3 Stool occult blood : - • Serum iron 37 μg/dL, TIBC 375 μg/dL(saturation 10%), ferritin 139 mg/dL (1달 전 각각 22 μg/dL, 420 μg/dL (saturation 5%), 42 mg/dL)
A)	Iron-deficiency anemia, improved
P)	• Fe 복용 지속 • Gastroduodenoscopy 고려 • Heart failure 치료 지속하면서 splenomegaly-induced cytopenia의 호전 기대

#13 Pyuria

S)	소변 볼 때 특별히 불편한 것은 없어요.
O)	Urine culture : E.coli 〉10^5/mL
A)	Asymptomatic bacteriuria
P)	Observation

Updated Problem List

#13 Pyuria ➡ Asymptomatic bacteriuria
#14 Azotemia ➡ #3 resolved

#14 Azotemia

O)	BUN/Cr 40/0.9 로 감소 (BUN/Cr 59/1.7 on HD#1)
A)	Improved azotemia
P)	Heart failure 치료 지속

Heart failure와 AF 치료 후 renal blood flow가 호전되어 azotemia가 개선되는 것으로 판단하였다.

Hospital Day 7

#1 Graves' disease ➔ Thyrotoxic crisis due to #2
#3 Neck vein distension ➔ Congestive heart failure due to #1

S)	이제는 숨 안차요. 혼자 걸을 수도 있어요.
O)	• Weight : 55 kg (HD#1) → 47 kg (HD#5) • No pitting edema • CBC : 8,700 - 8.5 - 113K • LFT : AST/ALT 27/24 (IU/L), ALP 97 (IU/L), bilirubin (total/direct) 25/13 (mg/dL), PT 58%, protein/albumin 6/2.8 (mg/dL) → consultation reply: liver injury 내지 congestive hepatopathy호전 중임 (bilirubin은 회복이 가장 느린 것이므로 기다리도록 하십시오.) • TFT : TSH 0.03 μU/mL, Free T4 3.1 ng/dL, T3 174 ng/dL (HD#1) TSH 0.04 μU/mL, Free T4 3.5 ng/dL, T3 199 ng/dL (HD#5)
A)	• Congestive hepatopathy with hypoxic hepatitis, improving : Heart failure 치료에 따라 LFT 호전되는 것으로 보아 PTU에 의한 간기능 악화는 아닌 것으로 판단됨. • Escape phenomenon d/t Lugol solution, possible
P)	Antithyroid drug 재시작, Lugol solution은 중단 (methimazole 10 mg po qd + prednisolone 15 mg po qd + propranolol 20 mg po bid)

Hospital Day 14

#1 Graves' disease ➔ Thyrotoxic crisis due to #2
#3 Neck vein distension ➔ Congestive heart failure due to #1

S)	퇴원하고 싶어요.
O)	• CBC : 8,400 - 9.0 - 232K • LFT : AST/ALT 39/27 (IU/L), ALP 97 (IU/L), Bilirubin (total/direct) 7.7/4.8 (mg/dL), PT 75% • TFT : TSH 0.03 μU/mL, Free T4 3.1 ng/dL, T3 174 ng/dL (HD#1) TSH 0.04 μU/mL, Free T4 3.5 ng/dL, T3 199 ng/dL (HD#5) TSH 0.05 μU/mL, Free T4 1.8 ng/dL, T3 167 ng/dL (HD$14)
A)	• Thyrotoxic crisis, improving • Congestive hepatopathy, improving
P)	• Antithyroid drug 유지 • Prednisolone은 중단 • Atrial fibrillation에 대해 아스피린 추가 • 퇴원

갑상선 중독증 위기 때에 아스피린의 사용은 금기이다(TBG와 아스피린이 결합하여 free thyroid hormone이 증가하므로).
퇴원 전 환자가 안정화 되었다고 판단하고 atrial fibrillation에 대한 항혈소판 치료로 아스피린을 추가하였다.

HD# 7~14동안 이뇨제를 사용하면서 환자의 체중으로 하루에 500~1000 gm 씩 줄여 나갔고, 이에 따라 환자의 LFT와 PT가 정상화 되었다.

Clinical Course

심방세동 및 울혈성 심부전으로 발현한 thyrotoxic crisis 환자이다. 경과 중 간기능 이상과 황달이 있었고 이것은 혈압저하와 심부전에 의한 congestive hepatopathy 때문인 것으로 생각하였다. 그러나 설명할 수 없는 경우 황달을 thyrotoxicosis 자체의 증상으로 보기도 한다.

간기능 이상이 있을 때 경구 항갑상선 약물사용은 금기이므로 Lugol solution으로 초기 치료를 하다가 escape phenomenon으로 다시 갑상선 호르몬이 증가하는 소견이 보여서, 그때부터는 간기능 악화의 위험을 감수하고 경구 항갑상선 약물을 사용하였다. 다행히 심부전 및 thyrotoxicosis와 관련된 LFT abnormality가 호전되면서 간기능 역시 더 이상 문제되지 않았다.

Hospital day		1	2	3	4	5	6	7	8	9	10	11	12	13	14	15	16	17	18
Postop day																			

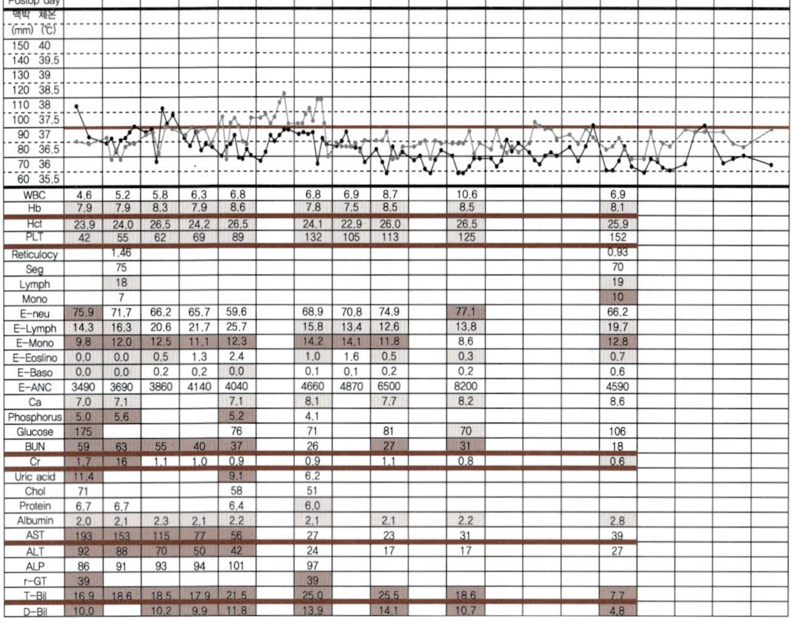

		1	2	3	4	5	6	7	8	9	10	11	12	13	14	15	16	17	18
WBC	4.6	5.2	5.8	6.3	6.8		6.8	6.9	8.7		10.6				6.9				
Hb	7.9	7.9	8.3	7.9	8.6		7.8	7.5	8.5		8.5				8.1				
Hct	23.9	24.0	26.5	24.2	26.5		24.1	22.9	26.0		26.5				25.9				
PLT	42	55	62	69	89		132	105	113		125				152				
Reticulocy		1.46													0.93				
Seg		75													70				
Lymph		18													19				
Mono		7													10				
E-neu	75.9	71.7	66.2	65.7	59.6		68.9	70.8	74.9		77.1				66.2				
E-Lymph	14.3	16.3	20.6	21.7	25.7		15.8	13.4	12.6		13.8				19.7				
E-Mono	9.8	12.0	12.5	11.1	12.3		14.2	14.1	11.8		8.6				12.8				
E-Eoslino	0.0	0.0	0.5	1.3	2.4		1.0	1.6	0.5		0.3				0.7				
E-Baso	0.0	0.0	0.2	0.2	0.0		0.1	0.1	0.2		0.2				0.6				
E-ANC	3490	3690	3860	4140	4040		4660	4870	6500		8200				4590				
Ca	7.0	7.1			7.1		8.1		7.7		8.2				8.6				
Phosphorus	5.0	5.6			5.2		4.1												
Glucose	175				76		71		81		70				106				
BUN	59	63	55	40	37		26		27		31				18				
Cr	1.7	16	1.1	1.0	0.9		0.9		1.1		0.8				0.6				
Uric acid	11.4				9.1		6.2												
Chol	71				58		51												
Protein	6.7	6.7			6.4		6.0												
Albumin	2.0	2.1	2.3	2.1	2.2		2.1		2.1		2.2				2.8				
AST	193	153	115	77	56		27		23		31				39				
ALT	92	88	70	50	42		24		17		17				27				
ALP	86	91	93	94	101		97												
r-GT	39						39												
T-Bil	16.9	18.6	18.5	17.9	21.5		25.0		25.5		18.6				7.7				
D-Bil	10.0		10.2	9.9	11.8		13.9		14.1		10.7				4.8				

Lesson of the case

심부전과 부정맥 그리고 황달을 동반한 간기능 이상이 있을때 thyrotoxic crisis가 그 원인이 될 수 있음을 알아야 하겠고, 이러한 경우 조속히 항갑상선약물을 시작해야 한다.

CASE 16 3년 전 시작된 체중 증가로 내원한 35세 남자

Reason for Admission

For operation of Cushing's disease

Present Illness

내원 3년 전부터 8 kg의 체중 증가, 복부의 자색선조, 고혈압, 고지혈증, 두통 등이 발생하여 외부병원에서 Cushing's disease로 진단되었으며 본원 내분비 내과 외래 경유, 수술 위해 신경외과로 입원하였다.

Past History

hypertension (+)
hypercholesterolemia (+)
diabetes (-)
tuberculosis (-)
hepatitis (-)

Family History

diabetes (-)
hypertension (-)
renal disease (-)
malignancy (-)

Social History

occupation : 대학원 연구실 근무
alcohol (+) : 소주 3~4병, 주 1회×4년, 내원 1년 전부터 금주
smoking : current smoker, 5 pack-years (0.5 pack/day×10 years)

Review of Systems

General

general weakness (-)	easy fatigability (-)
febrile sense (-)	chills (-)
sleep disturbance (-)	

Skin

abdominal purple striae (+)	scaling of leg / feet (+)

Head / Eyes / ENT

headache (-)	blurred vision (-)
visual disturbance (-)	eye injection (-)
hearing disturbance (+)	oral ulcer (-)
dry eyes (-)	dry mouth (-)
rhinorrhea (-)	sore throat (-)
photosensitivity (-)	

Respiratory

dyspnea (-)	hemoptysis (-)
cough (-)	sputum (-)

Cardiovascular

chest pain (-)	palpitation (-)
orthopnea (-)	Raynaud's phenomenon (-)

Gastrointestinal

anorexia (-)	dyspepsia (-)
nausea (-)	vomiting (-)
diarrhea (-)	abdominal pain (-)

Genitourinary

flank pain (-)	gross hematuria (-)
genital ulcer (-)	

Neurologic

seizure (-)	cognitive dysfunction (-)
psychosis (-)	motor change (-)
sensory change (-)	

Musculoskeletal

arthralgia (-)	muscle weakness (-)
back pain (-)	morning stiffness (-)

Physical Examination

height 170.0 cm, weight 78.8 kg, body mass index 26.9 kg/m²

Vital Signs

BP 146/107 mmHg - HR 90/min - RR 20/min - BT 36.2℃

General appearance

looking not ill	alert and oriented
truncal obesity (+)	

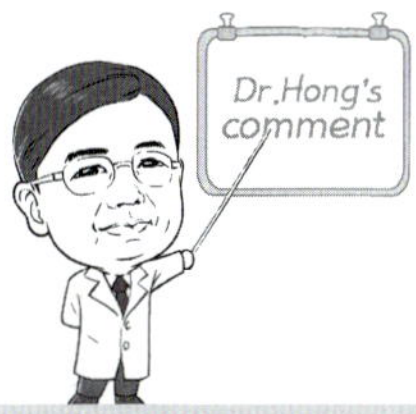

문진에서 알려진 증상에 대해서는 PE에서 확인하는 것이 필요하다. Impaired hearing 같으면 tuning folk로 검사한다든가, scaling lesion이 있다고 한 하지의 inspection 결과가 기술되어야 한다.

Skin

skin turgor : normal	ecchymosis (-)
rash (-)	purpura (-)

Head / Eye / ENT

visual field defect (-)	pinkish conjunctiva
moon face (+)	facial plethora (+)

Chest

symmetric expansion without retraction	clear breath sounds without crackle

Heart

regular rhythm	normal heart sounds without murmur

Abdomen

soft & obese	purple striae (+)
tenderness (-)	rebound tenderness (-)
normoactive bowel sound	

Back and Extremities

joint swelling (-)	joint tenderness (-)
heel pain (-)	knee crepitus (-)
peripheral pulses: intact	costovertebral angle tenderness (-)
buffalo hump (+)	

Neurology

motor weakness (-)	sensory disturbance (-)
gait disturbance (-)	neck stiffness (-)

Initial Laboratory Data

CBC

WBC (4,000~10,000/mm³)	12,900	Hb (13~17 g/dL)	13.4
WBC differential count	neutrophil 69.5%, lymphocyte 22.3%, monocyte 7.3%	platelet (150~350 × 10³/mm³)	334

Chemical & Electrolyte battery

Ca (8.3~1 0 mg/dL) P (2.5~4.5 mg/dL)	9.5	glucose (70~110 mg/dL)	98
protein (6~8 g/dL) albumin (3.3~5.2 g/dL)	6.3 3.7	aspartate aminotransferase (AST) (~40 IU/L) /alanine aminotransferase (ALT) (~40 IU/L)	22/22
alkaline phosphatase (ALP) (40~120 IU/L)	117	total bilirubin (0.2~1.2 mg/dL)	0.5
BUN(10~26 mg/dL) Cr (0.7~1.4 mg/dL)	23 1.4	estimated GFR ($\geq$ 60 mL/min/1.7 m²)	61
Na (135~145 mmol/L) K (3.5~5.5 mmol/L) Cl (98~110 mmol/L)	143 4.2 114	HCO_3^- (24~31 mmol/L)	25.9

Urinalysis with microscopy

specific gravity (1.005~1.03)	1.025	pH (4.5~8)	5.0
albumin(trace)	2+	glucose (-)	(-)
ketone (-)	(-)	bilirubin (-)	(-)
occult blood (-)	(-)	nitrite (-)	(-)
RBC (0~2/HPF)	0-2/HPF	WBC (0-2/HPF)	0-2/HPF
squamous cell(0~2/HPF)	0-2/LPF	Bacteria (-)	0

Chest X-ray

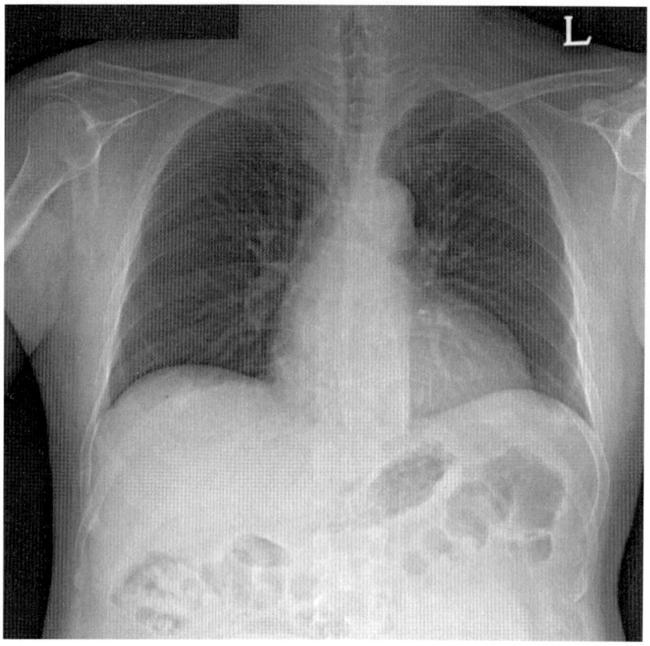

〈외부병원 검사결과〉

- 24hr urine free cortisol : 380 μg/day (ref : 20-90)
- low dose dexamethasone suppression test : urine free cortisol 263 μg/day (〈 30)
- basal serum adrenocorticotropic hormone (ACTH) level 〉100 pg/mL (0-60)
- high dose dexamethasone suppression test : urine free cortisol 347 μg/day

Screening test에는 overnight dexamethasone suppression test, urine free cortisol measurement, late-night salivary cortisol measurement, 그리고 confirmatory test로 사용할 수 있는 low dose dexamethasone suppression test가 있다.

Inferiorpetrosalsinus sampling

ACTH(pg/mL)	Left	Right	Peripheral blood
basal	103.5	978.8	83.1
CRH-1min	240	1542	
CRH-3min	288.4	1744	
CRH-5min	505	1674	
CRH-10min	384	1614.7	

:: Diagnostic algorithm of Cushing's syndrome

Cushing's syndrome에 부합하는 증상을 보일 경우 screening test 중 하나를 시행하게 되는데 본 환자의 경우 24hr urine free cortisol이 50 이상으로 screening positive 소견을 보여 low dose dexamethasone suppression test를 시행하였고 역시 urine free cortisol이 10 μg/d로 suppression이 되지 않아 Cushing's syndrome이 확진되었다. 최근 개정된 algorithm에 따라 구한 plasma ACTH도 상승되어 있어 iatrogenic cause 및 adrenal neoplasia가 배제되었고 pituitary imaging 및 high dose dexamethasone suppression test를 통한 suppression 여부를 확인하는 절차로 넘어가게 된다.

:: Diagnostic dilemma of Cushing's syndrome

Cushing's syndrome 진단에 있어서의 dilemma는 pituitary microadenoma와 ectopic source에서의 ACTH production의 감별이다. 특히 ectopic ACTH syndrome에서 carcinoid tumor와 연관된 diarrhea나 flushing, pheochromocytoma에서 보이는 episodic hypertension등의 특이적인 증상이 없다면 감별이 힘들다. 이 경우 IPSS (Inferior petrosal sinus sampling) 검사가 감별에 도움이 될 수있다. 이 검사는 CRH (1mcg/kg IV) injection 후 baseline 및 2, 5,10분 후 inferior petrosal sinus에서와 말초혈액에서 측정한 ACTH level을 비교한다. CRH 투여 후 peak petrosal : peripheral ACTH ratio가 3:1 이상인 경우 (혹은 baseline에서 ratio가 2:1 이상인 경우) pituitary ACTH secreting tumor, 즉 microadenoma, 즉 Cushing's disease를 진단할 수 있다. 양측 ACTH 비를 구하여 1.5:1 이상이 확인되면 높은 쪽이 병변일 가능성이 높다고 판단하여 resection에 참고하기도 한다. 본 환자의 외부기록은 CRH 투여 후 말초 혈액치 기록은 없으나 baseline에서 Rt : Lt IPS의 비가 2:1 이상이어서 우측이 병소일 것으로 추측하였다.

Radiologic Finding

외부병원 MR, sella with enhance: no definite pituitary mass

Initial Problem List

#1 Cushingoid appearance

#2 Elevated 24hr urine cortisol, serum ACTH, cortisol level

#3 Hypertension

#4 Scaling of feet and legs

#5 Albuminuria

#6 Leukocytosis

#7 Elevated uric acid level

Assessment and Plan

#1 Cushingoid appearance #2 Elevated 24hr urine cortisol, serum ACTH, cortisol level #3 Hypertension	
A)	• ACTH dependent Cushing's syndrome : due to pituitary adenoma due to ectopic ACTH syndrome
P)	Trans-sphenoidal approach (TSA) & exploration

#4 Scaling of feet and legs	
A)	Hypercortisolism-associated tinea unguium et pedis
P)	• Diagnostic plan : toenail culture / KOH mount • Therapeutic plan : 확진 후 anti-fungal agent 사용

#5 Albuminuria	
A)	• Associated with Cushing's disease • Hypertensive nephropathy • Glomerulonephritis, less likely
P)	Albumin / Creatine ratio 검사

#6 Leukocytosis	
A)	Associated with hypercortisolism
P)	Hypercortisolism treatment

#7 Elevated uric acid level	
A)	Asymptomatic hyperuricemia
P)	Observation

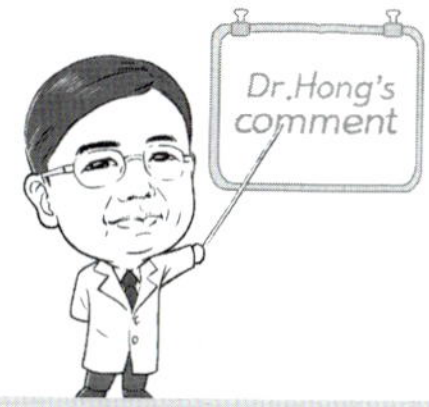

Problem title은 available data에 근거하여, challenge를 defend할 수 있는 한 highest level of refinement로 기술하는 것이다.
이 경우, inferior petrosal sinus sampling까지를 포함해 비교적 extensive한 endocrinologic study results가 available하기 때문에 Cushing's disease라고 진단할 충분한 근거가 있으므로, #1, #2, #3은 처음부터 #1. Cushing's disease라고 하는 것이 옳은 방법이다.

Hospital Day 2 (POD 0)

#1 Cushingoid appearance #2 Elevated 24hr urine cortisol, serum ACTH, cortisol level #3 Hypertension	
S)	특별히 불편하지는 않습니다.
O)	• TSA & Rt. hemihypophysectomy 시행 : no mass was seen on inspection
A)	Cushing's disease, s/p TSA & Rt. hemihypophysectomy
P)	• Cortisol level 추적 • Adrenal insufficiency 증상 관찰 • Hydrocortisone replacement, as needed. • CSF leakage 관찰

Updated Problem List

1 Cushingoid appearance ➡ Cushing's disease,
s/p TSA & Rt.hemihypophysectomy

2 Elevated 24hr urine cortisol, serum ACTH, cortisol level ➡ #1

3 Hypertension ➡ #1

4 Scaling of feet and legs ➡ #1

5 Albuminuria ➡ #1

6 Leukocytosis ➡ #1

7 Elevated uric acid level ➡ Asymptomatic hyperuricemia

Hospital Day 5 (POD3)

#1 Cushingoid appearance ➡ Cushing's disease, s/p TSA & Rt.hemihypophysectomy	
S)	Anorexia (-), Dizziness (-), Facial plethora (+)
O)	• BP 145/95 mmHg • ACTH 78.1 pg/mL Cortisol 5.8 μg/dL • 24hr urine cortisol 175 μg/day • Input/Output : 3,180/2,260 mL
A)	Cushing's disease, s/p TSA & Rt.hemihypophysectomy
P)	• ACTH, cortisol, 24hr urine cortisol level 추적 • Adrenal insufficiency 증상 관찰 • Hydrocortisone replacement, as needed

Hospital Day 8 (POD 6)

#1 Cushingoid appearance → Cushing's disease, s/p TSA & Rt. hemihypophysectomy	
S)	Fatigue (+), Dizziness (-), Facial plethora (-)
O)	• BP 130/80mmHg • 24hr urine cortisol : pending
A)	Stable postoperative state
P)	• Discharge & OPD f/u • Hydrocortisone 15mg - 5mg 복용

Postoperative Lab findings

Preop.	Preop.	POD#1	POD#2	POD#4	POD#17
ACTH (pg/mL)	208	78.1	92.4	109	113
Cortisol (μg/dL)	21.4	5.8	6.9	14.1	10.4
24hr urine free cortisol (μg/day)	291	175	162	287	114
TSH/free T_4	1.3/1.1		0.4/1.4		2.6/1.1

OPD (POD 17)

#1 Cushingoid appearance → Cushing's disease, s/p TSA & Rt. hemihypophysectomy	
O)	• POD#13 이후로 hydrocortisone 자의 중단한 상태 • ACTH 113 pg/mL • Cortisol 10.4 μg/dL • 24hr urine cortisol 114 μg/day • Biopsy : normal pituitary gland • ACTH producing cells < 20%
A)	Persistent Cushing's syndrome
P)	Reevaluation 위해 재입원

Second Admission

Chief Complaints

For evaluation of persistent Cushing's syndrome

Present Illness

Cushing's disease로 진단하고 17일 전 trans-sphenoidal approach로 Rt. hemihypophysectomy를 시행하였으나 hormone level이 정상화되지 않아 re-evaluation을 위해 입원함.

Updated Problem List

#1 Cushingoid ➞ Cushing's disease,

s/p TSA & Rt.hemihypophysectomy ➞ Persistent ACTH-dependent Cushing's syndrome

Assessment and Plan

#1 Cushingoid appearance ➞ Cushing's disease, s/p TSA & Rt.hemihypophysectomy ➞ Persistent ACTH-dependent Cushing's syndrome		
	A)	Persistent ACTH dependent Cushing's syndrome
	P)	• 24hr urine cortisol, midnight serum cortisol 측정 • Overnight dexamethasone suppression test • High dose dexamethasone suppression test • Inferior petrosal sinus sampling

Hospital Day 1

#1 Cushingoid appearance → Cushing's disease, s/p TSA & Rt.hemihypophysectomy → Persistent ACTH-dependent Cushing's syndrome	
S)	별 증상 없어 괜찮습니다.
O)	• Screening test : 24hr urine free cortisol 115 μg/day 8 am ACTH/cortisol 121 pg/mL / 10.7 μg/dL Midnight serum ACTH/cortisol 85.8 pg/mL / 8.9 μg/dL Overnight 1 mg dexametasone suppression test 7.1 μg/dL
A)	Persistent ACTH dependent Cushing's syndrome

24hr urine free cortisol이 100 μg/day 이상이며 overnight 1mg dexamethasone suppression test 상 cortisol이 suppression (< 5 μg/dL) 되지 않고 midnight cortisol이 7.5 μg/dL 보다 높아 Cushing's syndrome 진단되었다.

ACTH 역시 증가되어 있어 ACTH dependent disease로 보았고 ACTH의 origin을 알기 위해 시행한 high dose dexamethasone test 에서 24 hr urine cortisol이 suppression(기저치의 50% 이하) 되어 ectopic ACTH production 보다는 pituitary ACTH production 즉, 여전히 Cushing's disease 가능성이 높을 것으로 보았다.

Hospital Day 5

#1 Cushingoid appearance → Cushing's disease, s/p TSA & Rt.hemihypophysectomy → Persistent ACTH-dependent Cushing's syndrome	
S)	Anorexia (-), Headache (-), Dizziness (-)
O)	• High dose dexamethasone suppression test : Serum cortisol level : 7.6 μg/dL → 1.2 μg/dL Urine cortisol level : 132 μg/day → 26.4 μg/day
A)	Cushing's disease, more likely
P)	IPSS 재검

다시 확인을 위해 시행한 IPSS (Inferior petrosal sinus sampling)에서 basal 2에서 Rt.IPS ACTH level이 말초보다 2배 이상 높으며 10 min level도 3배 이상 높아 persistent Cushing's disease로 확인하였다.

이 IPSS 결과는 CRH에 반응하여 ACTH를 분비하는 병변이 Rt petrosal sinus로 drain되는 부위에 아직도 남아 있음을 시사하는 결과이다.

Hospital Day 7

#1 Cushingoid appearance ➞ Cushing's disease,
s/p TSA & Rt.hemihypophysectomy ➞ Persistent ACTH-dependent Cushing's syndrome

S) Anorexia (-), Headache (-)

O)

ACTH (pg/mL)	Rt	Lt	Peripheral blood
Basal1	119	92.6	84.5
Basal2	212	98.7	85.6
CRH 1min	340	141	90.2
CRH 3min	682	235	119
CRH 5min	488	204	149
CRH 10min	805	241	161

A) Persistent Cushing's disease

P) 다시 TSA & Total hypophysectomy시행

Hospital Day 8 (POD 0)

#1 Cushingoid appearance ➞ Cushing's disease,
s/p TSA & Rt.hemihypophysectomy ➞ Persistent ACTH-dependent Cushing's syndrome

S) Anorexia (-)

O)
- Endonasal TSA & Total hypophysectomy 시행
- Exploration에서 mass 관찰되지 않음.

A)
- Persistent ACTH dependent Cushing's disease s/p Total hypophysectomy

P)
- ACTH, Cortisol, urine cortisol level 추적
- Hypopituitarism symptom 관찰

Updated Problem List

#1 Cushingoid appearance ➡ Cushing's disease,

s/p TSA & Rt. hemihypophysectomy ➡ Persistent ACTH-dependent Cushing's syndrome

#8 s/p Total hypophysectomy for #1

Postoperative Lab Findings

Preop.	Preop	POD#0	POD#1	POD#2	POD#3
ACTH (pg/mL)	121	131	101	87.9	122
Cortisol (μg/dL)	10.7	16.8	10.5	11.3	12.9
24h urine free cortisol (μg/day)	115	255	105	263	133
TSH/free T_4				0.10/0.98	
LH/FSH				1.7/1.4	
Prolactin/ Testosterone				1.0/0.79	

Pituitary gland를 모두 제거하였으나 수술 후 시행한 hormonal study상 ACTH dependent Cushing's syndrome이 여전히 관찰된다.

Ectopic source of ACTH가 존재함을 시사하는 결과이다.

Hospital Day 23 (POD 5)

#1 Cushingoid appearance ➡ Cushing's disease,
s/p TSA & Rt. hemihypophysectomy ➡ Persistent ACTH-dependent Cushing's syndrome
#8 s/p Total hypophysectomy for #1

S)	Anorexia (-), Fatigue (-), Dizziness (-)
O)	Input/Output : 1,810/1,390
A)	Ectopic ACTH syndrome
P)	• Diagnostic : ectopic focus screening abdominopelvic CT chest CT & bronchofiberscopy • Therapeutic : medical adrenalectomy 위해 ketoconazole 투여

#1 Cushingoid appearance ➡ Cushing's disease, s/p TSA & Rt.hemihypophysectomy ➡ Persistent ACTH-dependent Cushing's syndrome #8 s/p Total hypophysectomy for #1		
	S)	Anorexia (-), Fatigue (-), Dizziness (-)
	O)	• BP 130/85 mmHg • Abdominopelvic CT : 정상 • Chest CT : Multiple healed rib fractures외 정상 • Bronchoscopy : 정상
	A)	Ectopic ACTH syndrome, more likely than Cushing's disease
	P)	• 환자 사정으로 퇴원 후 OPD f/u • Ketoconazole 유지하며 FDG-PET/ Octreotide scan고려

Ectopic ACTH syndrome과 연관성 있는 tumor로는 small cell lung carcinoma가 50%로 가장 흔하며 lung carcinoids, pancreatic tumor가 각각 10% 씩 차지한다.

OPD

#1 Cushingoid appearance ➡ Cushing's disease, s/p TSA & Rt.hemihypophysectomy ➡ Persistent ACTH-dependent Cushing's syndrome #8 s/p Total hypophysectomy for #1		
	S)	Anorexia (+), Fatigue (+), Headache (-)
	O)	• ACTH : 121 pg/mL • Cortisol : 21.4 μg/dL • 24hr urine cortisol : 188 μg/day • PNS CT : Suspicious mass on Lt.ethmoid sinus
	A)	Ectopic ACTH syndrome, most likely
	P)	이비인후과 상의하여 biopsy 여부 결정

Lesson of the case

Total pituitary removal에도 불구하고 hypercortisolism의 증상과 lab 소견이 지속되어 결국 ectopic ACTH syndrome으로 추정되는 경우였다. Diagnostic algorithm에 따른 검사를 진행하여 Cushing's disease에 부합되었지만 이와 같은 경우도 있다는 것을 알게 되었다.

CASE 17 2달 전부터 시작된 호흡곤란으로 내원한 51세 남자

Chief Complaints

Dyspnea , started 2 months ago

Present Illness

건강하던 51세 남자로 약 2개월 전부터 2층 계단을 오르면 숨이 차기 시작했다. 숨찬 증세와 함께 마른기침과 간헐적인 열감 및 오한이 있었다. 증상은 서서히 악화되어 입원 1개월 전부터는 직장일을 하기 어려울 정도가 되었으며 2주 전부터는 가만히 있어도 숨이 차고 열과 오한이 심해졌다.

1주일 전 외부병원에 입원하여 폐렴이라는 이야기 듣고 산소투여 및 항생제 치료받았으나 증상 호전 없어 응급실을 경유하여 입원하였다.

Past History

operation history : 20년 전 급성복통으로 수술 받음.
2년 전 담석으로 담낭 절제술 받음.

diabetes (-)
hypertension (-)
tuberculosis (-)
hepatitis (-)

Family History

diabetes (-)
hypertension (-)
tuberculosis (-)
hepatitis (-)
renal disease (-)
malignancy (-)

Social History

occupation : 화학섬유관련 일 (30년 근무)
alcohol : 소주 2병 주1회 , 20년
smoking : ex-smoker, 30 pack-years, 3년 전 금연

Review of Systems

General

general edema (-)	easy fatigability (-)
dizziness (-)	weight loss (-)

Skin

purpura (-)	erythema (-)

Head / Eyes / ENT

headache (-)	blindness (-)
visual disturbance (-)	eye injection (-)
hearing disturbance (-)	oral ulcer (-)
rhinorrhea(-)	sore throat (-)

Respiratory

hemoptysis (-)	sputum (-)

Cardiovascular

chest pain (-)	palpitation (-)
orthopnea (-)	

Gastrointestinal

anorexia (-)	dyspepsia (-)
nausea (-)	vomiting (-)
diarrhea (-)	abdominal pain (-)

Genitourinary

flank pain (-)	gross hematuria (-)
dysuria (-)	

Neurologic

tremor (-)	tingling sense (-)

Musculoskeletal

muscle pain (-)	weakness (-)
back pain (-)	morning stiffness (-)

Physical Examination

height 165.7 cm, weight 42.4 kg, body mass index 15.6 kg/m^2

Vital Signs

BP 145/85 mmHg - HR 114/min - RR 37/min - BT 36.5℃

General appearance

looking chronically ill	alert
oriented to time, person, place	

Skin

skin turgor : normal	ecchymosis (-)
rash (-)	purpura (-)

Head / Eyes / ENT

visual field defect (-)	pinkish conjunctiva (+)
icteric sclera (-)	palpable lymph nodes (-)

Chest

symmetric expansion without retraction	crackles on left middle thorax

Heart

regular rhythm	normal heart sounds without murmur

Abdomen

soft & flat	normoactive bowel sounds
tenderness (-)	rebound tenderness (-)

Musculoskeletal

joint swelling (-)	joint tenderness (-)
heel pain (-)	knee crepitus (-)
peripheral pulses: intact	CVA tenderness (-)

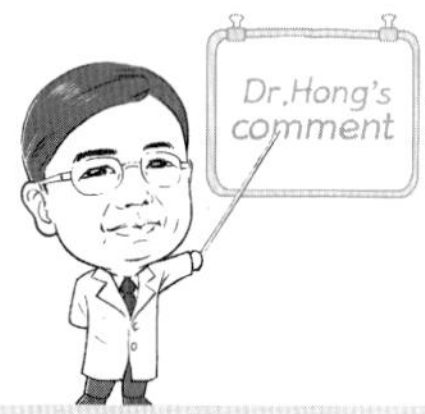

환자가 얼마나 sick한 지는 General Appearance를 기술한 것으로 알 수 있게 된다. BMI 가 15.6이면 무척 수척했을 것이고, 호흡이 37회면 매우 헐떡거리고 있을 것으로 여겨진다. 숨이 차서 앉아 있는지, 편안하게 누워 있는지 등, 이런 모습을 describe하는 연습을 하는 것이 좋다. 열은 없는데 빈맥이 있으면 hypoxia의 가능성도 고려하고 cyanosis 여부도 궁금하다.

Neurology

motor weakness (-)	sensory disturbance (-)
gait disturbance (-)	neck stiffness (-)

Initial Laboratory Data

CBC

WBC (4,000~10,000/mm³)	4,500	Hb (13~17 g/dL)	10.7
WBC differential	neutrophil 76.3% lymphocyte 9.2%	platelet (150~350 × 3/mm³)	124

Chemical & Electrolyte battery

Ca (8.3~10 mg/dL) P (2.5~4.5 mg/dL)	8.0 3.9	glucose (70~110 mg/dL)	92
protein (6~8 g/dL) albumin (3.3~5.2 g/dL)	6.4 1.7	aspartate aminotransferase (AST) (~40 IU/L) /alanine aminotransferase (ALT) (~40 IU/L)	40/24
alkaline phosphatase (ALP) (40~120 IU/L)	115	gamma-glutamyl transferase (r-GTP) (11~63 IU/L)	119
total bilirubin (0.2~1.2 mg/dL)	1.0	direct bilirubin (~0.5 mg/dL)	0.4
BUN (10~26 mg/dL) Cr (0.7~1.4 mg/dL)	18 1.0	estimated GFR (≥ 60 mL/min/1.73 m²)	> 90
C-reactive protein (~0.6 mg/dL)	20.5		
Na (135~145 mmol/L) K (3.5~5.5 mmol/L) Cl (98-110 mmol/L)	135 3.5 113	total CO_2 (24~31 mmol/L)	15.9

Coagulation Battery

prothrmobin time (PT) (70~140%)	90.1	PT(INR) (0.8~1.3)	1.07
activated partial thromboplastin time (aPTT) (25~35 sec)	43		

Urinalysis

specific gravity (1.005~1.03)	1.030	pH (4.5~8)	5.0
albumin (trace)	(-)	glucose (-)	(-)
ketone (-)	(-)	bilirubin (-)	(-)
occult blood (-)	(+)	nitrite (-)	(-)

ABGA

PH (7.35~7.45)	7.450	$PaCO_2$ (35~45 mmHg)	26
PaO_2 (80~90 mmHg)	33	total O_2 (23~29 mmEq/L)	18
SaO_2 (94~100%)	67		

Chest X-ray 및 외부병원 chest CT

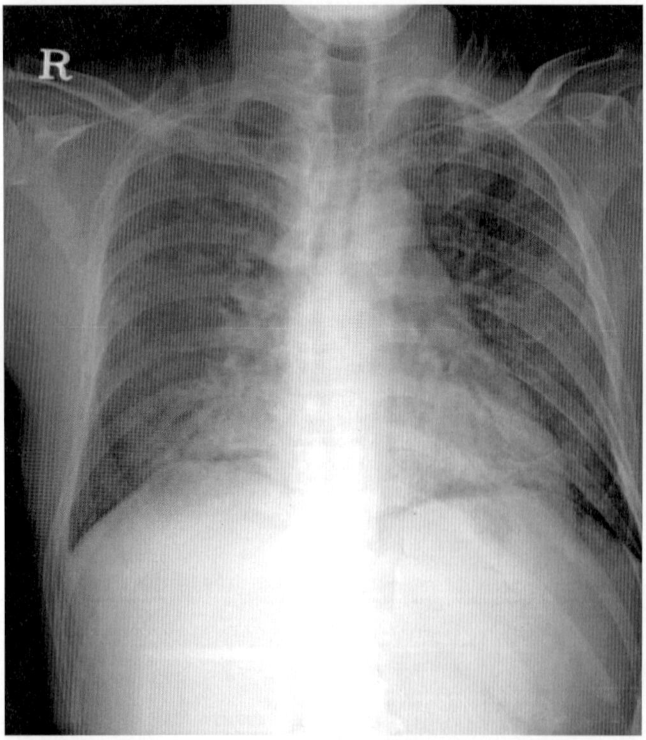

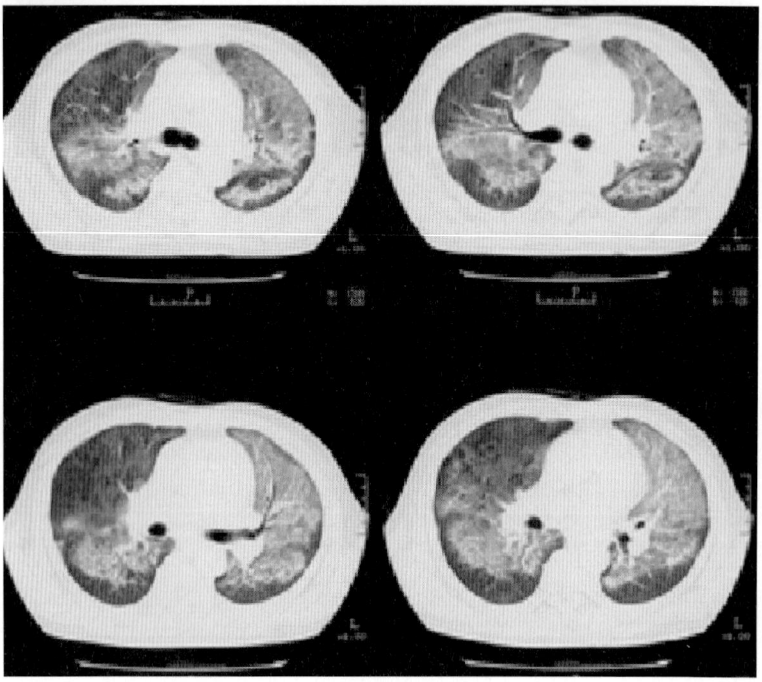

Chest X-ray와 chest CT 상 폐의 양측에 symmetric involvement하는 diffuse ground glass opacity가 있으며, 주로 upper lung zone에 predominant하다.
양측 basal lungs과 dependent subpleural portion은 sparing 되어 있다.

Initial Problem List

#1 Dyspnea with hypoxemia

#2 Fever

#3 Cough

#4 Bilateral ground glass opacity in both lung fields

#5 Elevated C-reactive protein

#6 Anemia

#7 Absolute lypmphopenia

#8 화학섬유관련 직업

Assessment and Plan

<table>
<tr><td colspan="2">#1 Dyspnea with hypoxemia
#2 Fever
#3 Cough
#4 Bilateral ground glass opacity in both lung field
#5 Elevated C-reactive protein
#7 화학섬유관련 직업</td></tr>
<tr><td>A)</td><td>• Interstitial lung disease :
- hypersensitivity pneumonitis
- idiopathic interstitial pneumonia
• Community-acquired pneumonia :
- respiratory virus such as influenza
- bacterial pneumonia : Mycoplasma pneumoniae, Legionella pneumophila.
- Pneumocystis pneumonia</td></tr>
<tr><td>P)</td><td>• Diagnostic :
- bronchoscopy with bronchoscopic alveolar lavage (BAL) :
sputum Gram stain/culture
AFB smear/culture
virus culture & viral antigen : cytomegalovirus (CMV), respiratory syncytial virus, adenovirus, parainfluenzavirus, influenzavirus
Pneumocystis jirovecii (PCP) immunoflourescence stain
BAL fluid analysis, CD4/CD8 count
- high resolution CT
- blood culture
- pneumococcal urinary antigen
- Legionella urinary antigen
- cold agglutinin, mycoplasma Ab
- HIV (human immunodeficiency virus) EIA
• Therapeutic :
- oxygen supplement
- empirical antibiotics : piperacillin/tazobactam</td></tr>
</table>

폐에 bilateral ground glass opacity를 일으키는 질환으로는 viral pneumonia, *Pneumocystis* pneumonia 등의 감염질환과 non-infectious cause의 interstitial pneumonia 등을 고려하였다. 2개월의 긴 증상을 고려할 때 감염보다는 interstitial lung disease의 가능성을 높게 생각했다.

Bilateral ground glass opacity를 보이는 질환을 감별하는데 있어 면역력이 떨어진 상태인지에 대한 확인이 필요하여 HIV 검사를 시행하고자 했다.

Hospital Day 2

#1 Dyspnea with hypoxemia
#2 Fever
#3 Cough
#4 Bilateral ground glass opacity in both lung field
#5 Elevated C-reactive protein
#7 화학섬유관련 직업

S)	숨찹니다.
O)	• Bronchoscopy : - no endobronchial lesion - BAL fluid analysis : neutrophil 73%, lymphocyte 13%, eosinophil 0% - CD4/CD8 ratio : 53% - PCP DFA : positive - CMV culture : positive - respiratory syncytial virus, adenovirus, parainfluenza, influenza : all negative • CMV antigenemia : 1800/20만 WBCs • Pneumococci urine Ag, *Legionella* urine Ag : negative • Cold agglutinin, Mycoplasma Ab : negative • Gram stain & AFB smear : negative • HIV EIA : positive
A)	*Pneumocystis* pneumonia in HIV-infected patient Combined CMV pneumonia
P)	• Diagnostic : HIV western blot HIV initial evaluation - history taking again - HIV RNA titer - VDRL 정성검사 (FTA-ABS, VDRL 정량) - CD4 lymphocyte count - HIV resistance testing - serologies for hepatitis A, B, C - toxoplasma Ab - tuberculin skin test • Therapeutic : - trimethoprime/sulfamethoxazole (TMP-SMX) - prednisone

HIV 환자의 *Pneumocystis* pneumonia에서 moderate, severe한 경우 항생제 외에도 steroid 사용이 필요하다. Indication은 room air $P_aO_2 \leq 70$ mmHg이거나 alveolar-arterial oxygen gradient ≥ 35 mmHg인 경우이다.

Updated Problem List

#1 Dyspnea with hypoxemia ➡ *Pneumocystis* pneumonia
#2 Fever ➡ #1
#3 Cough ➡ #1
#4 Bilateral ground glass opacity in both lung fields ➡ #1
#5 Elevated C-reactive protein ➡ #1
#6 Anemia
#7 Absolute lypmphopenia ➡ HIV positive
#8 화학섬유관련 직업

Hospital Day 6

#1 Dyspnea with hypoxemia ➡ *Pneumocystis* pneumonia	
S)	숨찬 것 조금 좋아졌어요.
O)	• Venturi mask : FiO_2 35% • ABGA : pH - 7.490, $PaCO_2$ - 31.0 mmHg, PaO_2 - 92.0 mmHg, bicarbonate - 24.0 mEq/L • BAL fluid CMV culture : positive 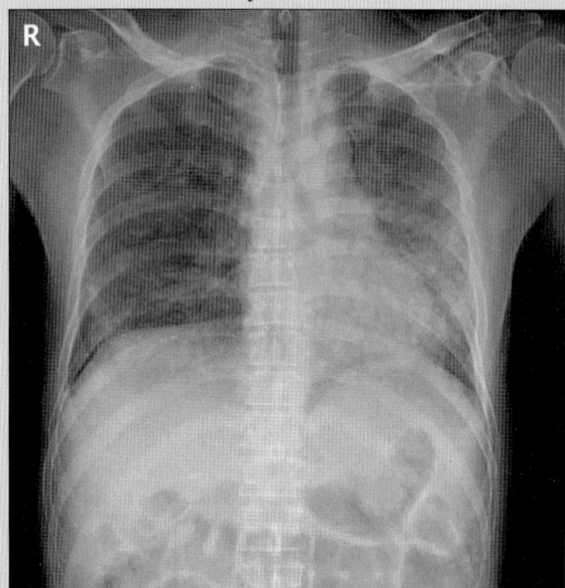
A)	• *Pneumocystis* pneumonia in HIV-infected patient, improving • Innocent bystanderof CMV 〉 Combined CMV pneumonia
P)	• Therapeutic plan : PCP 현재 약제 유지 • Educational plan : 배우자 교육

TMP-SMX 및 스테로이드 투여 후 증상호전과 함께 chest X-ray 상 bilateral infiltration 감소하였다.

HIV western blot에서 HIV가 확진되었으며 $CD4^+$ lymphocyte 30/mm^3로 MAC 질환을 예방하기 위해 clarithromycin을 투약하기 시작하였다.

Hospital Day 14

#7 Absolute lymphopenia		
	S)	원인이 뭐죠, 치료는 어떻게 하나요?
	O)	• History taking : 중학교 때 동네 아저씨에게 두 차례 성폭행 당함. 혼외관계는 부인함. 수혈력 (-), IV drug abuse (-) • HIV western blot : positive • CD4 count : 30 mm^3 • RNA titer : 2,751,000 copies/mL • VDRL (+) • Tuberculin skin test (-) • Toxoplasma IgG (-) • HBs Ag (-) HBs Ab (+) Anti HCV (-) anti-HAV IgG (+)
	A)	• Acquired immunodeficiency syndrome (AIDS) • Syphilis, stage undetermined
	P)	• Clarithromycin for Mycobacterium avium complex (MAC) prevention

Hospital Day 17

#1 *Pneumocystis* pneumonia
#7 Absolute lypmphopenia ➡ HIV positive ➡ AIDS

S)	숨차요. 열나요.
O)	• BP 150/80 mmHg, RR 26, BT 38.6℃ • Venturi mask : FiO_2 50% • ABGA pH - 7.498, $PaCO_2$ - 24.9 mmHg, PaO_2 - 70.6 mmHg Bicarbonate - 19.5 mEq/L 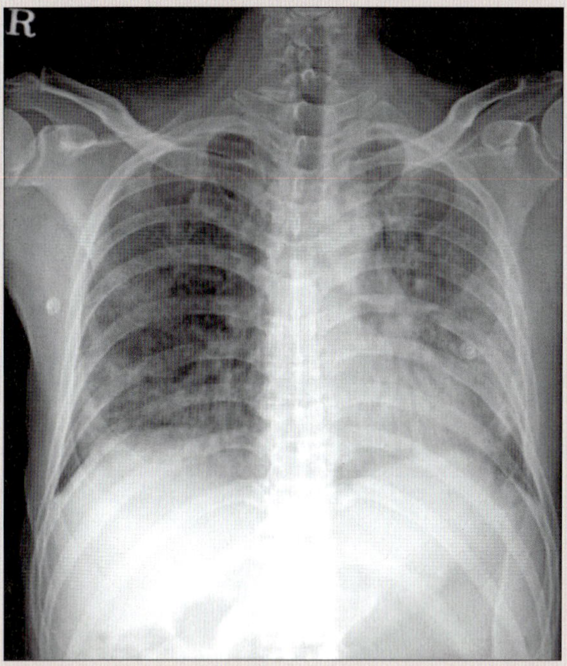
A)	• PCP treatment failure • CMV pneumonitis more likely than innocent bystander of CMV • Combined tuberculosis, fungal infection • Combined nosocomial bacterial pneumonia
P)	• Diagnostic : - CMV Ag assay - repeat bronchoscopy with BAL • Therapeutic : - TMP-SMX 중단 - IV Pentamidine - IV Ganciclovir

PCP 치료도중 경과가 호전되다가 악화되는 소견을 보였다. PCP 자체의 치료실패와 함께 다른 이차감염의 가능성을 고려하였다.

Hospital Day 19

#1 *Pneumocystis* pneumonia	
O)	• Bronchoscopy: BAL fluid study - Gram stain & culture : (-) - AFB smear : (-) - fungus culture : (-) - PCP IF : positive - CMV culture : positive • CMV antigenemia : 1200/20만 WBCs
A)	• PCP treatment failure • Combined CMV pneumonitis
P)	• IV Pentamidine 사용 지속 • IV Ganciclovir 사용 지속

Hospital Day 30

#1 *Pneumocystis* pneumonia	
S)	숨이 너무 차요
O)	• Reservior bag : FiO_2 99% • ABGA : pH - 7.462, $PaCO_2$ - 21.2 mmHg, PaO_2 - 97.8 mmHg, bicarbonate - 15.3 mEq/L • CMV antigenemia : negative • Bronchoscopy with BAL : - Gram stain/culture (-) - AFB smear (-) - fungus culture (-) - *Pneumocystis jirovecii* IF : positive - CMV culture (-) • Chest X-ray : 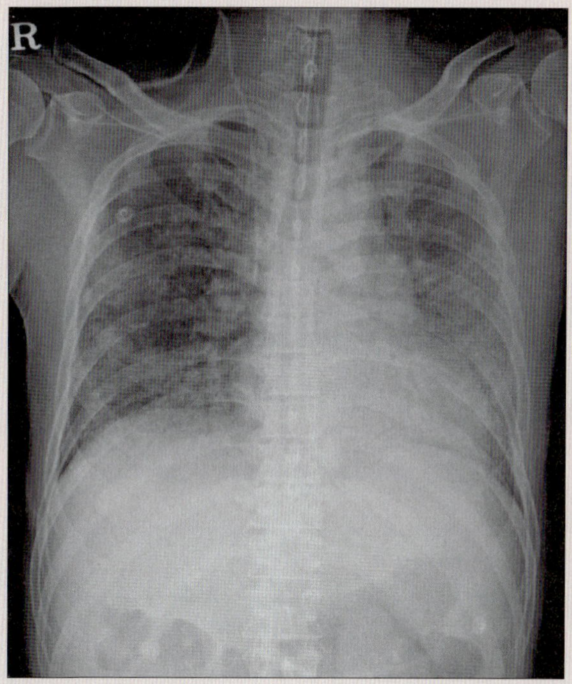
A)	PCP treatment failure
P)	• Pentamidine 대신 clindamycin, primaquine 으로 변경 • Antiretroviral therapy 투약

PCP 치료 중 TMP-SMX의 실패 시 2차 약제로 IV pentamidine, 또는 clindamycin + primaquine이 있다.

[Harrison 17th 1267-1269p]

환자는 호흡곤란이 더 심해지고 chest X-ray도 그 전보다 더 악화되었다.

이와 같이 적절한 치료에도 불구하고 PCP가 악화되는 상태에서는 경우에 따라 antiretroviral therapy를 고려할 수 있다.

AIDS 환자에서 감염이 주된 문제이지만 갑작스런 저혈압 발생에 대해 감염의 악화 외에도 non-infectious cause를 고려를 하였다. 저혈압 원인에 대한 검사로 시행한 심초음파검사에서 pulmonary thomboembolism이 의심되었다.

Hospital Day 35

O)	• BP 62/35 mmHg, PR 110/min, central venous pressure (CVP) 23 mmHg • FIO_2 요구량 50% → 70% • Chest X-ray : No interval change • Portable echocardiography : - dilated RV, D-shaped LV - decreased RV dysfunction - normal LV contractility without regional wall motion abnormality - no pericardial effusion • CK 44 IU/L, CK-MB 2.5 IU/L, troponin-I 0.171 ng/mL • BNP 335 pg/mL • D-dimer 14.32 ug/mL
A)	Pulmonary thromboembolism, most likely
P)	• Thrombolysis • Anticoagulation

Updated Problem List

#1. Dyspnea with hypoxemia ➡ *Pneumocystis* pneumonia
#2. Fever ➡ #1
#3. Cough ➡ #1
#4. Bilateral ground glass opacity in both lung fields ➡ #1
#5. Elevated C-reactive protein ➡ #1
#6. Anemia ➡ #7
#7. Absolute lymphopenia ➡ HIV positive ➡ AIDS
#8. 화학 섬유관련 직업
#9. Syphilis
#10. Shock ➡ Acute right ventricular dysfunction

Hospital Day 41

<table>
<tr><td colspan="3">#1 Pneumocystis pneumonia</td></tr>
<tr><td></td><td>O)</td><td>• FiO_2 45%
• ABGA : pH 7.360, $PaCO_2$ - 29 mmHg, PaO_2 - 135 mmHg, bicarbonate - 16.0 mEq/L
• Bronchoscopy with BAL : pneumocystis burden 감소
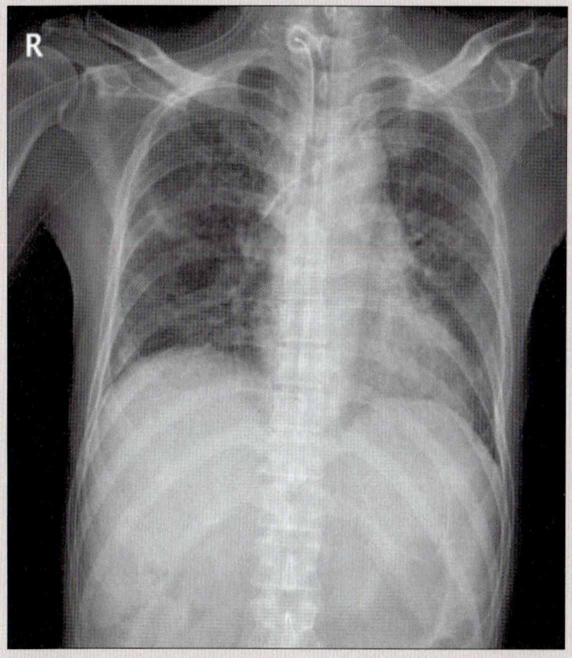
</td></tr>
<tr><td></td><td>A)</td><td>Pneumocystis pneumonia, improving state</td></tr>
<tr><td></td><td>P)</td><td>Clindamycin, primaquine 투여 유지</td></tr>
</table>

Clinical Course

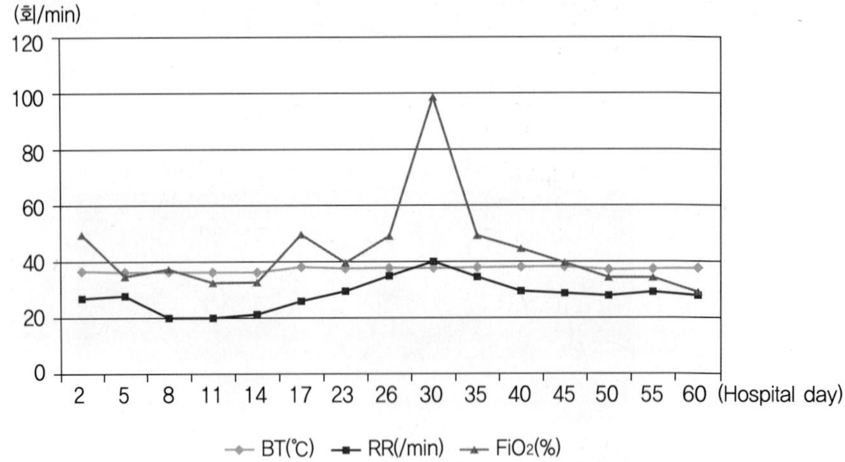

Lesson of the case

폐에 bilateral ground glass opacity가 보이는 경우 면역력이 저하될 수 있는 기저질환에 대한 확인이 필요하다. 그리고 AIDS 환자에서 PCP 치료실패 시 1차 약제에 대한 치료실패 및 동반된 다른 기회 감염증에 대한 고려를 하여야 하겠다.

CASE 18 4주 전 시작된 속쓰림으로 내원한 49세 남자

Chief Complaints

Heartburn, started 4 weeks ago

Present Illness

소주 5~6병씩 매일 약 10년간 마셔 온 49세 남자로 4년 전 만성 췌장염을 진단받고 금주하였고 이후로는 별 증상 없이 지냈다.
4주 전부터 명치에 속쓰림 증상이 생겨 외부병원에서 상부 위장관 내시경검사와 복부 단층촬영을 시행받았으며 식도암이 의심된다고 들었다. 환자는 지난 두달 간 체중이 3 kg 감소하였다.

Past History

chronic pancreatitis : 4년 전
diabetes (-)
hypertension (-)
tuberculosis (-)
hepatitis (-)
operation history (-)

Family History

diabetes (-)
hypertension (-)
tuberculosis (-)
malignancy(-)

Social History

occupation : 회사원
smoking : current smoker, 30 pack-years
alcohol : 소주 5~6병 매일 10년간, 4년 전 금주
marital history : divorced

Review of Systems

General

generalized edema (-)	easy fatigability (+)
night sweats (-)	weight loss (+) : 3 kg / 2 mo

Skin

purpura (-)	erythema (-)

Head / Eyes / ENT

headache (-)	hearing disturbance (-)
dry eyes (-)	tinnitus (-)
rhinorrhea (-)	oral ulcer (-)
sore throat (-)	dry mouth (-)

Respiratory

dyspnea (-)	hemoptysis (-)
cough (-)	sputum (-)

Cardiovascular

chest pain (-)	palpitation (-)
orthopnea (-)	dyspnea on exertion (-)

Gastrointestinal

anorexia (-)	dyspepsia (+)
nausea (-)	vomiting (-)
dysphagia (-)	odynophagia (-)

Genitourinary

flank pain (-)	gross hematuria (-)
genital ulcer (-)	

Neurologic

seizure (-)	cognitive dysfunction (-)
psychosis (-)	motor change (-)
sensory change (-)	

Musculoskeletal

back pain (-)	claudication (-)
both leg swelling (-/-)	muscle weakness (-)

Physical Examination

height 167.9 cm, weight 59.1 kg, body mass index 21.0 kg/m^2

Vital Signs

BP 103/77 mmHg - HR 73/min - RR 18/min - BT 37℃

General appearance

looking not ill	alert
oriented to time, person, place	

Skin

skin turgor: normal	ecchymosis (-)
rash (-)	purpura (-)

Head / Eyes / ENT

visual field defect (-)	pinkish conjunctiva (+)
icteric sclera (-)	palpable lymph node (-)

Chest

symmetric expansion without retraction	clear breathing sound without crackle

Heart

regular rhythm	normal heart sounds without murmur

Abdomen

soft and flat	normoactive bowel sound
tenderness (-)	rebound tenderness (-)
hepatomegaly (-)	splenomegaly (-)

Neurology

motor weakness (-)	sensory disturbance (-)
gait disturbance (-)	neck stiffness (-)

Musculoskeletal

joint swelling(-)	joint tenderness (-)
costovertebral angle tenderness (-)	pretibial pitting edema (-)

Initial Laboratory Data

CBC

WBC (4,000~10,000/mm^3)	7,000	Hb (13~17 g/dL)	15.2
WBC differential count	neutrophil 71.3% lymphocyte 21.4% monocyte 5.0%	platelet (150~350 × 10^3/mm^3)	174

Chemical & Electrolyte battery

Ca (8.3~10 mg/dL) P (2.5~4.5 mg/dL)	9.3 4.3	glucose (70~110 mg/dL)	87
protein (6~8 g/dL) albumin (3.3~5.2 g/dL)	7.6 4.5	aspartate aminotransferase (AST) (~40 IU/L) /alanine aminotransferase (ALT) (~40 IU/L)	18/14
alkaline phosphatase (ALP) (40~120 IU/L)	73	total bilirubin (0.2~1.2 mg/dL)	0.7
amylase (30~110 U/L) lipase (22~51 U/L)	150 68	BUN (10~26 mg/dL) Cr (0.7~1.4 mg/dL)	12 0.9
estimated GFR (≥ 60 mL/min/1.7m^2)	84	C-reactive protein (~0.6 mg/dL)	0.5
Na (135~145 mmol/L) K (3.5~5.5 mmol/L) Cl (98~110 mmol/L)	141 4.5 106	total CO_2 (24~31 mmol/L)	29.6

Coagulation Battery

prothrmobin time (PT) (70~140%)	114.4	PT(INR)(0.8~1.3)	0.94
activated partial thromboplastin time (aPTT)(25~35sec)	29.4		

Urinalysis with microscopy

specific gravity (1.005~1.03)	1.010	pH (4.5~8)	6.5
albumin (trace)	(-)	glucose (-)	(-)
ketone (-)	(-)	bilirubin (-)	(-)
occult blood (-)	(-)	nitrite (-)	(-)
RBC (0~2/HPF)	0	WBC (0~2/HPF)	0
squamous cell (0~2/HPF)	0		

Chest X-ray

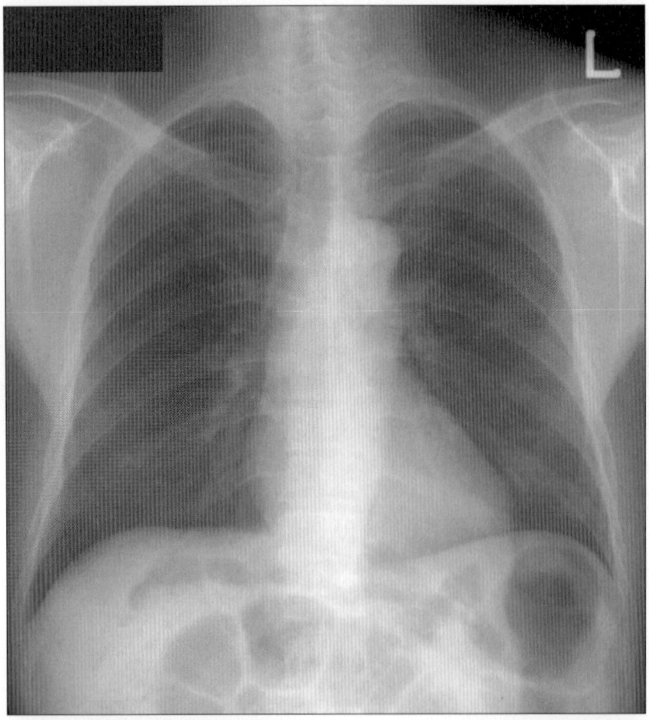

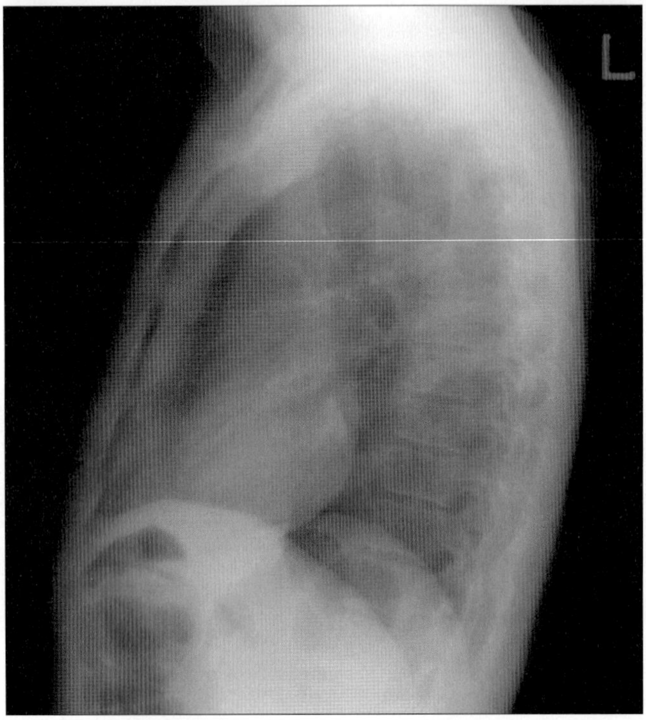

Right lower lung zone에 minimal focal fibrotic change with focal bronchiectasis가 관찰되며 그 외 유의한 소견은 없다.

Initial Problem List

#1. Heartburn
#2. Esophageal cancer by referring doctor
#3. h/o Chronic pancreatitis
#4. Body weight loss (3 kg/2mo)
#5. Heavy smoking
#6. Heavy drinking in the past

Assessment and Plan

#1 Heartburn #2 Esophageal cancer by referring doctor #4 Body weight loss (3 kg/2mo) #5 Heavy smoking #6 Heavy drinking in the past		
	A)	• Esophageal cancer, most likely • Esophageal ulcer
	P)	• Esophagogastroduodenoscopy and biopsy • 외부 chest and abdomen CT 판독
#1 Heartburn #3 h/o Chronic pancreatitis #4 Body weight loss (3 kg/2 mo) #6 Heavy drinking in the past		
	A)	Acute exacerbation of chronic pancreatitis
	P)	• 외부 chest and abdomen CT에서 췌장에 active inflammation • 소견의 유무를 확인.

외부병원에서 시행한 esophagogastroduodenoscopy 및 chest, abdomen CT 소견을 참고 하였을 때 esophageal cancer의 가능성이 가장 높을 것으로 생각하였으나 esophageal ulcer와 같은 benign disease의 감별이 필요할 것으로 판단되었다.

Hospital Day 1

#1 Heartburn
#2 Esophageal cancer by referring doctor
#3 h/o Chronic pancreatitis
#4 Body weight loss (3 kg/2 mo)
#5 Heavy smoking
#6 Heavy drinking in the past

S) 불편한 것 없어요.

O)

• 외부 병원 esophagogastroduodenoscopy

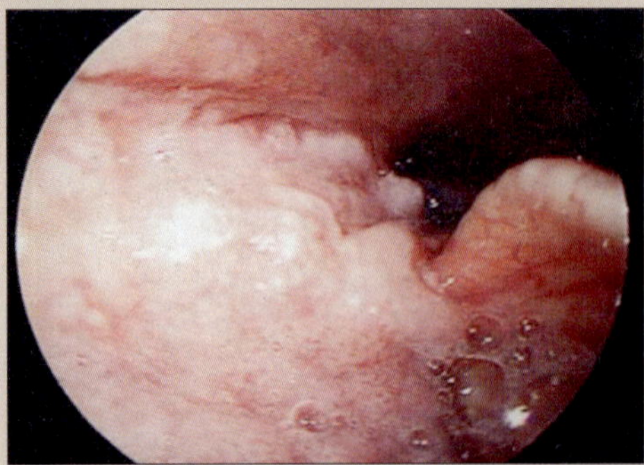

22cm from upper incisor : hyperemic nodular lesion

• 외부 병원 chest CT

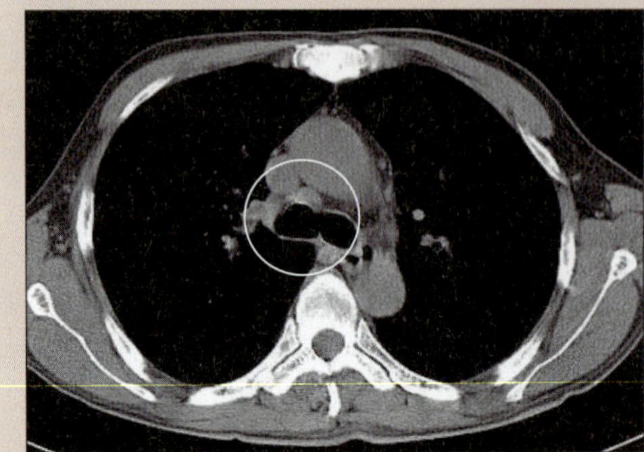

Rt. upper paratracheal LN (ovoid, 6mm), (흰색원)

• 외부 병원 abdomen CT

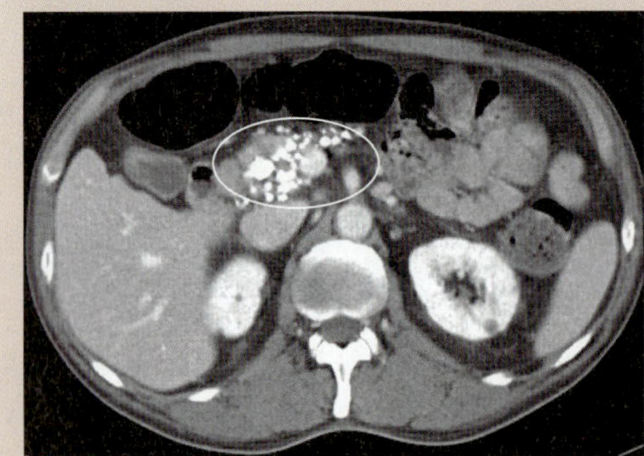

Pancreatic main duct dilatation multiple parenchymal calcification, pancreaticolith 소견이 보이며 이는 chronic pancreatitis와 부합한다.

A) Esophageal cancer

P) Endoscopic biopsy 확인

Hospital Day 4

#1 Heart burn
#2 Esophageal cancer by referring doctor
#3 h/o Chronic pancreatitis
#4 Body weight loss (3 kg/2 mo)
#5 Heavy smoking
#6 Heavy drinking in the past

S) 불편한 것 없어요.

O)

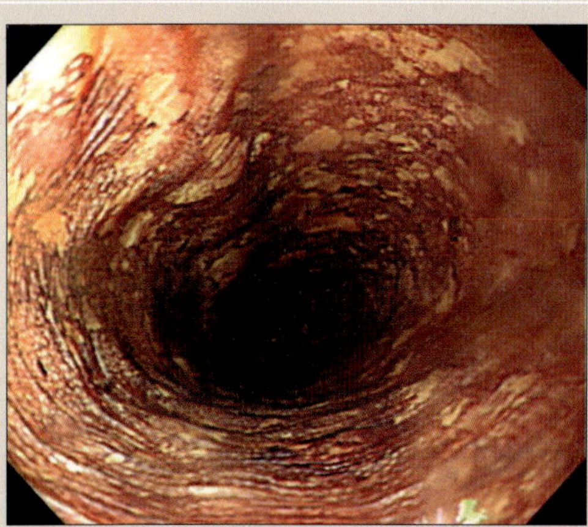

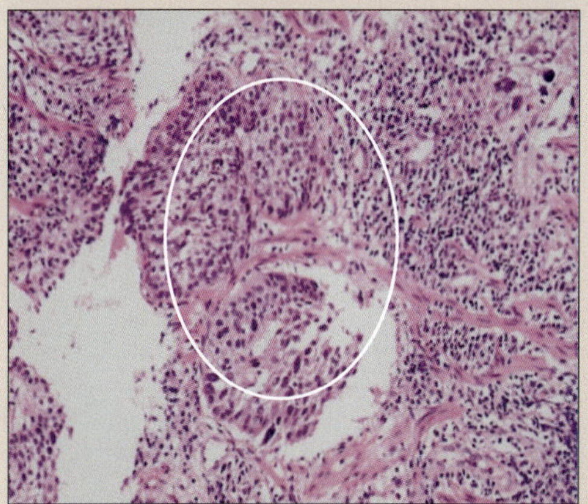

- Biopsy 결과 :
  - 22cm from upper incisor : squamous cell carcinoma, moderately differentiated
  - 27cm from upper incisor : atypical squamous cell carcinoma, well differentiated
  - 32cm from upper incisor : atypical squamous cell carcinoma, well differentiated

A) Esophageal cancer, squamous cell carcinoma

P)
- PET-CT for detection of distant metastasis
- Endoscopic ultrasound for locoregional staging

Updated Problem List

#1 Heartburn due to ➜ #2

#2 Esophageal cancer by referring doctor ➜ Esophageal cancer

#3 h/o Chronic pancreatitis

#4 Body weight loss (3 kg/2 mo) ➜ associated with #2

#5 Heavy smoking

#6 Heavy drinking in the past

Hospital Day 7

#1 Heartburn due to ➞ #2
#2 Esophageal cancer by referring doctor ➞ Esophageal cancer
#3 h/o Chronic pancreatitis
#4 Body weight loss (3 kg/2 mo) ➞ associated with #2
#5 Heavy smoking
#6 Heavy drinking in the past

S) 특별한 증상 없어요.

O)

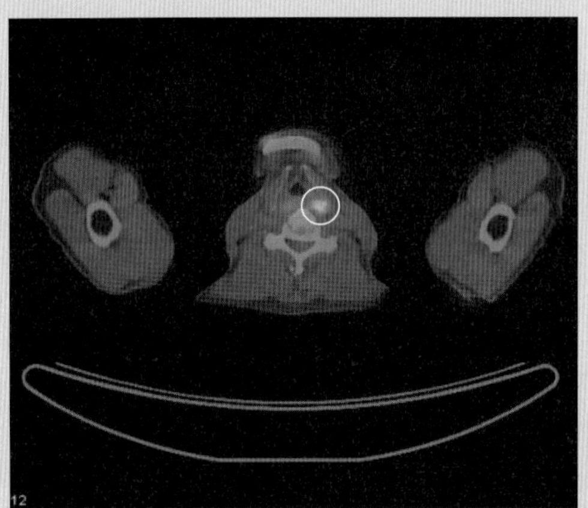

PET-CT
식도 상부에 mild focal hypermetabolic lesion과 Rt. lower paratracheal, Rt. hilar lymph node에 mild hypermetabolism이 보였다.
그외 Lt. pyriform sinus에 focal hypermetabolic lesion (흰색 원)이 보였는데 inflammatory lesion과 malignancy의 감별이 필요하였다.

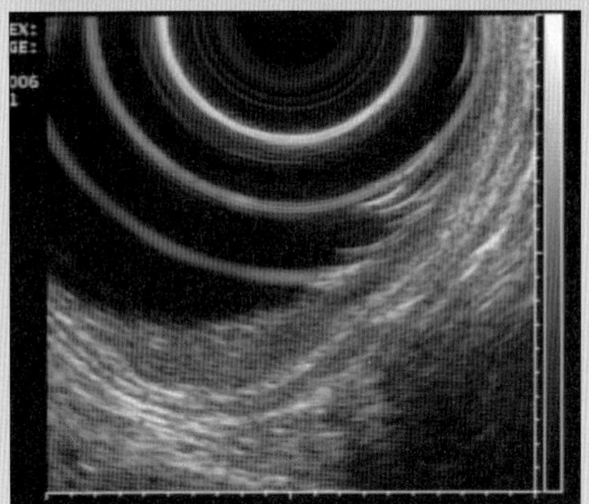

Endoscopic ultrasound : Hypoechoic eccentric wall thickening이 보이고 smooth muscle layer를 침윤하고 있으나 propria muscularis layer는 정상으로 보였다. Reginal lymph node metastasis는 관찰되지 않아 T1N0Mx로 판단하였다.

A)
- Early esophgeal cancer, T1N0M0
- Newly detected pyriform sinus lesion on PET-CT :
  - pyriform sinus cancer, more likely
  - inflammatory lesion, less likely

P) Laryngoscopic punch biopsy on pyriform sinus lesion

Updated Problem List

#1 Heartburn ➞ due to #2

#2 Esophageal cancer by referring doctor ➞ Esophageal cancer

#3 h/o Chronic pancreatitis

#4 Body weight loss (3 kg/2 mo) ➞ associated with #2

#5 Heavy smoking

#6 Heavy drinking in the past

#7 Pyriform sinus mass on PET-CT

Hospital Day 11

#7 Pyriform sinus mass on PET-CT		
	O)	• Laryngoscopic biopsy : squamous cell carcinoma in situ 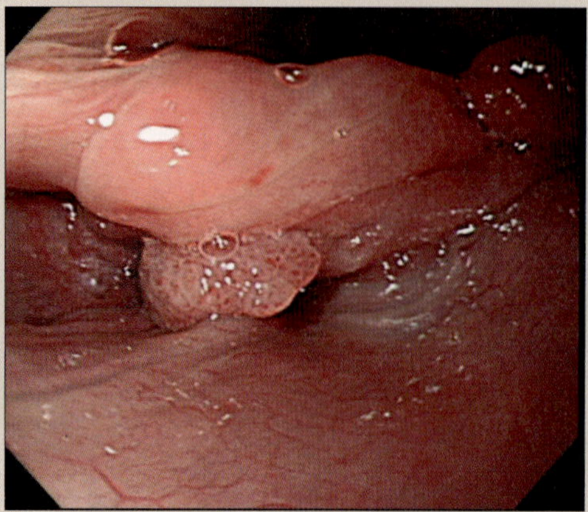
	A)	Squamous cell carcinoma of pyriform sinus
	P)	Double primary cancer로 확인되어 esophageal cancer에 대한 수술적 치료 후 pyriform sinus cancer 에 대해 definite radiotherapy 시행 고려. Esophageal cancer에 대해서는 수술 일정이 늦어져서 퇴원 후 수술 전일 재입원하여 진행하기로 함.

Lt. pyriform sinus에 6×2 mm 크기의 polypord mass, Rt. pyriform sinus에 3×2 mm 크기의 polypold mass가 관찰되었다.

Updated Problem List

#1 Heartburn ➞ due to #2

#2 Esophageal cancer by referring doctor ➞ esophageal cancer

#3 h/o chronic pancreatitis

#4 Body weight loss (3 kg/2 mo) ➞ associated with #2

#5 Heavy smoking

#6 Heavy drinking in the past

#7 Pyriform sinus mass on PET-CT ➞ Pyriform sinus cancer

2nd admission for McKeown's operation

Hospital Day 3 (POD 0)

#2 Esophageal cancer		
	O)	• Gross finding of esophageal cancer : - location : 3 cm from proximal margin, 20.5 cm from gastro-esophageal junction - length : 1.5 cm - residual tumor : negative - conduit : greater curvature of stomach - lymph node dissection done
	A)	Esophageal cancer, s/p McKeown's operation
	P)	Pathology 결과 확인

Hospital Day 4 (POD 1)

#2 Esophageal cancer, s/p Mckeown's operation		
	O)	• Pathology report : invasive squamous cell carcinoma, moderately differentiated (pT1N0) - extension to submucosa - lymphovascular tumor emboli - clear proximal and distal resection margins - 26 regional LNs, no tumor present (0/26)
	A)	Early esophageal cancer (pT1N0)
	P)	Early esophageal cancer로 complete resection 되었으므로 further treatment 시행하지 않기로 함.

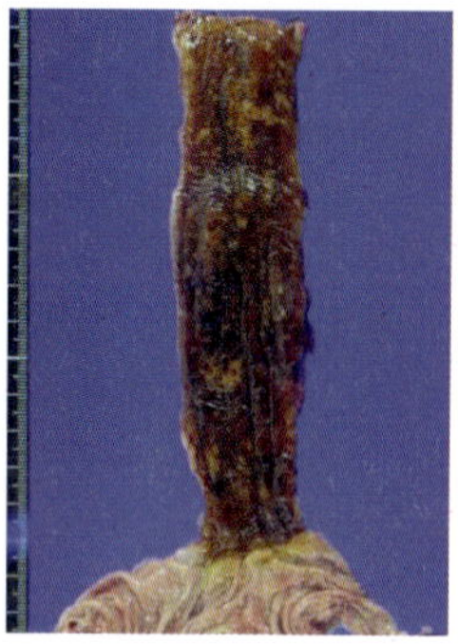

:: Mckeown's operation

Esophageal cancer의 surgical treatment 의한 방법으로 three-incision approach (cervical incision, right thoracotomy, midline laparotomy)를 사용한다 (오른쪽 그림).

〈Abeloff's Clinical Oncology, 4th Edition〉

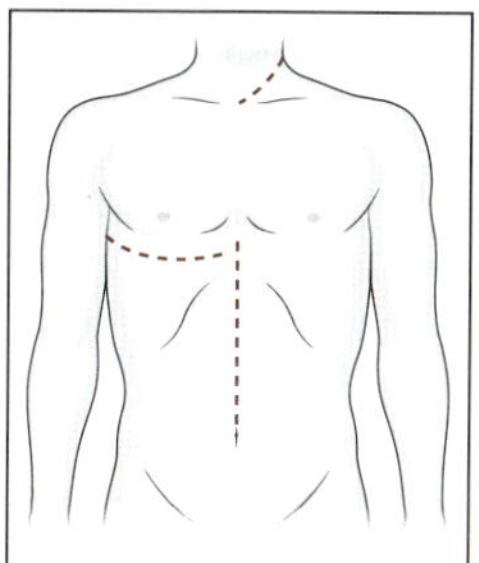

Three-incision approach

Hospital Day 17 (POD 14)

#7 Pyriform sinus mass on PET-CT Pyriform sinus cancer		
	P)	Pyriform sinus cancer 에 대하여 local treatment로 definite radiation therapy 필요 : 연고지 병원에서 시행하기로 하고 퇴원하기로 함.

Lesson of the case

이 환자를 통해 superficial esophageal cancer와 early esophageal cancer의 차이를 이해하고, esophageal cancer의 진단과 치료결정의 과정을 살펴볼 수 있었다.

:: Superficial Esophageal Cancer (SEC)

표재성식도암 (superficial) = T1(점막 또는 점막하층에 국한) : 절제 범위내 림프절 전이의 가능성을 내포하고 있음.

조기 식도암 (early) = 근치적 절제로 종양의 완치를 기대할 수 있는 림프절 전이가 없는 국소화된 초기 악성 병변

〈Guidelines for the clinical and pathological studies on carcinoma of the esophagus, 8th edition〉

CASE 19 12시간 전 시작된 흉통으로 내원한 49세 여자

Chief Complaints

Chest pain, started 12 hours before admission

Present Illness

입원 하루 전 새벽에 chest pain이 발생하였고 3시간 정도 지속되다가 호전되었다.

입원 당일 새벽에 그 전날보다 심한 chest pain이 생겨 자다가 깨었다. 이 흉통은 호전되었다가 악화되는 양상을 반복하였으며 타병원에서 시행한 EKG에서 ST elevation과 cardiac enzyme 상승이 보여 acute myocardial infarction 의심 하에 본원으로 전원되었다.

Chest pain profile
Location : substernal and epigastric
Durating : continuous (1hr~3 hr)
Quality : dull, vague
Severity : 8 /10
Radiating pain : absent
Aggravating factor : not related to position or respiration
Relieving factor : none
Related symptoms : dyspnea (+), orthopnea (+), sweating (+), palpitation (+)

Past History

diabetes (-)
hypertension (-)
hepatitis (-)
tuberculosis (-)

Family History

diabetes (-)
hypertension (-)
hepatitis (-)
tuberculosis (-)
malignancy (-)

Social History

occupation : 주부
alcohol (-)
smoking : never-smoker

Review of Systems

General

general weakness (-)	easy fatigue (-)
fever (-)	weight loss (-)
sleep disturbance (-)	

Skin

purpura (-)	erythema (-)

Head / Eyes / ENT

headache (-)	hearing disturbance (-)
dry eyes (-)	tinnitus (-)
rhinorrhea (+)	oral ulcer (-)
sore throat (+)	dry mouth (-)

Respiratory

cough (-)	sputum (-)
hemoptysis (-)	

Cardiovascular

orthopnea (+)	palpitation (+)
dyspnea on exertion (+)	

Gastrointestinal

anorexia (-)	dyspepsia (-)
nausea (-)	vomiting (-)
diarrhea (+)	abdominal pain (+)

Genitourinary

flank pain (-)	gross hematuria (-)
genital ulcer (-)	

Neurologic

seizure (-)	cognitive dysfunction (-)
psychosis (-)	motor change (-)
sensory change (-)	

Musculoskeletal

costovertebral angle tenderness (-)	tingling sense (-)
back pain (-)	muscle pain (-)
pretibial pitting edema (-)	

Physical Examination

height 155.1 cm, weight 54.5 kg, body mass index 22.6 kg/m^2

Vital Signs

BP 100/67 mmHg - HR 118/min - RR 20/min - BT 37.0℃

General Appearance

looking not ill	alert
oriented to time, person, and place	

Skin

skin turgor : normal	ecchymosis (-)
rash (-)	purpura (-)

Head/Eyes /ENT

visual field defect (-)	pinkish conjunctivae
icteric sclera (-)	palpable lymph nodes (-)

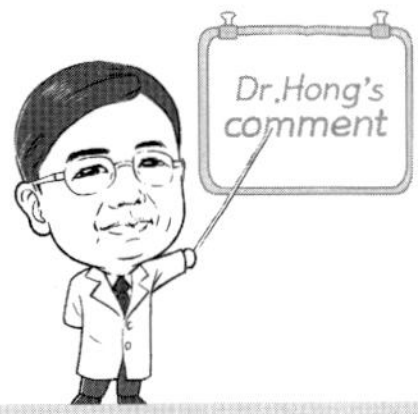

아무래도 우리의 관심은 심장으로 가게 되어 있다. 그러므로 심혈관의 진찰에 더욱 주의를 기울여 자세히 보는 것이 필요하겠다. Congestive heart failure의 sign이 있는지 없는지 describe 하는 것이 좋겠다. Jugular venous distension이 있는지, cyanosis가 있는지, peripheral edema가 있는지 등등. 그리고 이런 것들은 없으면 없는대로 의미가 있는 것이다.

Chest

symmetric expansion without retraction	crackles at both lower posterior lung fields

Heart

regular rhythm	normal heart sounds without murmur

Abdomen

soft & flat	normoactive bowel sounds
RUQ tenderness (+)	rebound tenderness (-)

Neurology

motor weakness (-)	sensory disturbance (-)
gait disturbance (-)	neck stiffness (-)

Initial Laboratory Data

CBC

WBC (4,000~10,000/mm^3)	19,200	Hb (13~17 g/dL)	12.0
WBC differential count	neutrophil 92% lymphocyte 5% monocyte 2%	platelet (150~350 × 10^3/mm^3)	342

Chemical & Electrolyte battery

Ca (8.3~10 mg/dL) P (2.5~4.5 mg/dL)	8.3 3.8	glucose (70~110 mg/dL)	141
protein (6~8 g/dL) albumin (3.3~5.2 g/dL)	5.7 2.8	aspartate aminotransferase (AST) (~40 IU/L)/ alanine aminotransferase (ALT) (~40 IU/L)	64/19
alkaline phosphatase (ALP) (40~120I U/L)	47	gamma-glutamyltranspeptidase (r-GT) (11~63 IU/L)	24
total bilirubin (0.2~1.2 mg/dL)	1.0	direct bilirubin (~0.5 mg/dL)	0.2
BUN(10~26 mg/dL) Cr (0.7~1.4 mg/dL)	14 0.5	estimated GFR (≥ 60 mL/min/1.7m^2)	> 90
C-reactive protein (~0.6 mg/dL)	16.5		
Na (135~145 mmol/L) K (3.5~5.5 mmol/L) Cl (98~110 mmol/L	137 3.7 104	total CO_2 (24~31 mmol/L)	19.9
BNP (pg/mL)	1,001		

Coagulation battery

prothrombin time (PT) (70~140%)	73.3	PT(INR)(0.8~1.3)	1.17
activated partial thromboplastin time (aPTT) (25~35sec)	13.0		

Urinalysis with microscopy

specific gravity (1.005~1.03)	1.020	pH	6.0
albumin(trace)	(-)	glucose (-)	(-)
ketone (-)	(-)	bilirubin (-)	(-)
occult blood (-)	(-)	nitrite (-)	(-)
RBC (0~2/HPF)	0	WBC (0~2/HPF)	0
squamous cell (0~2/HPF)	0	bacteria	0

Cardiac enzyme

CK (50~250 IU/L)	322	CK-MB (0~5 ng/mL)	18.6
Troponin-I (0~1.5 ng/mL)	6.46		

Radiologic Finding

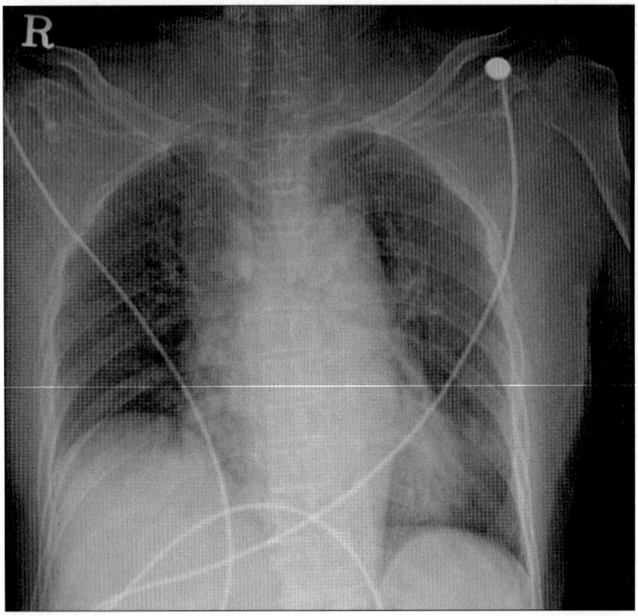

좌폐 lower lung zone에 consolidation 부위가 관찰되며 vascular marking과 interstitial marking이 증가 되어 있다.

ECG

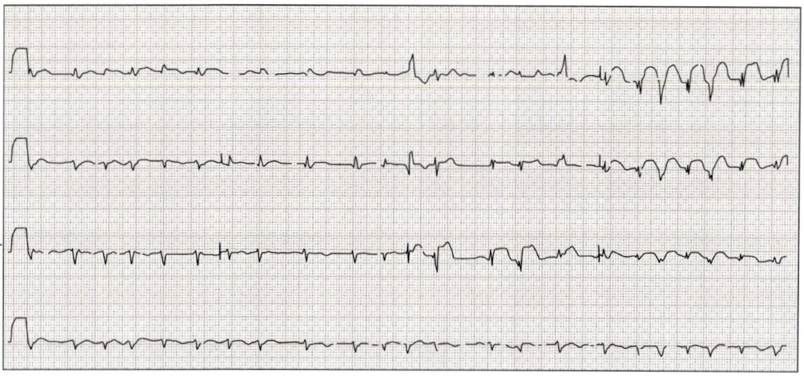

Atrial fibrillation with rapid ventricular response가 있으며 V3-V6에 걸쳐 ST elevation이 보인다.

Initial Problem List

#1 Chest pain
#2 ST elevation in V3, 4, 5, 6
#3 Elevated cardiac enzyme
#4 Dyspnea
#5 Crackles at both lower posterior lung fields
#6 Increased interstitial marking and consolidation on CXR
#7 Atrial fibrillation with rapid ventricular response
#8 Epigastric pain
#9 RUQ tenderness
#10 Leukocytosis & elevated CRP

Assessment and Plan

#1 Chest pain #2 ST elevation in V3, 4, 5, 6 #3 Elevated cardiac enzyme		
	A)	• ST elevation myocardial infarction (MI) • Stress-induced cardiomyopathy
	P)	• Coronary angiogram • 2D echocardiogram • If ST elevation MI, percutaneous transluminal coronary angioplasty, aspirin, clopidogrel, heparin, isoket
#4 Dyspnea #5 Crackles at both lower posterior lung fields #6 Increased interstitial marking and consolidation on CXR		
	A)	Pulmonary edema as a manifestation of heart failure
	P)	• Oxygen administration • Diuretics

#7 Atrial fibrillation with rapid ventricular response		
	A)	Associated with #1 - #3
	P)	DC cardioversion, if vital signs deteriorate.

#8 Epigastric pain #9 RUQ tenderness #10 Leukocytosis & elevated CRP		
	A)	• Acute cholecystitis • Liver abscess
	P)	• Abdominal ultrasonography • Abdominal - pelvic CT scan

Hospital Day 1

#1 Chest pain
#2 ST elevation in V3, 4, 5, 6
#3 Elevated cardiac enzyme

S)	가슴이 아파요
O)	• Coronary angiogram : mid-left anterior descending (mLAD)에 20~30% narrowing을 보이는 mild coronary artery disease가 보이나 그 외는 거의 정상 coronary angiography 소견임. 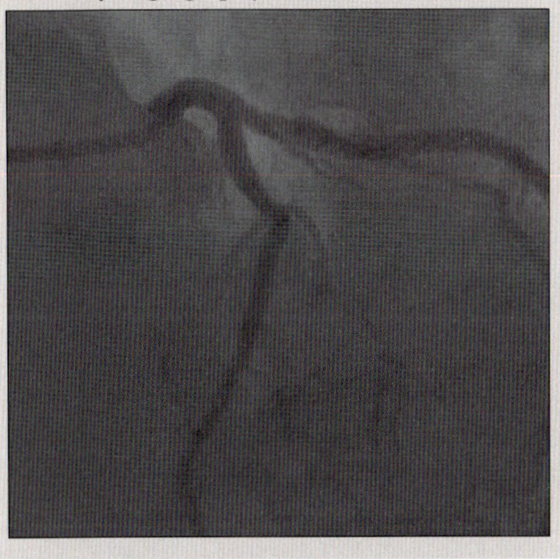
A)	• ST elevation MI due to coronary vessel spasm • Stress-induced cardiomyopathy
P)	• Echocardiography • Consider ergonovine echocardiography • Manage as acute MI

#7 Atrial fibrillation with rapid ventricular response

S)	가슴 두근거렸었는데 시술하고 좋아졌어요.
O)	Coronary angiography 시행하는 도중에 atrial fibrillation with rapid ventricular response 지속되어 DC cardioversion 100 J (biphasic) 시행하였고 이후 normal sinus rhythm으로 유지됨.
A)	Paroxysmal atrial fibrillation due to acute MI or stress-induced cardiomyopathy, resolved
P)	Observation

Hospital Day 2

#8 Epigastric pain
#9 RUQ tenderness
#10 Leukocytosis & elevated CRP

S) 배와 등이 너무 아파요.

O)

- Vital signs : BP120/75 mmHg - PR 90/min - RR 22/min - BT 37.8℃
- RUQ and epigastric tenderness/rebound tenderness(+/-)
- Murphy's sign(±)
- Lab : WBC 22,800/mm^3 (← 19200/mm^3)
  CRP 27.75 mg/dL (← 16.5 mg/dL)
  AST/ALT 27/12 IU/L ALP/rGT : 71/19 IU/L
  bilirubin total/direct : 1.0/0.2 mg/dL

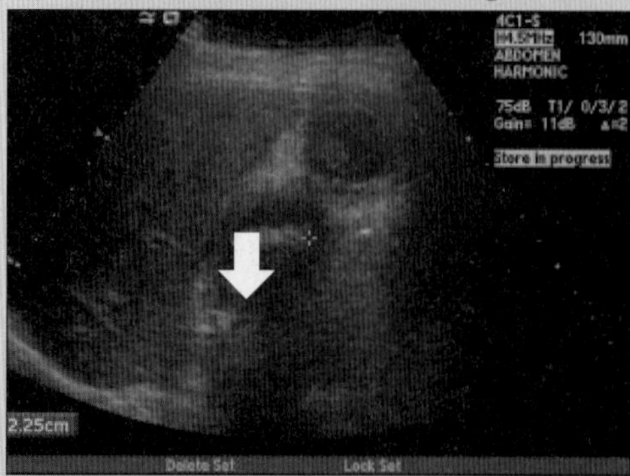

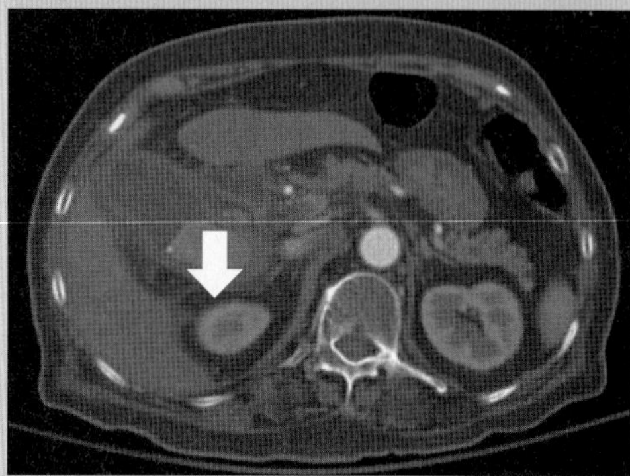

- Abdominal ultrasonography and APCT : acute calculous choelcystitis
- Percutaneous transhepatic gall bladder drainage (PTGBD) was done : about 50 mL of gross pus was drained through PTGBD

A) gall bladder(GB) empyema

P)

- Blood and bile culture
- Antibiotics

Updated Problem List

#1 Chest pain

#2 ST elevation in V3, 4, 5, 6

#3 Elevated cardiac enzyme

#4 Dyspnea

#5 Crackles at both lower posterior lung fields

#6 Increased interstitial marking and consolidation on CXR

#7 Atrial fibrillation with rapid ventricular response

#8 Epigastric pain → #9

#9 RUQ tenderness → GB empyema, s/p PTGBD

#10 Leukocytosis & elevated CRP → #9

Hospital Day 3

#1 Chest pain
#2 ST elevation in V3, 4, 5, 6
#3 Elevated cardiac enzyme

S) 가슴이 더 이상 아프지 않아요.

- Vital signs : BP 115/70 mmHg - PR 75/min - RR 20/min - BT 36.7℃
- Cardiac enzyme : normalized
- Follow up EKG : ST elevation은 없어짐.
  T wave inversion in V3, 4, 5, 6.

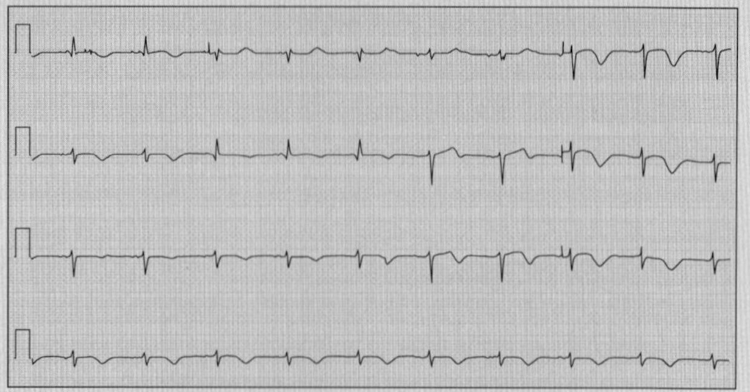

O) • 2D echocardiography 시행함 :

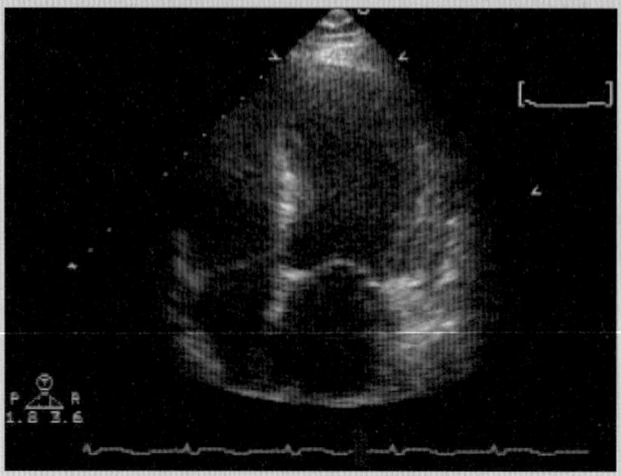

Lt ventricle의 mid portion부터 apex까지 dyskinetic motion이 관찰되며 cardiac enzyme의 상승 정도에 비하여 wall motion abnormality의 정도가 현저함. Stunning을 동반한 stress-induced cardiomyopathy 가능성이 가장 많겠음.

A) Stress-induced cardiomyopathy

P) Heart failure management

#4 Dyspnea #5 Crackles on both lower posterior lung fields #6 Increased interstitial marking and consolidation on CXR	
S)	더 이상 숨차지는 않아요.
O)	• Chest auscultation : no crackles on BLLF • Chest X-ray : prominent vascular marking과 interstitial edema 호전됨. 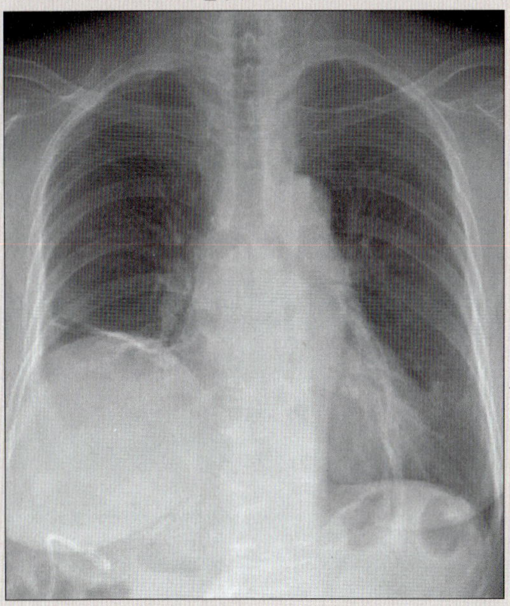
A)	Pulmonary edema resolved
P)	Observation

Updated Problem List

#1 Chest pain ➡ Acute stress-induced cardiomyopathy due to #9

#2 ST elevation in V3, 4, 5, 6 ➡ #1

#3 Elevated cardiac enzyme ➡ #1

#4 Dyspnea ➡ due to Acute pulmonary edema associated with #1 and #7

#5 Crackles on both lower post. lung fields ➡ #4

#6 Increased interstitial marking and consolidation on CXR ➡ #4

#7 Atrial fibrillation with rapid ventricular response ➡ associated with #1, s/p DC cardioversion

#8 Epigastric pain ➡ #9

#9 RUQ tenderness ➡ GB empyema, s/p PTGBD

#10 Leukocytosis & elevated CRP ➡ #9

Hospital Day 6

#9 RUQ tenderness ➡ GB empyema, s/p PTGBD	
S)	배 아픈 것은 이전보다 조금 나은 것 같아요.
O)	• Blood culture : no growth after 2day • Drain through PTGBD : 20~30 mL/day • Bile culture : *E. coli* & *Proteus vulgaris* antibiotics susceptibility : all susceptible
A)	Gallbladder empyema d/t calculous cholecystitis
P)	• Antibiotics 유지 • Consider cholecystectomy

Hospital Day 12

#9 RUQ tenderness ➡ GB empyema, s/p PTGBD	
S)	Fever (-)
O)	• Laparoscopic cholecystectomy 시행함. • Operation finding : large black pigment stone with adhesion around GB wall
A)	GB empyema, s/p Laparoscopic cholecystectomy
P)	• Postoperative management • Discharge

Clinical Course

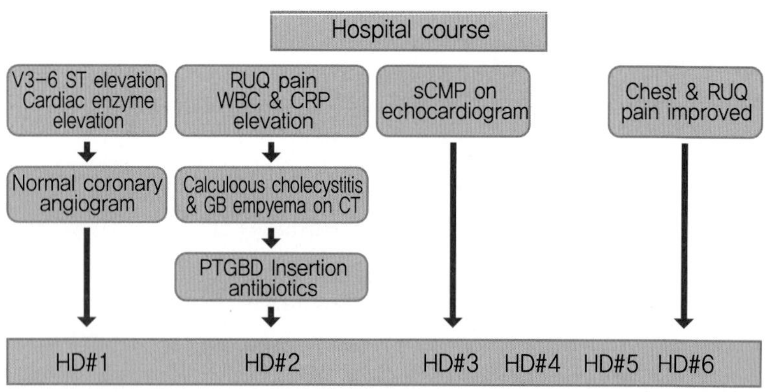

:: Stress-induced cardiomyopathy

1) 정의
Uncommon cardiac syndrome characterized by abrupt onset of severe chest discomfort preceded by a very stressful emotional or physical event.

2) 검사소견
ST elevation and/or deep T inversions in the precordial leads.
No obstruction in coronary artery on coronary angiography.
Severe akinesia of the distal portion of the left ventricle with reduction of the ejection fraction.
Ballooning of the LV apex.
Mildly elevated troponin.

3) 특징
대개 3~7일 이내에 EKG, cardiac enzyme, echocardiogram 소견이 회복되고 long-term cardiac dysfunction은 남지 않음.

〈Harrison's principal of internal medicine 17th edition. 1483p-1484p〉

Lesson of the case

이 환자는 acute MI 같이 present 했지만 결국 GB empyema라는 매우 큰 신체적 스트레스에 의한 stress-induced cardiomyopathy였다. 특히, underlying disease가 많은 환자에서 myocardial infarction 유사 증상이 있을 때 coronary disease에 의한 acute MI만을 고려하다가는 중대한 내과적 질환(본 환자의 경우 GB empyema)을 놓칠 수 있다.

CASE 20 7일 전 시작된 양쪽 하지 위약감을 주소로 내원한 47세 남자

Chief Complaints

Weakness of both lower legs, started 7 days ago

Present Illness

7년 전 추간판 탈출증으로 수술을 받았으며 1년 전부터 양쪽 어깨 통증이 발생하여 일차의원에서 물리치료 받으며 지내왔다. 4개월 전부터 양쪽 어깨통증이 점차 심해졌다. 7일 전 양쪽 하지의 위약감이 발생하였고 점차 심해졌다. 환자는 다리에 힘이 없고 걷기가 힘들고, 어지러우며 계단을 못 내려가겠다고 표현하였다. 상기증상으로 일차 의원 방문하여 3일 간 steroid제 복용 후 내원하였다.

Past History

내원 5년 전 acute calculous cholecystitis로 cholecystectomy 받음
diabetes (-)
hypertension (-)
tuberculosis (-)
hepatitis (-)

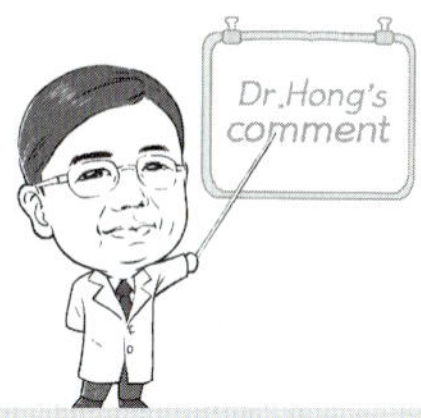

Paraparesis를 주소로 내원한 환자이면, history taking 시 sphincter function(대소변 용변)에 대해서 문진을 하여야 한다. 7년 전 추간판 탈출에 대한 수술의 부위가 어딘지 병력 청취가 자세하지 못하다.

Family History

diabetes (-)
hypertension (-)
tuberculosis (-)
hepatitis (-)
malignancy (-)

Social History

occupation : 금융업
alcohol (-)
smoking : current smoker, 30 pack-years

Review of Systems

General

general weakness (-)	easy fatigability (-)
fever (-)	weight loss (-)
sleep disturbance (-)	

Head / Eyes / ENT

headache (-)	blindness (-)
visual disturbance (-)	eye injection (-)
hearing disturbance (-)	oral ulcer (-)
dry eyes (-)	dry mouth (-)
rhinorrhea (-)	sore throat (-)

Respiratory

dyspnea (-)	hemoptysis (-)
cough (-)	sputum (-)

Cardiovascular

chest pain (-)	palpitation (-)
orthopnea (-)	dyspnea on exertion (-)
Raynaud's phenomenon (-)	

Gastrointestinal

anorexia (-)	dyspepsia (-)
nausea (-)	vomiting (-)
diarrhea (-)	abdominal pain (-)

Genitourinary

flank pain (-)	gross hematuria (-)
genital ulcer (-)	

Neurologic

seizure (-)	cognitive dysfunction (-)
psychosis (-)	motor/ sensory change (+) : both lower leg weakness

Back and Extremitiesy

arthralgia (-)	tingling sense (-)
back pain (-)	muscle pain (-)
morning stiffness (-)	

Skin

purpura (-)	erythema (-)

Physical Examination

height 173.3 cm, weight 79.2 kg, body mass index 26.4 kg/m^2

Vital Signs

BP 137/85 mmHg - HR 104/min - RR 18/min - BT 36.7℃

General appearance

not in acute distress	alert
oriented to time, person, place	

Skin

skin turgor : normal	ecchymosis (-)
rash (-)	purpura(-)

Head/Eyes /ENT

visual field defect (-)	pinkish conjunctivae (+)
icteric sclerae (-)	palpable lymph nodes (-)

Chest

symmetric expansion without retraction	clear breath sounds without crackle

Heart

regular rhythm	normal heart sounds without murmur

Abdomen

soft & flat	normoactive bowel sounds
tenderness (-)	rebound tenderness (-)

Back and Extremities

joint swelling (-)	joint tenderenss (+)
heel pain (-)	knee crepitus (-)
extremity pulse : intact	costovertebral angle tenderness (-)

Neurology

motor weakness (+) lower extremities IV/IV ankle clonus (+/+) spasticity in both leg increased knee reflex Babinski sign (+/+)	sensory disturbance (+) : decreased sensation below nipple touch, pinprick - decreased vibration, position - normal
gait disturbance (+) gait ataxia (+) Romberg sign (+)	urinary sphincter dysfunction (+) intact anal reflex

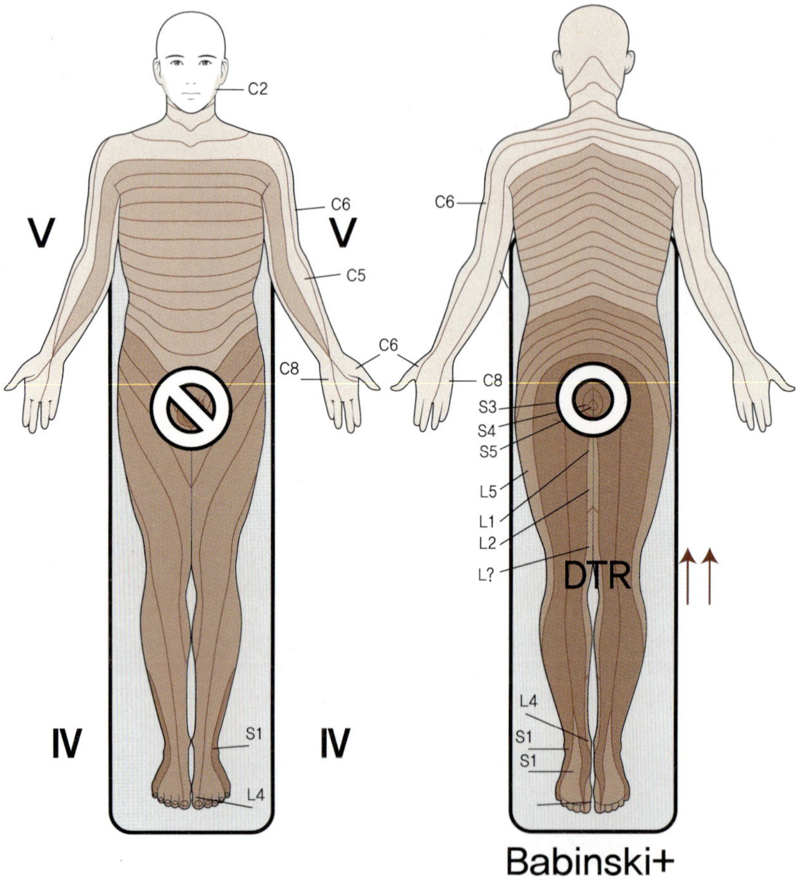

Initial Laboratory Data

CBC

WBC (4,000~10,000/mm³)	7,200	Hb (13~17 g/dL)	13.5
WBC differential count	neutrophil 59% lymphocyte 29.9%	platelet (150~350 × 10³/mm³)	319

Chemical & Electrolyte battery

Ca (8.3~10 mg/dL) P (2.5~4.5 mg/dL)	8.4 3.7	glucose (70~110 mg/dL)	137
Ca (8.3~10 mg/dL) P (2.5~4.5 mg/dL)	5.5 3.1	aspartate aminotransferase (AST) (~40 IU/L) /alanine aminotransferase (ALT) (~40 IU/L)	21/24
alkaline phosphatase (ALP) (40~120 IU/L)	81	total bilirubin (0.2~1.2 mg/dL)	1.3
BUN (10~26 mg/dL) Cr (0.7~1.4 mg/dL)	20 0.9	estimated GFR (≥ 60 mL/min/1.7m²)	> 90
C-reactive protein (~0.6 mg/dL)	2.2	erythrocyte sedimentation rate (0~20 mm/hr)	
Na (135~145 mmol/L) K (3.5~5.5 mmol/L) Cl (98~110 mmol/L	141 4.0 111	total CO_2 (24~31 mmol/L)	22.0

Coagulation battery

prothrombin time (PT) (70~140%)	114.7	PT (INR) (0.8~1.3)	0.93
activated partial thromboplastin time (aPTT)(25~35 sec)	22.9		

Urinalysis with microscopy

specific gravity (1.005~1.03)	1.015	pH	6.5
albumin(TR)	(-)	glucose (-)	(-)
ketone (-)	(-)	bilirubin (-)	(-)
occult blood (-)	(-)	nitrite (-)	(-)
RBC (0~2/HPF)	0-2/HPF	WBC (0~2/HPF)	0-2/HPF
squamous cell	0-2/LPF	bacteria (-)	(-)

Chest X-ray

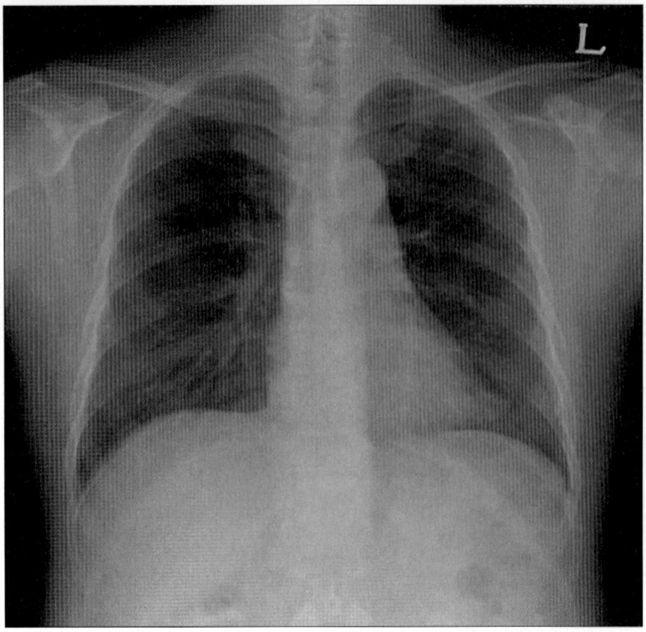

| Chest X-ray 상 이상 소견은 없었다.

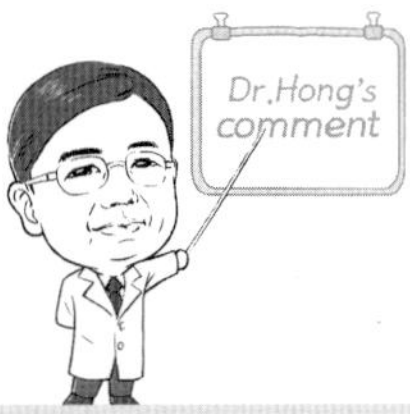

Urinary dysfunction은 포괄적인 술어로, 소변 보기가 힘드는지, 요실금이 있는지 specify할 필요가 있다.

Initial Problem List

#1 Weakness of both legs
#2 Pain over both shoulders
#3 Decreased sensation below the level of nipples
#4 Urinary sphincter dysfunction
#5 s/p Operation for herniated intervertebral disc
#6 Smoking
#7 s/p Cholecystectomy

Assessment and Plan

#1 Weakness of both legs
#2 Pain over both shoulders
#3 Decreased sensation, below the level of nipples
#4 Urinary sphincter dysfunction
#5 s/p Operation for herniated intervertebral disc

A)	• Acute spinal cord disease, T2 ~4, compressive 〉〉 noncompressive • tumor • epidural abscess or hematoma • herniated disc sac
P)	Spinal MRI

Hospital Day 1

#1 Weakness of both legs
#2 Pain over both shoulders
#3 Decreased sensation, below the level of nipples
#4 Urinary sphincter dysfunction
#5 s/p Operation for herniated intervertebral disc

S)	다리에 힘 없는 건 비슷합니다.
O)	• Spinal MRI : 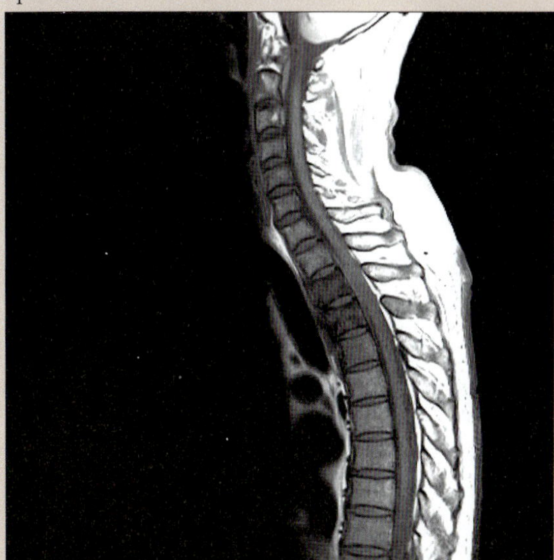

T2-4 level에서 perivertebral soft tissue mass와 함께 osteolytic lesion 관찰되며 metastatic tumor 가능성을 시사한다.
L3 vertebral body, pedicle의 BM signal change 관찰됨.

O)	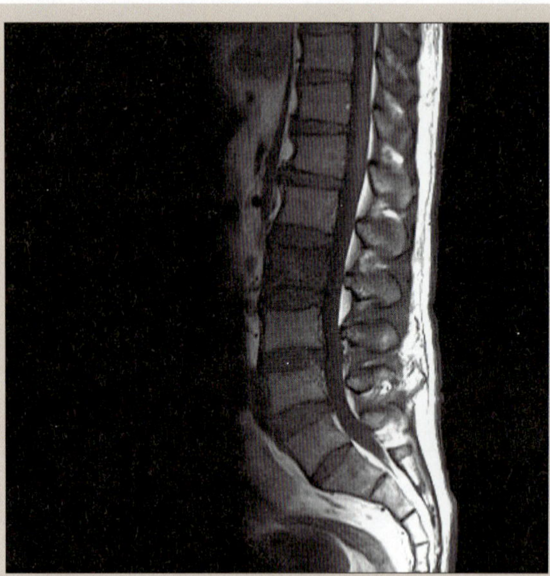
A)	• Metastatic tumor (T2~4) - lung cancer - prostatic cancer - multiple myeloma - lymphoma - renal cell carcinoma - melanoma
P)	Work up for occult primary malignancy : chest CT

Updated Problem List

#1 Weakness of both legs ➡ Metastatic tumor at thoracic vertebrae (T2-4)

#2 Pain over both shoulders ➡ #1

#3 Decreased sensation, below the level of nipples ➡ #1

#4 Urinary sphincter dysfunction ➡ #1

#5 s/p Operation for herniated intervertebral disc

#6 Smoking

#7 s/p Cholecystectomy

Workup for occult primary cancer

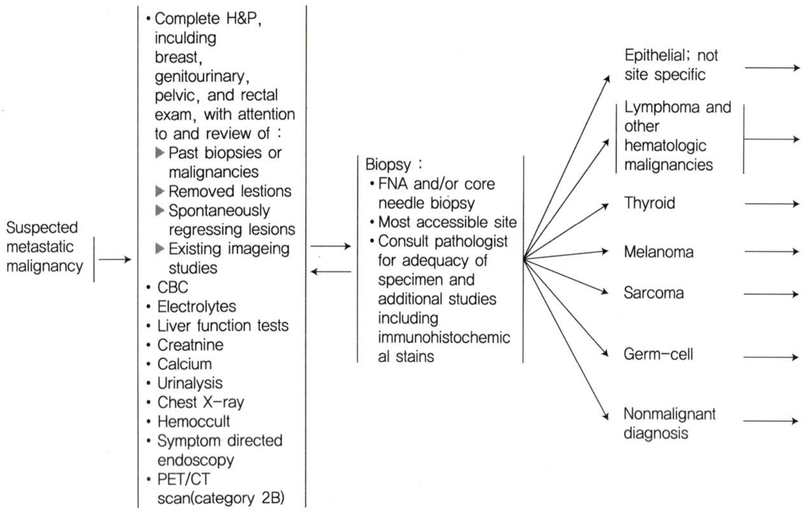

〈 NCCN Practice guidelines in Oncolology, 2010, ver.1〉

Hospital Day 2

#1 Weakness of both legs ➜ Metastatic tumor at thoracic vertebrae (T2 - 4)		
	O)	• Chest CT : 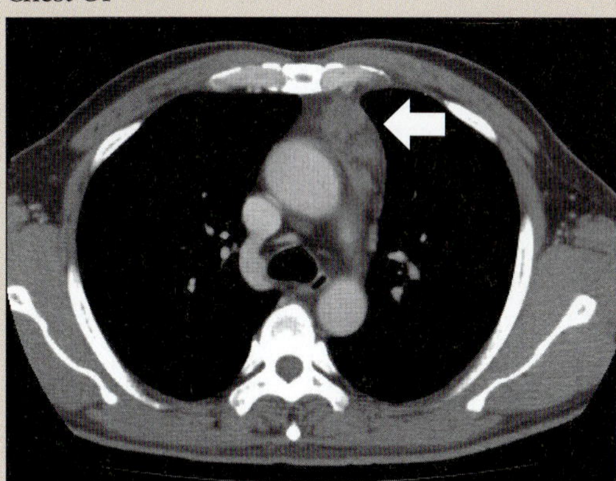
	A)	• Anterior mediastinal mass - thymic tumor - lymphoma - germ cell tumor - thyroid mass
	P)	Percutaneous needle aspiration/biopsy (PCNB)

Aorta 앞에 경계가 불분명하고 heterogenous attenuation을 보이는 anterior mediastinal mass가 관찰됨.

환자는 anterior mediastinal mass 보여 PCNB를 시행하였다. Anterior mediastinal mass는 다른 mediastinal compartment와 비교하여 malignancy가 많다(ant. 59%, middle 29%, post. 16%). Anterior mediastinal mass의 원인은 빈도순으로 thymoma, lymphoma, germ cell tumor이다.

Updated Problem List

#1 Weakness of both legs ➞ Metastatic tumor at thoracic vertebrae (T2-4)
#2 Pain over both shoulders ➞ #1
#3 Decreased sensation, below the level of nipples ➞ #1
#4 Urinary sphincter dysfunction ➞ #1
#5 s/p Operation for herniated intervertebral disc
#6 Smoking
#7 s/p Cholecystectomy
#8 Anterior mediastinal mass

Hospital Day 4

#1 Weakness of both legs ➞ Metastatic tumor at thoracic vertebrae (T2 - 4) #8 Anterior mediastinal mass		
	S)	상태는 비슷합니다.
	O)	• PCNB pathology report : - benign fibrous tissue - no tumor present
	A)	Anterior mediastinal mass, pathology undetermined
	P)	Surgical approach to metastatic lesion

Hospital Day 6

#1 Weakness of both legs ➞ Metastatic tumor at thoracic vertebrae (T2 - 4) #8 Anterior mediastinal mass		
	O)	Resection of spinal bone tumor and fusion of T2 - 4
	P)	Transfer to department of oncology

Hospital Day 15

#1 Weakness of both legs ➜ Metastatic tumor at thoracic vertebrae (T2 - 4) #8 Anterior mediastinal mass		
	S)	조금씩 좋아지는 듯 해요.
	O)	• 수술 후 조직 검사를 기다리고 있었으며 환자에게 특별한 event 없이 both leg weakness는 점차 호전되고 있는 추세였다. • Gait ataxia (+) • Urinary incontinence /frequency (-/-) • Pathology review : 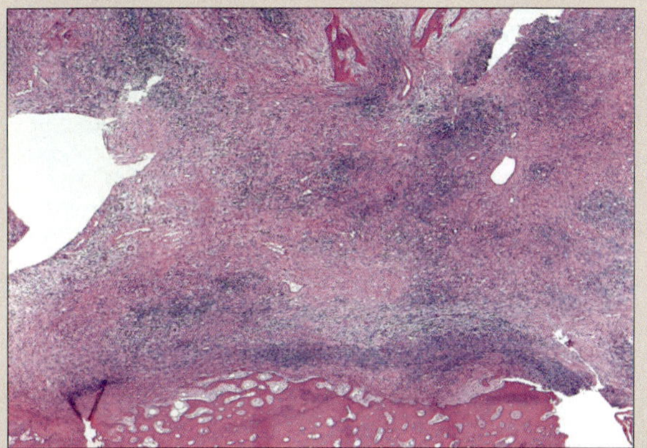 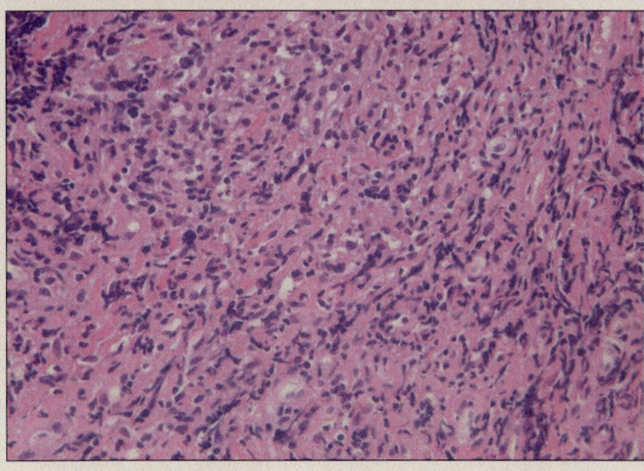

Low power view로 osteolytic fibrous lesion이 보인다.

High power view로 dense sclerosis distortion of cellular detail이 보인다.

면역염색상 CD1a (+), S-100 (+)로 Langerhans cell histiocytosis로 진단하였다.

O)

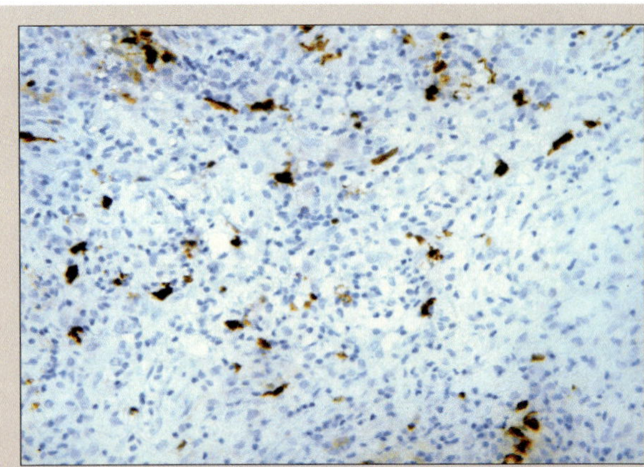

〈 S-100 (+) 〉

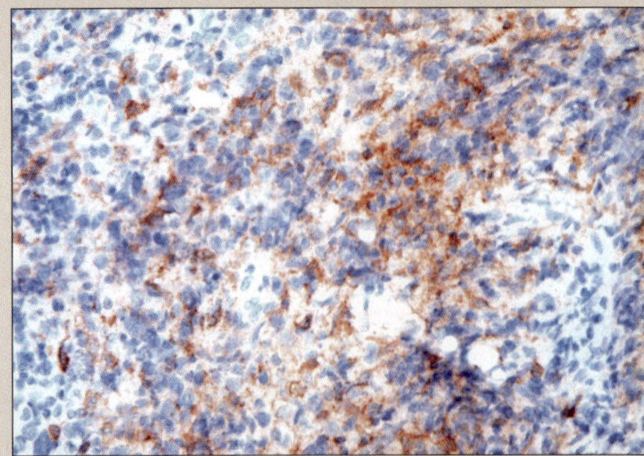

〈 CD1a (+) 〉

- Lymphoreticular cell proliferation consisting of lymphocytes, histiocytes, neutrophils, eosinophils and Langerhans cells, consistent with Langerhans cell histiocytosis
- Immunophenotypes : CK (-), LCA (+), CD5 (-), CD3 (-), CD4 (-), CD8 (-), CD10 (-), CD20 (-), CD79a (-), MPO (-), BCL6 (-), CD56 (-), EBV in situ (-), CD117 (-), CD138 (-), CD34 (-), CD68 (+), S-100 (+), CD1a (+).

A) Langerhans cell histiocytosis

P)
- Bone marrow exam 시행
- Chemotherapy 고려

Updated Problem List

#1 Weakness of both legs ➔ Metastatic tumor at thoracic vertebrae (T2-4) ➔ #8

#2 Pain over both shoulders ➔ #1

#3 Decreased sensation, below the level of nipples ➔ #1

#4 Urinary sphincter dysfunction ➔ #1

#5 s/p Operation for herniated intervertebral disc

#6 Smoking

#7 s/p Cholecystectomy

#8 Anterior mediastinal mass ➔ Langerhans cell histiocytosis

Hospital Day 17

#1 Weakness of both legs ➔ Metastatic tumor at thoracic vertebrae (T2-4) ➔ #8		
	O)	Bone marrow exam : No evidence of bone marrow involvement
	A)	Langerhans cell histiocytosis
	P)	• Chemotherapy 시행 - vinblastin 6 mg/m² 투여 (D1) - high-dose methylprednisone (1,000 mg) 병용 (D1-3)

〈 10개월 뒤 추적한 chest CT 〉

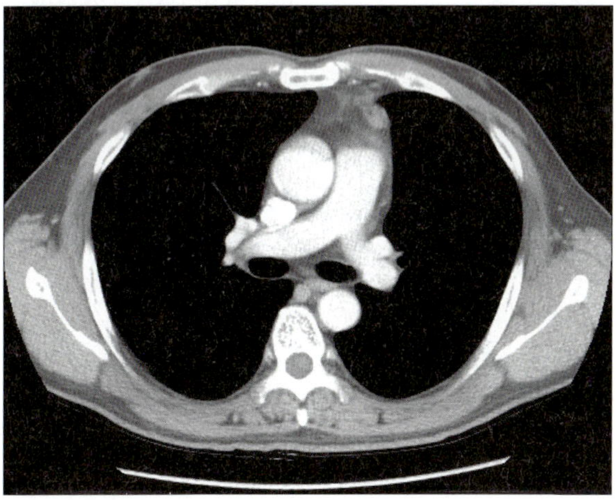

Anterior mediastinal mass는 이전과 비교하여 stationary한 상태로 판단되었다.

:: Management of malignant spinal cord compression

- Strongly consider surgery
  - Spinal instability
  - No history of cancer
  - Radioresistant tumors, i.e., renal cell carcinoma (RCC), melanoma, etc
  - Rapid neurologic deterioration
  - Previous radiation therapy (RT)
  - High cervical location
  - A single site epidural/spinal cord compression
  - Tumor is not lymphoma or myeloma

〈NCCN Practice guidelines in Oncolology, 2009, ver.2〉

1년 뒤 재입원하게 됨

Brief History

C.C : Both lower leg weakness (onset : 7 days ago)
환자는 퇴원 후 항암치료 (vinblastine + high dose PD 8 cycles)를 지속하며 증상이 호전되었다. 그러나 7일 전부터 다시 하지 위약감 및 감각이상이 발생하여 신경외과에 입원하였다.
Neurologic examination 상 both lower extremity의 motor는 Medical Research Council(MRC) Grade 4였으며 muscle atrophy, muscle fasciculation, muscle tone의 이상은 보이지 않았다.
Sensory exam시 mid-chest level 아래로 touch, pinprick sensation이 감소하였으나 vibration, position sensation은 정상이었다.

Updated Problem List

#1. Weakness of both legs ➞ Metastatic tumor at thoracic vertebrae (T2-4)
➞ #8 ➞ Relapse

Assessment and Plan

#1 Weakness of both legs → Metastatic tumor at thoracic vertebrae (T2-4) → #8 → Relapse		
	A)	• Progression of Langerhans cell histiocytosis with spinal involvement
	P)	• Diagnostic : spine MRI • Therapeutic : - absolute bed rest - dexamethasone IV - surgical resection 고려

Hospital Day 3

#1 Weakness of both legs → Metastatic tumor at thoracic vertebrae (T2-4) → #8 → Relapse		
	S)	다리에 힘 없는 것은 비슷해요.
	O)	Motor : hip-Gr 4 / Gr 4
	A)	Progression of Langerhans cell histiocytosis with spinal involvement
	P)	Surgical resection : posterior thoracic fusion & bone graft

Hospital Day 30 (POD 23)

#1 Weakness of both legs → Metastatic tumor at thoracic vertebrae (T2-4)→ #8 → Relapse	
S)	다리 힘은 많이 돌아왔어요. 조금씩 걷는 연습을 하고 있어요.
O)	• Motor : hip-Grade 5 / Grade 5 • Sensory : touch-90% • Pathology review :

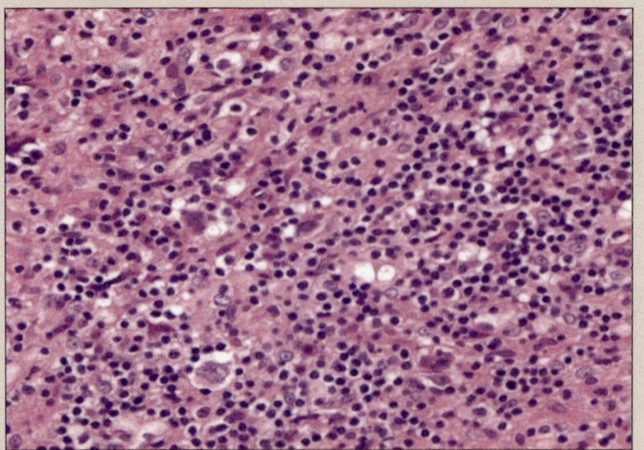

Reed-Sternberg cell이 보인다.

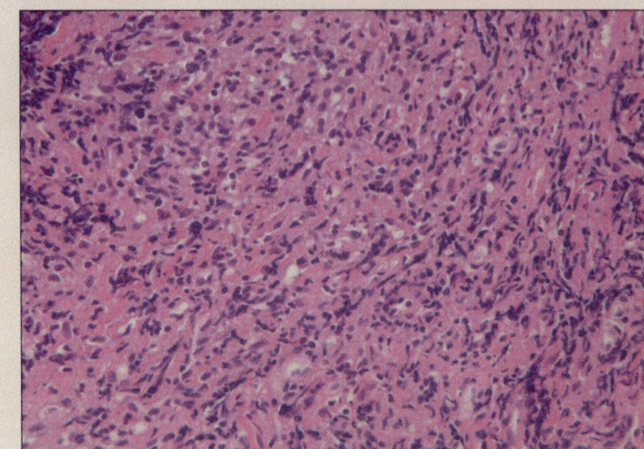

High power view shows dense sclerosis distortion of cellular detail

O)	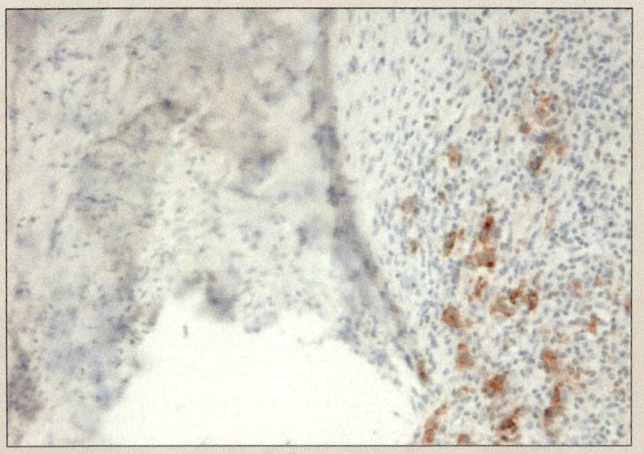 〈 CD 30 stain (+) 〉
A)	Hodgkin's disease with T3 cord compression
P)	• Transfer to oncology • Start ABVD #1 (doxorubicin + vinblastine + bleomycin + dacarbazine)

Updated Problem List

#1 Weakness of both legs ➔ Metastatic tumor at thoracic vertebrae (T2-4) ➔ #8 ➔ Relapse ➔ Hodgkin's disease

#2 Pain over both shoulders ➔ #1

#3 Decreased sensation, below the level of nipples ➔ #1

#4 Urinary sphincter dysfunction ➔ #1

#5 s/p operation for herniated intervertebral disc

#6 Smoking

#7 s/p Cholecystectomy

#8 Anterior mediastinal mass ➔ Langerhans cell histiocytosis ➔ #1

#9 T3 cord compression due to #1

Lesson of the case

본 증례는 결국 Hodgkin's disease였으나 처음 증상 발생 시 steroid를 사용한 바람에 잘못된 진단을 하게된 증례이다. Lymphoma가 의심되는 경우 진단을 위한 조직 검사 전의 steroid 사용은 이와 같은 오진으로 이어질 수 있다.

CASE 21 4개월 전 시작된 양하지 통증을 주소로 내원한 55세 남자

Chief Complaints

claudication of both legs, onset 4 months before admission

Present Illness

2년 전 처음 느낀 양하지 통증이 서서히 악화되어 4개월 전부터는 걷기 어려울 정도로 심해졌다. 연고지 병원을 방문하여 atherosclerosis obliterans (ASO)로 진단받았다. ASO에 대한 수술 예정 중 환자는 갑자기 안정시 흉통을 느꼈고 이는 급성 심근경색으로 진단되어 off pump coronary artery bypass(OPCAB)를 시행받았다.

2개월 전 ASO에 대해 본원 혈관 외과에 입원하여 수술 전 검사를 시행하던 중 thalium SPECT에서 myocardial ischemia가 의심되어 심장내과로 의뢰되었다. Coronary angiography 상 3 vessel disease 및 기존 OPCAB graft의 total occlusion이 확인되어 ASO에 대한 시술은 연기되었고 percutaneous coronary intervention(PCI)를 시행받고 퇴원하였다. PCI 후 안정기를 지나 ASO에 대한 치료를 위해 다시 입원하였다.

Claudication은 2년 전 처음 발생했으며, 양하지 anterior tibial side에 쥐어 짜는 듯한 통증이 있었으며 right toe에 cyanotic color change를 동반하였고 운동시 악화되고 쉬면 호전되었다. 약 20 m 이상 보행시 증상이 발생하고 우측 하지가 좌측보다 심했다.

수술 후 medications
aspirin protect 100 mg qd
clopiclogrel 75 mg qd
beraprost (prostaglandin) 0.02 mg bid
atenolol 25 mg qd
glimepiride 4 mg qd
diabex (metformin) 500 mg bid

Past History

diabetes, hypertension : 2년 전 진단 후 약물로 잘 조절되고 있음.
hyperlipidemia : 2년 전 진단 후 지질저하제 복용하고 있음.
partial laminectomy for herniated lumbar disc : 3년 전
OPCAB for acute myocardial infarct : 2년 전
tuberculosis (-)
hepatitis (-)

Family History

diabetes : 형
hypertension (-)
renal disease (-)
malignancy (-)

Social History

occupation : 4년 전부터 무직, 이전에는 가게운영
alcohol : 소주 반병, 주 1~2회
smoking : current smoker, 35 pack-years
married : 부인과 함께 살고 있으며 4명의 자녀가 있음.

Review of Systems

General

generalized edema (-)	easy fatiguability (-)
dizziness (-)	weight loss (-)

Skin

purpura (-)	erythema (-)

Head / Eyes / ENT

headache (-)	hearing disturbance (-)
dry eyes (-)	tinnitus (-)
rhinorrhea (-)	oral ulcer (-)
sore throat (-)	dry mouth (-)

Respiratory

dyspnea (-)	hemoptysis (-)
cough (-)	sputum (-)

Cardiovascular

chest pain (-)	palpitation (-)
orthopnea (-)	dyspnea on exertion (-)

Gastrointestinal

anorexia (-)	dyspepsia (-)
nausea (-)	vomiting (-)
diarrhea (-)	abdominal pain (-)

Genitourinary

flank pain (-)	gross hematuria (-)
genital ulcer (-)	

Neurologic

seizure (-)	cognitive dysfunction (-)
psychosis (-)	

Musculoskeletal

pretibial pitting edema (-)	tingling sense (-)
back pain (-)	

Physical Examination

height 176.6 cm, weight 69.9 kg, body mass index 22.7 kg/m^2

Vital Signs

BP 120/80 mmHg - HR 70/min - RR 20/min - BT 36.2℃

Initial Laboratory Data

General appearance

looking not ill	alert and fully oriented to time, place, and person

Skin

skin turgor : normal	ecchymosis (-)
rash (-)	purpura (-)

Head/Eyes /ENT

visual field defect (-)	pinkish conjunctivae
icteric sclerae (-)	palpable lymph nodes (-)

Chest

symmetric expansion without retraction	clear breath sounds without crackle

Heart

regular rhythm	normal heart sounds without murmur

Abdomen

soft & flat	normoactive bowel sounds
tenderness (-)	rebound tenderness (-)

Neurology

motor weakness (-)	sensory disturbance (-)
gait disturbance (-)	neck stiffness (-)

Physical examination for peripheral arterial disease

Pheripheral vascular disease의 진단을 위해 ABI 및 Doppler 등 여러 검사법이 개발되었으나 신체검진은 여전히 중요하며 효율적인 검사방법이다.

특히 pulse의 촉지는 가장 중요한 항목으로, AHA guideline에서는 brachial, radial, ulnar, femoral, popliteal, dorsalis pedis 및 posterior tibial site를 촉지해야 할 부위로 제시하고 있다.

그밖에 확인해야 할 항목으로
1. 경동맥의 맥박
2. 복부, 측와부의 bruit
3. 양측 femoral a.의 bruit
4. 양하지피부의 색, 온도, 피부의 질감,체모의 소실여부 및 발톱의 비후 등이 있다.

[Reference : ACC/AHA 2005 Practice Guidelines for the Management of Patients With Peripheral Arterial Disease]

Musculoskeletal

joint swelling (-)	joint tenderness (-)
heel pain (-)	costovertebral angle tenderness (-)

peripheral pulses :

	Rt.	Lt.
femoral a.	++	+++
popliteal a.	+++	+++
dorsalis pedia a.	+	++
post. tibial a.	+++	+++

Rt leg : smooth & shiny skin	Rt. toe : cyanotic with nail thickening

Role of Homocysteine

Homocysteine은 amino acid 중 하나인 methionine과 cysteine이 대사되는 과정 중 발생하는 중간물질이다. 대사작용에 관여하는 enzyme의 유전적 변이나 cofactor인 vitamin B6, B12의 결핍 시 hyperhomocysteinemia가 발생할 수 있으며 흔한 유전질환으로는 thermolabile variant of methylene tetrahydrofolate reductase(MTHER)가 있다. 그 밖의 원인으로는 chronic renal failure, nicotinic acid의 복용 등이 있다. Hyperhomocysteminemia는 atherosclerotic arterial disease의 위험인자로 알려져 있으며 특히 50대 이전의 젊은 환자인 경우 향후 atherosclerotic arterial disease의 발생률을 예측할 수 있는 인자의 하나이며 high risk 환자의 경우 homocysteine level을 측정하는 것이 권장되고 있다.

[Reference : ACC/AHA 2005 Practice Guidelines for the Management of Patients With Peripheral Arterial Disease(Lower Extremity, Renal, Mesenteric, and Abdominal Aortic) : Hirsch et al, Circulation 2006;113;e463-e465]

Initial Problem List

CBC

WBC (4,000~10,000/mm³)	7,000	Hb (13~17 g/dL)	12.9
WBC differential count	neutrophil 45.9% lymphocyte 44.4%	platelet (150~350 × 10³/mm³)	209

Chemical & Electrolyte battery

Ca (8.3~10 mg/dL) P (2.5~4.5 mg/dL)	7.8 4.6	glucose (70~110 mg/dL)	184
protein (6~8 g/dL) albumin (3.3~5.2 g/dL)	5.0 3.2	aspartate aminotransferase (AST) (~40 IU/L) /alanine aminotransferase (ALT) (~40 IU/L)	55/27
alkaline phosphatase (ALP) (40~120 IU/L)	57	gamma-glutamyltranspeptidase (r-GT) (11~63 IU/L)	44
total bilirubin (0.2~1.2 mg/dL)	0.8	direct bilirubin (~0.5 mg/dL)	0.2
BUN(10~26 mg/dL) Cr (0.7~1.4 mg/dL)	18 0.7	estimated GFR (≥ 60 mL/min/1.7m²)	≥ 90
C-reactive protein (~0.6 mg/dL)	1.7	erythrocyte sedimentation rate (0-9 mm/hr)	9
Na (135~145 mmol/L) K (3.5~5.5 mmol/L) Cl (98~110 mmol/L)	139 4.0 107	total CO_2 (24~31 mmol/L)	28.7

Coagulation battery

prothrombin time (PT) (70~140 %)	106.2 %	PT(INR) (0.8~1.3)	0.99
activated partial thromboplastin time (aPTT) (25~35 sec)	28.0 sec		

Urinalysis with microscopy

specific gravity (1.005~1.03)	1.025	pH (4.5~8)	6.0
albumin (TR)	(-)	glucose (-)	(++)
ketone (-)	(-)	bilirubin (-)	trace
occult blood (-)	(++++)	nitrite (-)	(-)
RBC (0~2/HPF)	(-)	WBC (0~2/HPF)	(-)

Cardiac enzyme

creatine kinase (CK) (50~250 IU/L)	35	CK-MB (0~5 ng/mL)	1.1
homocysteine (5~15 umol/L)	15.2	lipoprotein(a) (0~25 mg/dL)	30.8

Chest X-ray

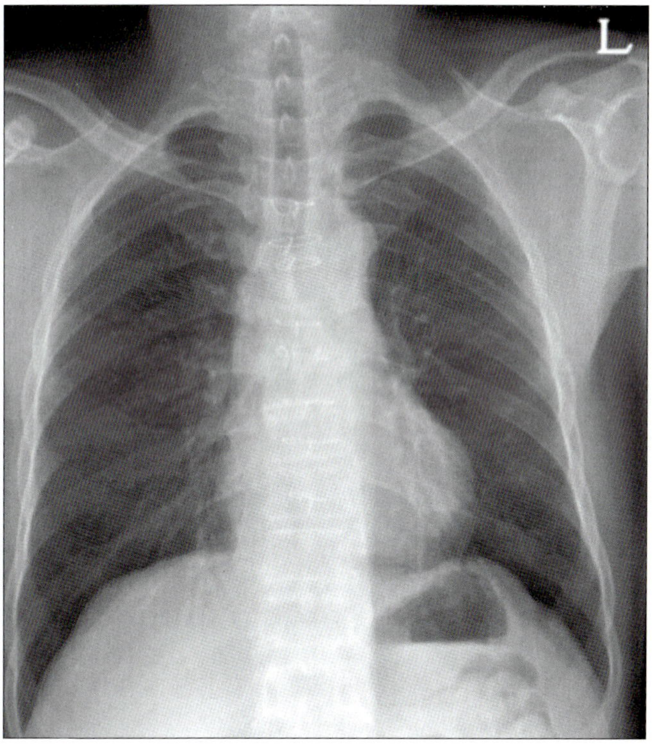

| Chest X-ray 상 특이 소견은 없었다.

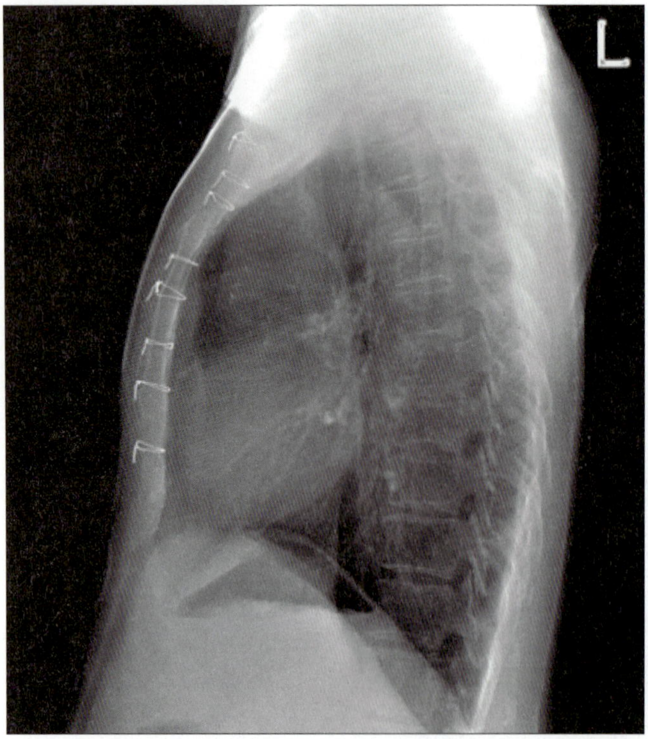

Ankle-Brachial index (ABI)

Ankle(dosalis pedis artery 및 post.tibial artery)과 brachial artery의 systolic pressure를 비교하는 검사로 peripheral arterial disease(PAD)의 non-invasive diagnostic tool로 유용할 뿐 아니라 예후를 예측할 수 있는 검사이다. 정상인의 경우 pulse reflection현상에 의해 ankle area의 pressure가 10~15 mmHg 정도 높으며 따라서 ABI는 1 이상이 된다. 그러나 PAD의 경우 혈관내 협착으로 인해 ankle area의 pressure가 감소하기 때문에 ABI가 1 이하가 된다. ABI의 감소 정도에 따라 critical ischemia의 발생가능성 및 intervention 후 healing rate를 예측할 수 있으며 0.4 이하인 경우 critical ischemia가 잘 발생하고 시술 후 wound healing이 불량할 가능성이 높다. 이 환자는, Rt.ankle, below knee, above knee, thigh 모두에서 ABI 0.4~0.5 정도로 moderate~severe PAD가 있었다.

[Reference : ACC/AHA 2005 Practice Guidelines for the Management of Patients With Peripheral Arterial Disease]

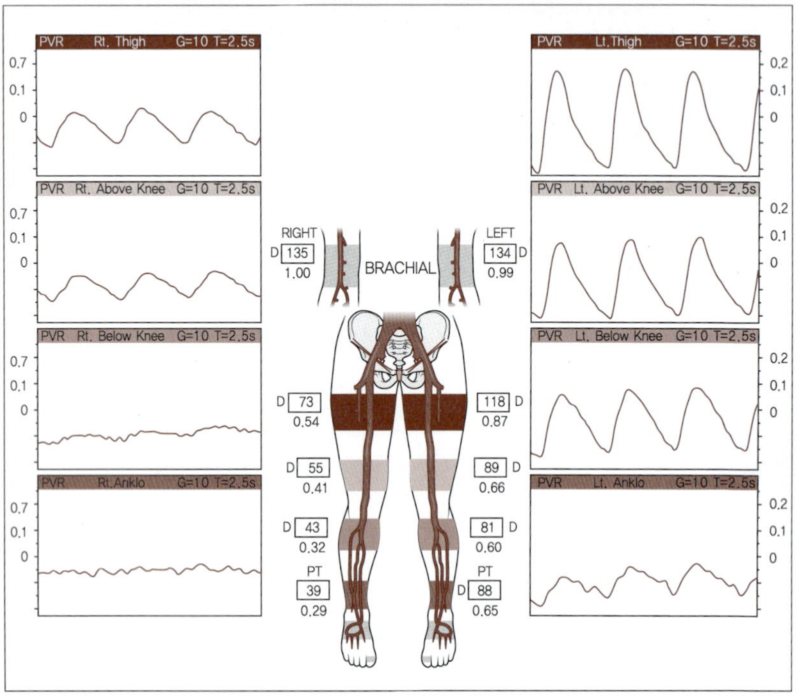

Interpretation of ABI	
> 1.30	Noncompressible
1.00-1.29	Normal
0.91-0.99	Borderline (equivocal)
0.41-0.90	Mild-to-moderate peripheral arterial disease
0.00-0.40	Severe peripheral arterial disease

Right ABI	Higher right ankle pressure
	Higher arm pressure
Left ABI	Higher left ankle pressure
	Higher arm pressure

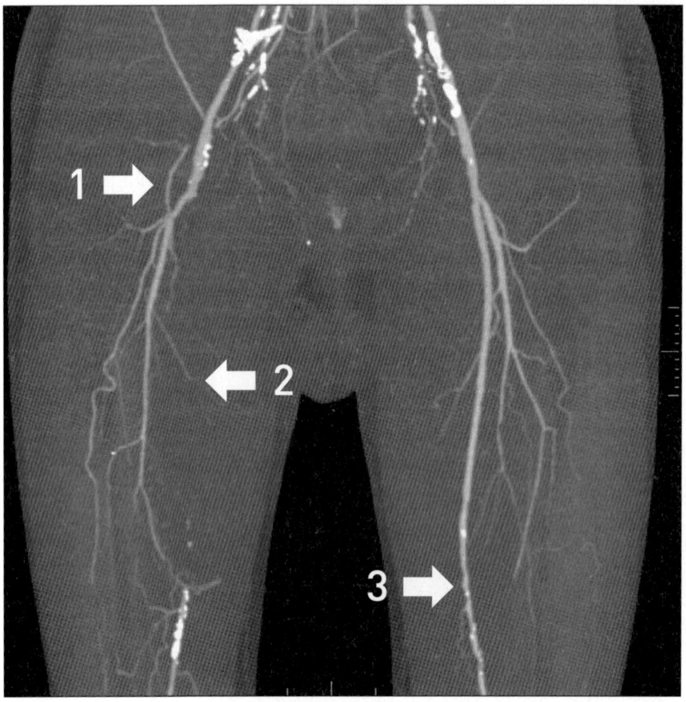

왼쪽 사진은 입원 당시 시행한 lower extremity angio CT이다. Rt.ext.iliac a. (1), superficial femoral a. (2) ant.tibial a. (4)의 stenosis 및 Lt. superficial femoral a. (3)와 ant.tibial a. (5)의 stenosis가 보여 both lower extremity vessel의 ASO를 진단할 수 있었다.

Anatomy of lower extremitiy circulatiuion

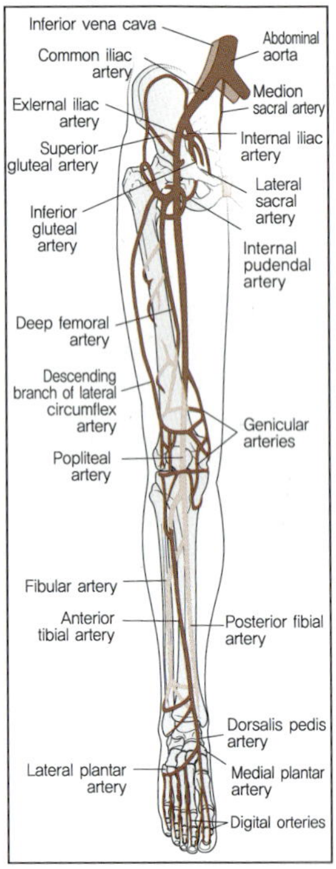

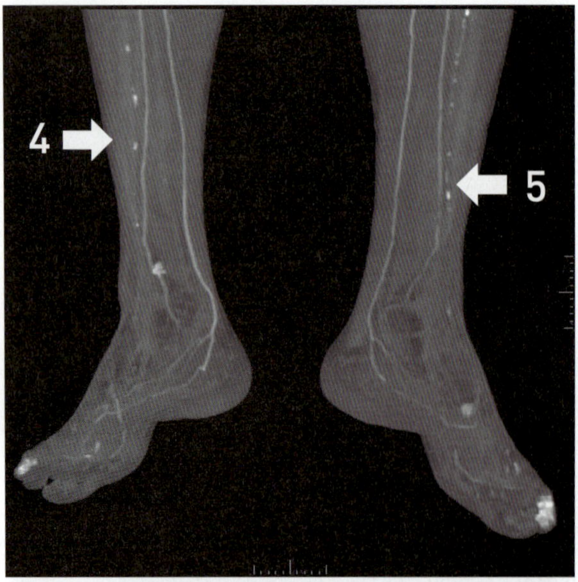

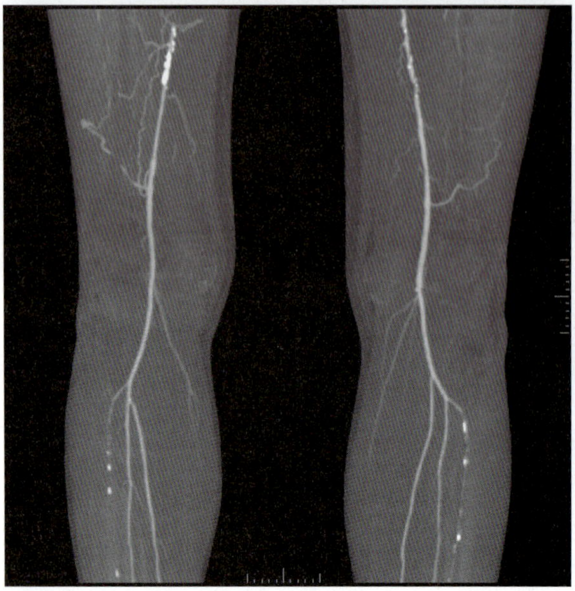

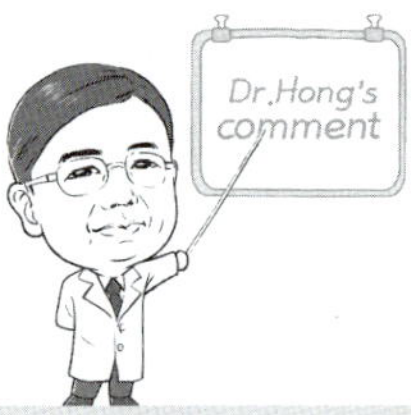

위의 problem list는 extensive disease와 multiple risk factors가 있음을 잘 요약해 comprehensive management가 필요함을 시사하고 있다. 현재의 data base에 따라서 problem list의 problem을 현재 상태로 modify하는 것이 좋다. 예를 들어 #3 NIDDM은 'inadequate control' 이라는 modifier를 붙일 수 있고, #4 Hypertension은 'under good control' 이라는 modifier를 붙일 수 있고, #6 Hyperlipidemia는 아직 현상태에 대한 정보를 얻지 못한 경우이므로 'by history' 라고 modify할 수 있다.

#1 Atherosclerosis obliterans (ASO) of both legs
#2 3 vessel coronary artery disease, s/p OPCAB & PCI
#3 Diabetes mellitus (NIDDM)
#4 Hypertension
#5 Smoking
#6 Hyperlipidemia

Assessment and Plan

#1 Atherosclerosis obliterans (ASO) of both legs

A)	Moderate to severe degree of stenosis
P)	Percutaneous transluminal angioplasty (PTA)

#2 3 vessel coronary artery disease, s/p OPCAB & PCI

O)
- 2D- echocardiography :
  - EF 65%
  - concentric LV hypertrophy with normal LV systolic function

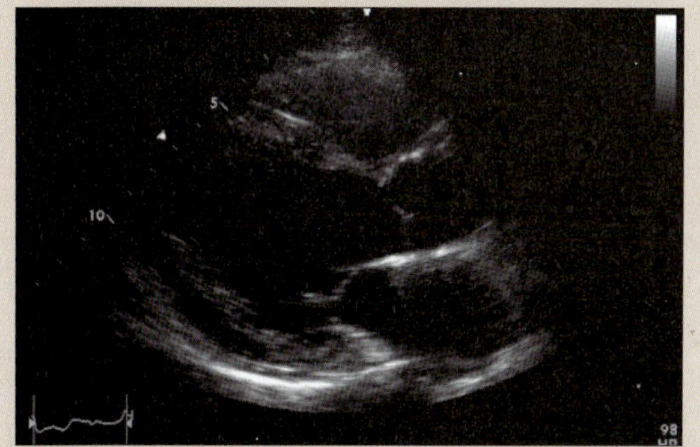

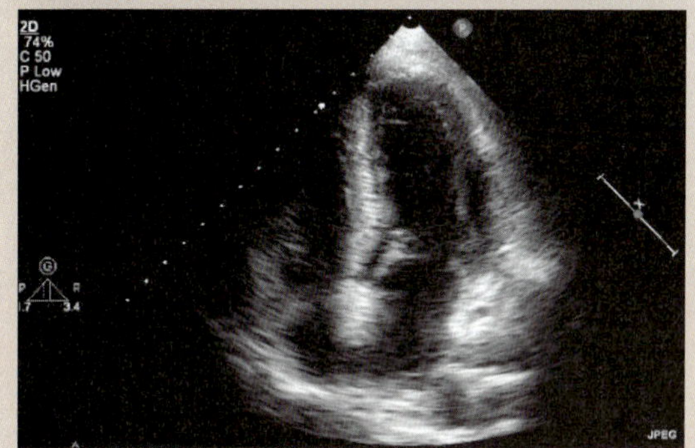

A)	Currently stable and asymptomatic
P)	현재 약물 유지

#3 Diabetes mellitus (NIDDM)
#4 Hypertension

P)	현재 약물 유지

#5 Smoking

P)	금연교육

#6 Hyperlipidemia

P)
- ASO 치료 후 식이 교육, 운동교육
- Lipid-lowering agent (statin)

Indication of endovascular intervention of PAD

PAD가 확인된 경우 약물치료 및 운동치료, 금연, 당뇨조절 등의 medical therapy가 우선이지만 다음과 같은 경우 수술이나 경피적 혈관 성혈술(PTA) 등의 invasive treatment를 고려해야 한다.

1. 운동, 약물치료에 잘 반응하지 않는 증상이 있는 경우
2. 일상생활 및 환자의 daily activity가 어려울 정도로 행동이 제한될 경우
3. claudication이 호전된 후 활동 제한이 발생할 수 있는 심부전이나 폐질환 등 질환이 없는 경우
4. 향후 증상이 악화될 가능성이 높을 것으로 예상될 경우
5. 협착혈관의 형태 및 접근도 등을 고려시 시술이 용이하며 효과가 장기적일 것으로 예상되는 경우

[Reference : ACC/AHA 2005 Practice Guidelines for the Management of Patients With Peripheral Arterial Disease]

Hospital Day 1

#1 Atherosclerosis obliterans (ASO) of both legs

S) 걸으려고 하면 다리가 너무 아파요.
발가락이 너무 차가워서 밤에 힘들어요.

O)
- Both lower legs claudication,numbness (Rt 〉 Lt)
- Weak pulse of right dorsalis pedis artery
- Right toe: cyanosis, nail thickening , change of skin texture
- Percutaneous transluminal angioplasty (PTA) 시행함.

Seg	DS	Lesion Length	Description
peripheral	100	total	Rt.SFA
peripheral	90	Diffuse (〉20 mm)	Rt.EIA

Rt.SFA total occlusion with TIMI 0 flow 관찰됨.
[결 론]
- Successful stenting at Rt.external iliac artery (EIA)
- Successful (subintimal angiography) at Rt.superficial femoral artery (SFA) .

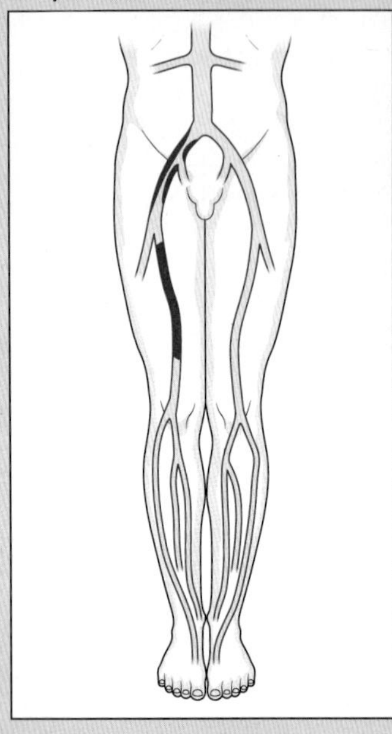

A) Atherosclerosis obliterans (ASO) of both legs, s/p Angioplasty for femoral artery, anterior tibial artery

P)
- Encourage ambulation
- 약물추가 :
  - plataal 1T bid (cilostazol)
  - crestor 1T qd (rosuvastatin)

#1 Atherosclerosis obliterans (ASO) of both legs, s/p Angioplasty for femoral artery, anterior tibial artery	
S)	걸을 때마다 오른발이 붉어지고 화끈거려요. 발등이 붓고 발바닥도 뜨거워서 걷기가 어려워요.
O)	• 100 ~ 200미터 걸을 수 있음. • Sensory/motor : intact • Arterial pulse : intact • Warmth & redness of Rt. foot (+):보행 시 심해지나 안정 시 1-2분내 회복
A)	• Heating and tingling sense on both lower leg associated with increased blood flow after angioplasty
P)	• Ambulation 격려 • Follow up ankle-brachial index

PTA 후 환자가 우측 하지의 열감 및 이상감각을 호소였으나 motor 및 sense가 정상 소견이며 skin color change가 없어 혈류량 증가로 인한 증상일 것으로 생각하고 ABI를 다시 시행해 보기로 하였다.

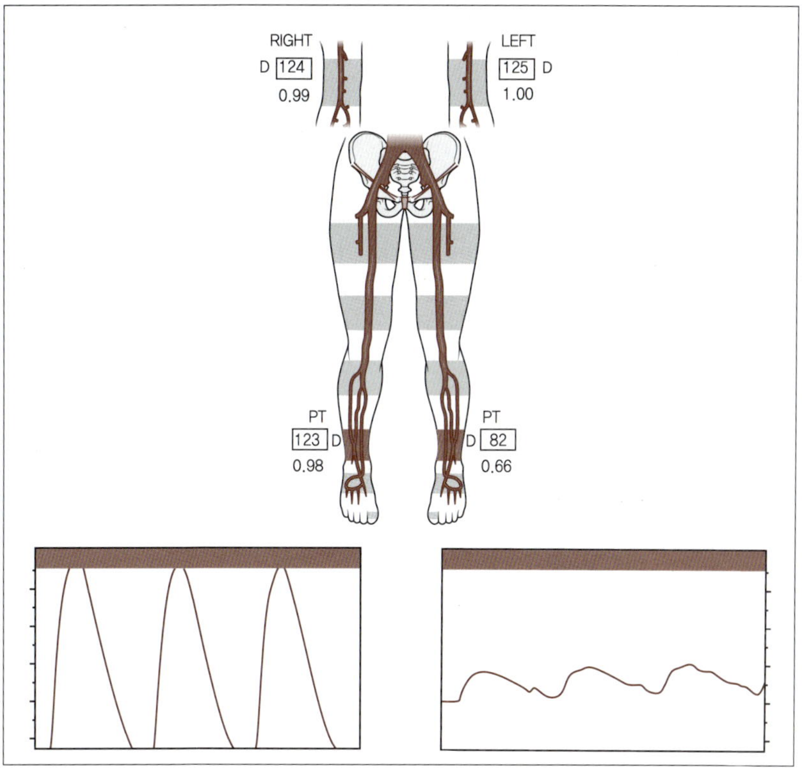

Follow up ABI에서는 Rt.ankle area의 ABI가 이전 0.45 에서 0.98로 호전된 소견을 보여 환자의 증상이 장기간의 ischemic state 이후 혈류량이 증가하며 발생한 증상으로 생각하고 보행을 격려했다.

Calssification of PAD

환자의 임상증상으로 PAD의 중증도를 분류한 category로 Fontain, Rutherford criteria가 있으며 이중 Rutherford criteria가 널리 사용된다.

Hospital Day 4

#1 Atherosclerosis obliterans (ASO) of both legs, s/p angioplasty for femoral artery, anterior tibial artery		
	S)	발이 어제보다 훨씬 편안해요. 발이 화끈거리는 느낌도 줄었어요. 걸을 때 아픈 것도 좋아지는 것 같아요.
	O)	• Ankle-brachial index: - Rt./Lt. - 0.96 / 0.66 (현재) ← 0.29 / 0.65 (2개월 전) • Rutherford category: - 입원시 : category 3 - 현재 : category 1
	A)	Atherosclerosis obliterans (ASO), improving after angioplasty
	P)	• Encourage exercise • Discharge with medication

Rutherford		
Grade	Category	Clinical
0	0	Asymptomatic
I	1	Mild claudication
I	2	Moderate clauication
I	3	Severe claudication
II	4	Ischemic rest pain
III	5	Minor tissue loss
IV	6	Ulceration or gangrene

Updated Problem List

#1 Atherosclerosis obliterans (ASO) of both legs s/p angioplasty for femoral artery, anterior tibial artery

#2 3 vessel coronary artery disease, s/p OPCAB & PCI

#3 Diabetes mellitus (NIDDM)

#4 Hypertension

#5 Smoking

#6 Hyperlipidemia

Clinical Course

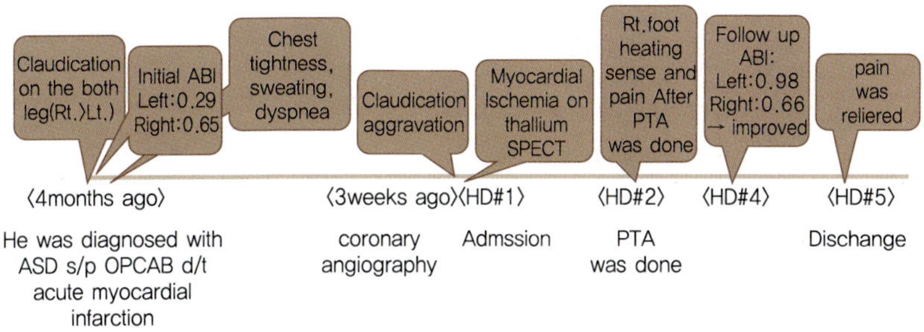

:: Medication on PAD patients

PAD환자들은 정상인에 비해 coronary arterial disease 및 stroke 등의 vascular disease 발생률이 높으며 이를 방지하기 위한 medication은 장기 생존율의 관점에서 intervention보다 훨씬 중요하다.

Lesson of the case

Peripheral arterial disease(PAD)는 단순히 말초혈관질환으로 국한하여 생각해서는 안된다. PAD가 있으면 coronary artery disease의 발생가능성이 정상인에 비해 매우 높다는 사실을 기억하고 증상이 없더라도 coronary artery에 대한 검사를 하는 것이 중요하다.

또한, revascularization은 현재의 임상증상완화 및 critical ischemia의 개선에는 도움이 되지만 장기생존율 및 myocardial infarction이나 stroke 등의 추가적인 event 방지에는 큰 의미가 없다. 따라서 revascularization 이후에도 antihypertensive agent 뿐 아니라 lipid-lowering agent 및 antiplatelet agent의 장기적인 투약이 필요하다.

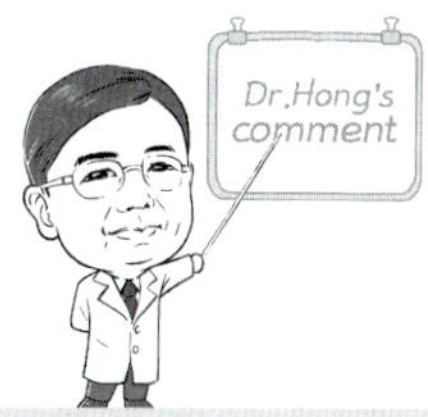

위의 risk factor management 뿐 아니라 금연 교육도 강조되어야 할 것이다. 당뇨가 있는 형도 counseling을 해야 하는 것이 좋겠다.

CASE 22 5일 전 시작된 혈변을 주소로 내원한 49세 여자

Chief Complaints

Hematochezia, started 5 days ago

Present Illness

2개월 전 주로 새벽이나 아침에 양쪽 어깨, 무릎, 팔꿈치, 손가락 등의 관절에 통증이 생겼다. 통증은 보통 수시간 지속되었고 시간이 지날수록 심해져 걸어다니지 못할 정도가 되었으며 외부병원 신경과에서 진료를 받았다. 이 과정에서 폐병변이 발견되어 chest CT를 촬영하였으며 폐농양 의증하에 항생제(levofloxacin+metronidazole)를 투약 받았다. 그 병원 입원 중 폐병변 진단을 위해 기관지경 검사를 하였으며 기관지내 결핵이나 진균감염이 의심되어 isoniazid+rifampicin 및 voriconazole 치료를 시작하였다.

그러나 기관지경 검사 다음날 오른쪽 둘째 손가락이 저리고 힘이 없어 nerve conduction velocity 검사를 시행하였으며 다발성 단일신경염 소견이 발견되었다. 이에 류마티스성 다발성 근육통으로 진단받고 약 2주간 prednisolone으로 치료하여 증상이 호전되었다.

당시 비출혈 및 비폐색으로 이비인후과 진료를 받았으나 특이할 만한 진단명이나 치료는 필요없다고 들었다. 또한 결막충혈이 생겨 안과에 의뢰되었으며 여기서는 공막염 진단을 받았다.

20일 전 열 및 오한과 함께 다시 전신적 근육통이 생겼으며 chest X-ray 상 다발성 폐결절이 보였고 혈청검사상 혈관염이 의심되어 methylprednisolone 1 mg/kg을 시작하였다. 그러나 5일 전부터 혈변이 생겨 본원으로 입원하게 되었다.

환자는 지난 한 달 사이에 체중이 4 kg 빠졌으며 쉽게 피로하였다.

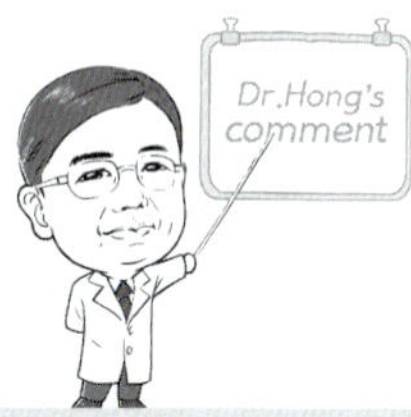

혈변에서 물어봐야 할 기본적인 것들이 빠져 있다. Hematochezia발생하기 전의 bowel habit, stool의 성상, 복통 동반 여부 등 감별 진단에 도움이 될 history가 기술되어야 하겠다.

Past History

Tuberculosis (Tbc)

1년 3개월 전 Chest CT상 right lower lung의 nodule 발견되어 percutaneous needle aspiration and biopsy 시행하였고 caseous necrotic material 나옴. 비슷한 시기 right lower quadrant abdomen wall에 mass가 발견되어 역시 percutaneous needle aspiration and biopsy시행하여 chronic granulomatous inflammation consistent with Tbc 소견으로 anti-Tbc medication 9개월 치료함.

Chronic otitis media (COM)

10년 전 Rt.COM으로 수술하였으나 청력 소실됨.

4개월 전 Lt. COM 수술하였으며 내원 1주 전부터 청력 급격히 감소함.

diabetes (-)

hypertension (-)

hepatitis (-)

Family History

diabetes (-)

hypertension (-)

renal disease (-)

malignancy (-)

Social History

occupation : 주부

alcohol (-)

smoking : never-smoker

Review of Systems

General

general weakness (+)	sleep disturbance(+)

Skin

purpura (-)	erythema (-)

Head / Eyes / ENT

headache (-)	blindness (-)
visual disturbance (-)	eye injection (-)
hearing disturbance (+)	oral ulcer (-)
dry eyes (-)	dry mouth (-)
rhinorrhea (+)	sore throat (+)
photosensitivity (-)	

Respiratory

dyspnea (-)	hemoptysis (-)
cough (+)	sputum (+) : yellowish

Cardiovascular

chest pain (-)	palpitation (-)
orthopnea (-)	dyspnea on exertion (-)
Raynaud's phenomenon (-)	

Gastrointestinal

anorexia (+)	dyspepsia (-)
nausea (-)	vomiting (-)
diarrhea (+)	abdominal pain (-)

Genitourinary

flank pain (-)	gross hematuria (-)
genital ulcer (-)	

Neurologic

convulsion (-)	cognitive dysfunction (-)
psychosis (-)	motor / sensory change (+) : Rt. hand, finger

Musculoskeletal

arthralgia (+) : both shoulder, elbow, knee, finger	tingling sense (+) : both hand (Rt. 2nd finger), both foot
back pain (-)	morning stiffness (-)

Physical Examination

height 165.7 cm, weight 42.4 kg, body mass index 15.4 kg/m^2

Vital Signs

BP 112/69 mmHg - HR 71/min - RR 20/min - BT 36.0℃

General Appearance

chronically ill looking	alert
oriented to time, person, place	

Skin

skin turgor : normal	ecchymosis (-)
rash (-)	purpura (-)

Head / Eyes / ENT

visual field defect (-)	pinkish conjunctiva (+)
icteric sclera (-)	palpable lymph nodes (-)

Chest

symmetric expansion without retraction	clear breath sounds without crackle

Heart

regular rhythm	normal heart sounds without murmur

Abdomen

soft & flat	normoactive bowel sounds
tenderness (-)	rebound tenderness (-)

Neurology

motor weakness (+) : Rt. 2nd finger flexion	sensory disturbance (+) : Rt. Hand 1st~3rd finger, palmar area
gait disturbance (-)	neck stiffness (-)

Initial Laboratory Data

CBC

WBC (4,000~10,000/mm^3)	18,200	Hb (13~17 g/dL)	10.2
WBC differential count	neutrophil 92% lymphocyte 7% monocyte 1%	platelet (150~350 × 10^3/mm^3)	464

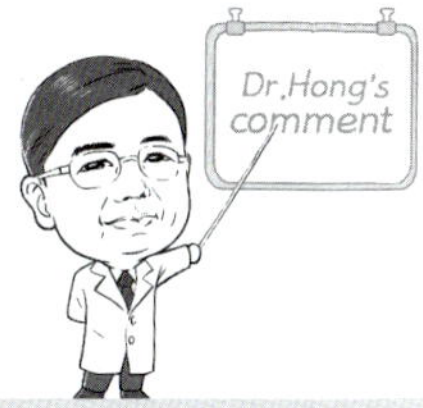

CBC에서 anemia 소견이 있으면 MCV, MCH, MCHC를 병기하여 anemia의 감별을 하는 것이 필요하다.

Chemical & Electrolyte battery

Ca (8.3~10 mg/dL) P (2.5~4.5 mg/dL)	8.4 4.3	glucose (70~110 mg/dL)	144
protein (6~8 g/dL) albumin (3.3~5.2 g/dL)	5.7 1.8	aspartate aminotransferase (AST) (~40 IU/L) /alanine aminotransferase (ALT) (~40 IU/L)	61/40
alkaline phosphatase (ALP) (40~120I U/L)	265	gamma-glutamyltranspeptidase (r-GT) (11~63 IU/L)	656
total bilirubin (0.2~1.2 mg/dL)	2.5	direct bilirubin (~0.5 mg/dL)	1.8
BUN (10~26 mg/dL) Cr (0.7~1.4 mg/dL)	23 0.9	estimated GFR (≥ 60 mL/min/1.7m^2)	71
C-reactive protein (~0.6 mg/dL)	12.7	cholesterol (~199 mg/dL)	102
Na (135~145 mmol/L) K (3.5~5.5 mmol/L) Cl (98~110 mmol/L)	128 5.3 95	total CO_2 (24~31 mmol/L)	22.2

Coagulation battery

prothrombin time (PT) (70~140 %)	79.1 %	PT(INR) (0.8~1.3)	1.13
activated partial thromboplastin time (aPTT) (25~35 sec)	25.5 sec		

Urinalysis with microscopy

specific gravity	1.025	pH	5.0
albumin(rrace)	(-)	glucose	(-)
ketone (-)	(-)	bilirubin	(-)
occult blood (-)	(++++)	nitrite	(-)
RBC (0~2/HPF)	21-30/HPF	WBC (0~2/HPF)	6-10/HPF
squamous cell (0-2/HPF)	3-5/LPF	bacteria (-)	a few/HPF

Autoantibody

ANA titer (IF)	titer <1:40		
MPO-ANCA (p-ANCA)	Negative	PR3-ANCA (c-ANCA)	Positive

Chest X-ray

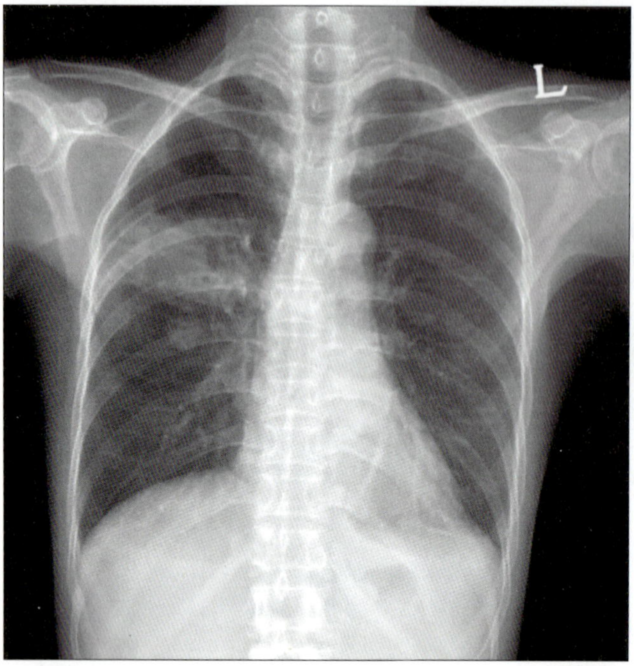

입원시의 chest X-ray로 우폐 상엽에 consolidation 및 multiple nodule이 관찰된다.

Initial Problem List

#1 Epistaxis and nasal obstruction
#2 Scleritis
#3 Hearing disturbance, h/o COM - recent aggravation
#4 Mononeuritis multiplex
#5 Chronic polyarthralgia
#6 Multiple lung nodules with cavitation
#7 Elevated liver enzyme, hyperbilirubinemia
#8 Microscopic hematuria
#9 Hematochezia
#10 Leukocytosis
#11 Hyponatremia

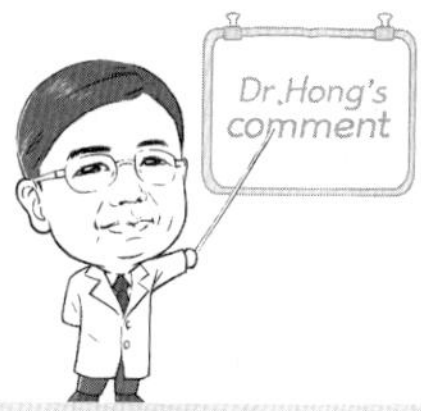

Initial Problem list는 comprehensive하게 만들되 중요한 abnormality가 간과되지 않도록 해야 한다. 이 문제 목록에서는 anemia, hypoalbuminemia, low cholesterol 등이 neglect 되었다.

Assessment and Plan

#1 Epistaxis and nasal obstruction
#2 Scleritis
#3 Hearing disturbance, h/o COM - recent aggravation
#4 Mononeuritis multiplex
#5 Chronic polyarthralgia
#6 Multiple lung nodules with cavitation
#7 Abnormal LFT, hyperbilirubinemia
#8 Microscopic hematuria
#9 Hematochezia

A)

- Autoimmune disease: RA, SLE, Wegener's granulomatosis with lung involvement
- Vasculitis associated with ANCA
- Infectious disease: herpes zoster, aspergillosis, pulmonary tuberculosis

P)

- Diagnostic :
  - ENT consultation: osteomeatal CT
  - ophthalmology consultation
  - sputum Gram stain/culture, AFB stain/culture
  - serum galactomannan test
  - urine : culture, AFB, dysmorphic RBC, cytology
  - urine Alb/Cr ratio, 24hr urine protein check
  - autoantibody : ANCA
  - Chest CT 후 biopsy 고려
  - stool : WBC, *C. difficile* toxin assay
  - colonscopy
  - abdomino-pelvic CT
- Therapeutic :
  - methylprednisolone 1mg/kg
  - amphotericin-B

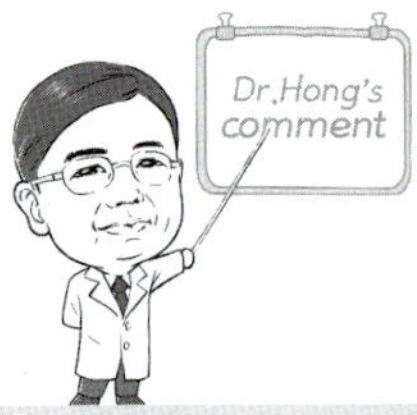

Initial problem list가 길고 복잡할 때는 contextual pattern recognition 노력이 필요하다. 이 환자의 경우 우선 문제가 되는 장기를 나열해 보면 Eyes, ENT, Musculoskeletal, Nerve, lung, liver and lower GI, kidney 즉 multi organs involvement가 있으며, CRP and leukocytosis를 감안하면 염증성 process가 있다는 심증이 간다.
그리고 weight loss, hypoalbuminemia, low cholesterol, hyponatremia 등을 보면 심각한 malnutrition과 chronic inflammatory disease를 생각할 수 있다.

Hospital Day 1

#1 Epistaxis and nasal obstruction
#2 Scleritis
#3 Hearing disturbance, h/o COM - recent aggravation
#4 Mononeuritis multiplex
#5 Chronic polyarthralgia
#6 Multiple lung nodules with cavitation
#7 Abnormal LFT, hyperbilirubinemia
#8 Microscopic hematuria
#9 Hematochezia

S)	가끔 코피가 나요. 코가 막혀 있어 숨쉬기 답답해요.
O)	• Nasal septum necrosis • Both nasal cavity : heavy crust and blood clot 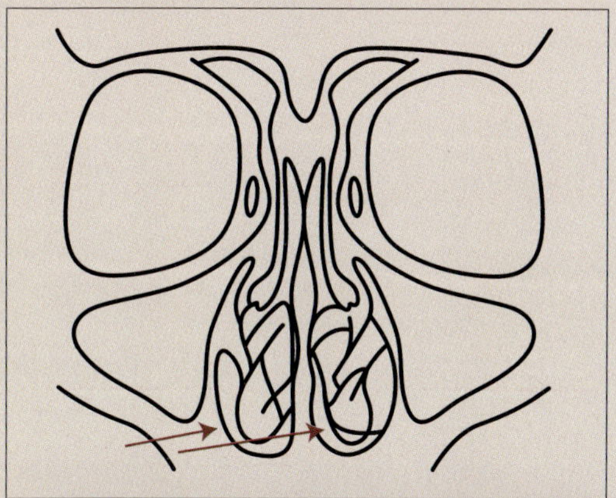 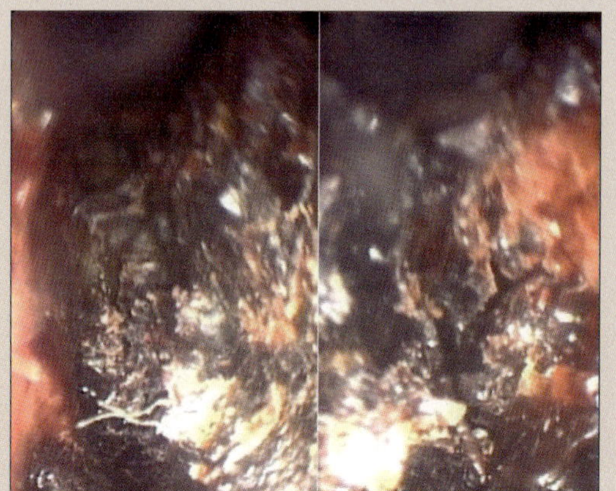
A)	• Nasal inflammation of Wegener's granulomatosis • Upper airway neoplasm, less likely
P)	• Crust removal • Autoantibody 결과 확인

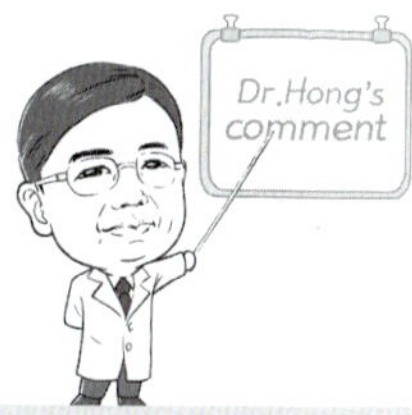

본 증례의 핵심 문제이다. Diffuse nodular disease를 봤을 때 먼저 생각해야 할 것은 Hematogenous neoplasm, Hematogenous spread of infection (bacterial, mycobacterial, fungal), Pneumoconiosis, Langerhans cell histiocytosis를 생각해야 한다.

[Harrison 17th Edition p1585]

#2 Scleritis	
S)	두 달 전부터 눈이 충혈되었지만 지금은 조금 나아졌어요. 눈이 아프지는 않아요.
O)	• OD - superior peripheral ulcerative keratopathy - mild ciliary injection 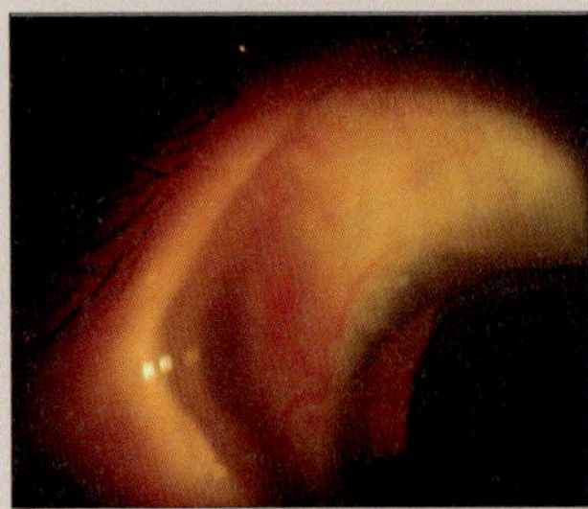 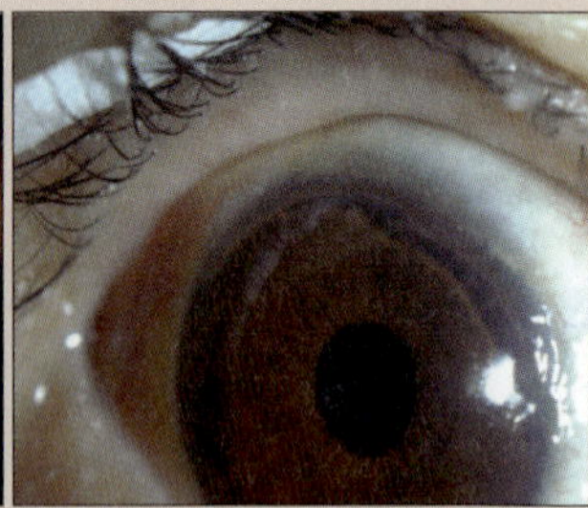
A)	• Autoimmune disease • Inflammatory bowel disease
P)	• Autoantibody 확인 • Topical lubricants, topical corticosteroids

#3 Hearing disturbance	
S)	오른쪽 귀는 이전부터 안 들렸어요. 왼쪽 귀는 두달 전에 수술했는데 그때는 약간 들리다가 여기 오기 일주일 전부터 잘 안 들려요.
O)	청력검사 시행하였으며 이전 결과와 비교해 볼 때 좌측 청력이 많이 감소함. • Osteomeatal CT : left mastoidectomy site와 middle ear cavity 내 soft tissue관찰됨 • Otoscopy : - tympanic membrane, right : free - tympanic membrane, left : crust partial removal : retraction (fascia-necrotic) • ENT 의견 : - 병력상 idiopathic한 sudden hearing loss 가능성이 크며 recurrent chronic otitis media(COM)가 원인일 가능성도 있음.
A)	• Chronic otitis media, both • Sudden sensory neuronal hearing loss, left
P)	• Methylprednisolone 1 mg/kg 유지 • Antibiotics 추가

#8 Microscopic hematuria	
S)	소변 볼 때 증상은 없어요.
O)	• Repeat urinalysis : albumin +, occult blood ++++ WBC 10-20/HPF • Urine culture/AFB : negative • Dysmorphic RBC : 24% • Urine Alb/Cr ratio : 333.2 mg/g • Urine cytology : negative for malignant cells
A)	• Antiphospholipid syndrome • Wegener's granulomatosis
P)	Antiphospholipid antibody검사

#9 Hematochezia	
S)	혈변은 더 이상 나오지 않고 이전 병원에 있을 때는 설사와 섞여 나왔어요.
O)	• Stool WBC : many • *C. difficille* study : negative • Colonoscopy - 다양한 크기의 점막궤양들이 관찰됨. - 궤양은 비교적 깊고 경계가 명확하며 기저부가 삼출물로 덮여 있음. 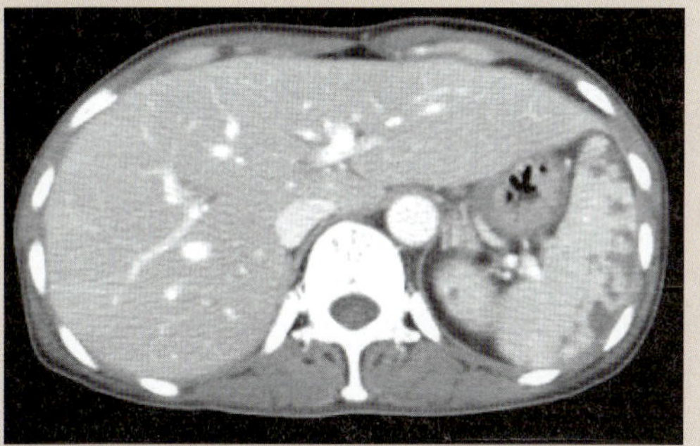 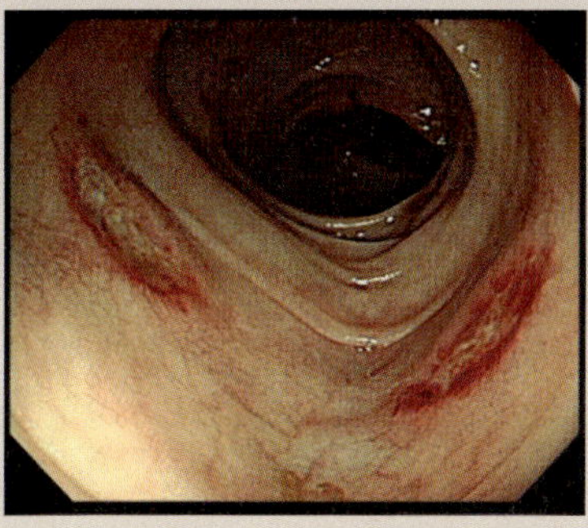

O)	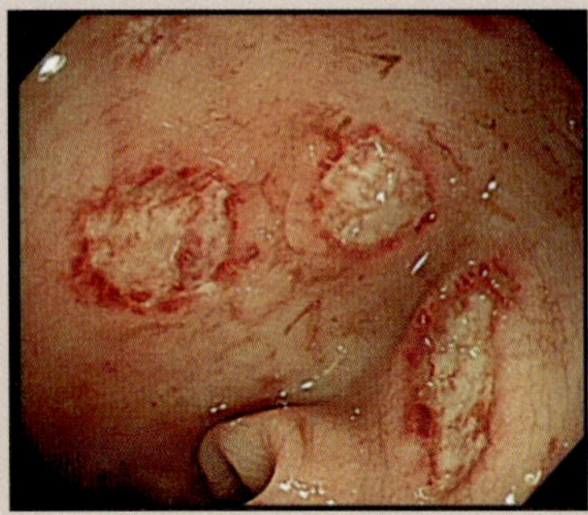 • Abdomino-pelvic CT : spleen내에 다양한 크기의 low density lesion이 보이며 infarction에 부합하는 소견이다.
A)	• CMV colitis, most likely • New splenic infarction - antiphospholipid syndrome - embolic infarction - associated with Wegener's granulomatosis
P)	• CMV antigenemia assay • Serum CMV-PCR • Colonscopic biopsy 확인 • Splenic infarct에 대해 autoantibody 검사, 2D-echocardiography

Updated Problem List

#1 Epistaxis and nasal obstruction

#2 Scleritis

#3 Hearing disturbance, h/o COM - recent aggravation

#4 Mononeuritis multiplex

#5 Chronic polyarthralgia

#6 Multiple lung nodules with cavitation

#7 Elevated liver enzyme, hyperbilirubinemia

#8 Microscopic hematuria

#9 Hematochezia

#10 Leukocytosis

#11 Hyponatremia

#12 Splenic infarction on CT

Hospital Day 4

#1 Epistaxis and nasal obstruction
#2 Scleritis
#3 Hearing disturbance, h/o COM - recent aggravation
#4 Mononeuritis multiplex
#5 Chronic polyarthralgia
#6 Multiple lung nodules with cavitation
#7 Abnormal LFT, hyperbilirubinemia
#8 Microscopic hematuria
#9 Hematochezia
#12 Splenic infarction on CT

S)	Fever, cough
O)	• Chest CT : aggravation of preexisting consolidations in both lungs with increased size of necrosis, suggestive of vasculitis such as Wegener's granulomatosis, or reactivated pulmonary tuberculosis • Bronchoscopy : 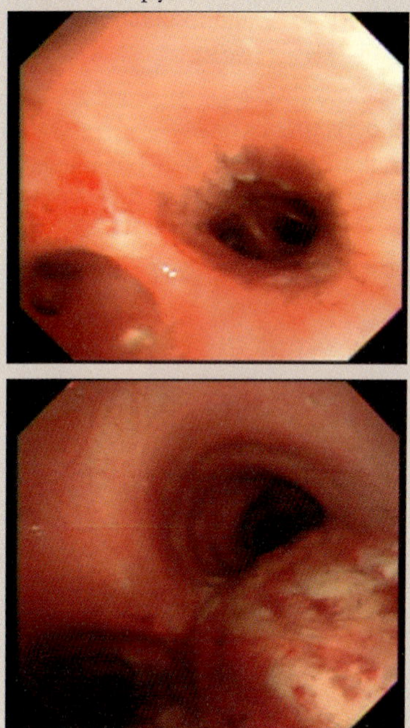
A)	• Wegener's granulomatosis with lung involvement • Pulmonary tuberculosis • Fungal infection
P)	• Antiphospholipid Ab 결과 확인 • 항생제 유지

이상의 증상들을 모두 조합하였을 때 한가지로 설명한다면 Wegener's granulomatosis에 합당한 소견들이다. 그러나 lung nodule 및 cavitary lesion에 대하여는 steroid를 투약한다 하더라도 infection에 대하여 경계해야 할 것으로 생각하여 항생제는 일단 그대로 투약하도록 하였다. 환자의 fever peak는 조금씩 감소하기 시작하였고 general condition도 호전되는 추세였다.

Hospital Day 9

#1 Epistaxis and nasal obstruction
#2 Scleritis
#3 Hearing disturbance, h/o COM - recent aggravation
#4 Mononeuritis multiplex
#5 Chronic polyarthralgia
#6 Multiple lung nodules with cavitation
#7 Abnormal LFT, hyperbilirubinemia
#8 Microscopic hematuria
#9 Hematochezia
#12 Splenic infarction on APCT

S)	Fever, cough
O)	• Bronchoscopic biopsy result : - necrotizing granulomatous inflammation - NTM-PCR : negative • Bronchial washing - M. Tb PCR : negative • Colonoscopic biopsy : - focal active colitis, CMV immunostainings- negative - CMV antigenemia assay : negative • Serum CMV PCR : negative • Gastrointestinal department consult : Wegener's granulomatosis에서 GI involvement는 매우 드문 현상으로 다시 조직검사 필요함. • Re-colonoscopy : 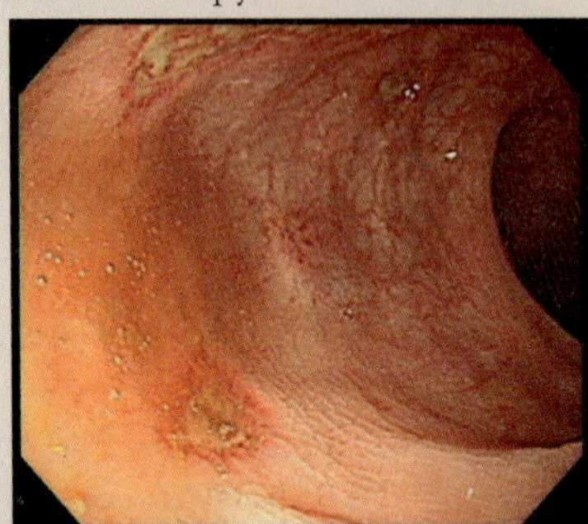 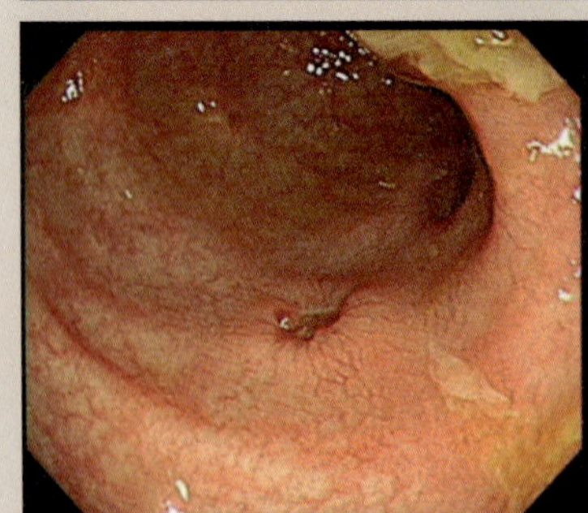

	O)	이전검사에 비해 궤양의 개수, 깊이 및 크기가 호전된 양상이며 조직검사상 nonspecific colitis였고 CMV immunostaining은 음성이었다.
	A)	• Wegener's granulomatosis with lung involvement • Pulmonary tuberculosis, less likely • Fungal infection, less likely • CMV colitis, less likely
	P)	• Immunosuppressant therapy : - cyclophosphamide 50mg qd - methylprednisolone 25mg bid

ANCA-associated vasculitis의 treatment로 고용량의 스테로이드를 사용하나 Wegener's granulomatosis에서는 재발율이 높다. 따라서 immunosuppresant로 maintenance therapy를 해야 한다.

Updated Problem List

#1. Epistaxis and nasal obstruction ➡ Wegener's granulomatosis

#2. Scleritis ➡ #1

#3. Hearing disturbance, h/o COM - recent aggravation ➡ #1

#4. Mononeuritis multiplex ➡ #1

#5. Chronic polyarthralgia ➡ #1

#6. Multiple lung nodules with cavitation ➡ #1

#7. Elevated liver enzyme, hyperbilirubinemia ➡ #1

#8. Microscopic hematuria ➡ glomerulonephritis associated with #1

#9. Hematochezia ➡ #1

#10. Leukocytosis ➡ #9

#11. Hyponatremia ➡ #8

#12. Splenic infarction on CT ➡ #1

Hospital Day 14

#6 Multiple lung nodule with cavitation	
S)	Fever, cough
O)	• TB interferon gamma test: negative • Chest X-ray: decreased size of consolidation in the right upper lung zone 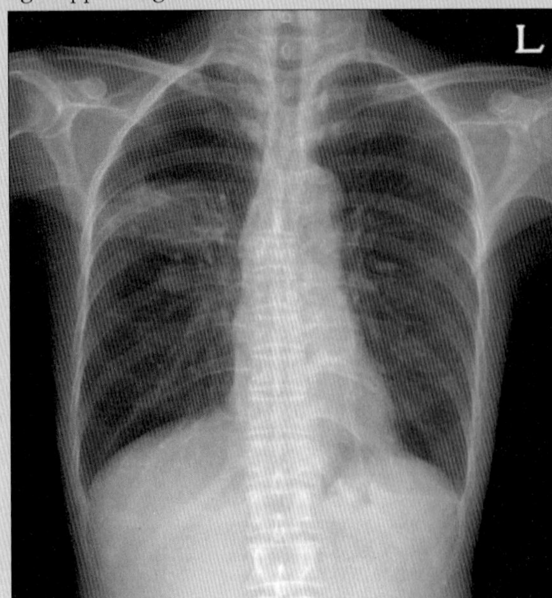
A)	Wegener's granulomatosis with lung involvement
P)	• Immunosuppressant 유지 • TB medication 중단 • Bronchoscopic biopsy에서 PAS and GMS staining 추가 시행

:: Wegener's granulomatosis의 clincal manifestations

Wegener's granulomatosis에서 가장 흔한 manifestation은 ear/nose/throat 부위(92%)이다. 다음으로 lung(85%)이며 glomerulonephritis (77%), arthralgia(67%), fever(50%), weight loss(35%), scleritis (16%), peripheral neuropathy(15%)이다.
GI involvement는 매우 드문 현상이다.

〈Harrison 17th Edition〉

Hospital Day 40

#1 Epistaxis and nasal obstruction ➞ Wegener's granulomatosis	
S)	Fever (-)
O)	• Chest X-ray : further decrease in extent of right upper lung lesion 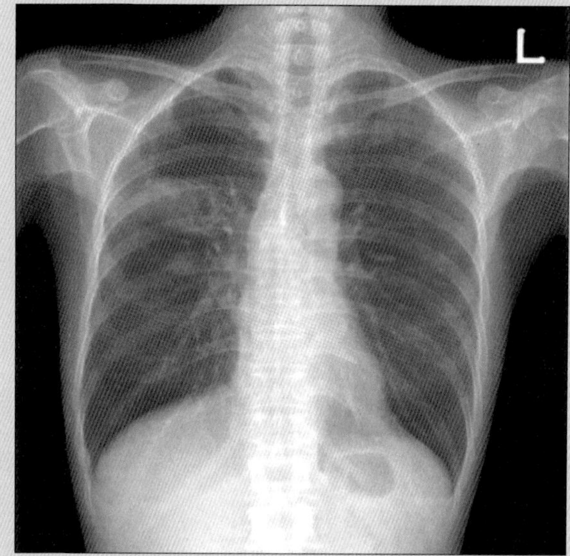
A)	Wegener's granulomatosis, improving
P)	Discharge

환자는 퇴원 후 lung lesion과 오른손의 움직임 및 감각이 호전되었으나 정상으로 회복되지는 않았다. Hearing loss 역시 호전되지 않았다.

Clinical Course

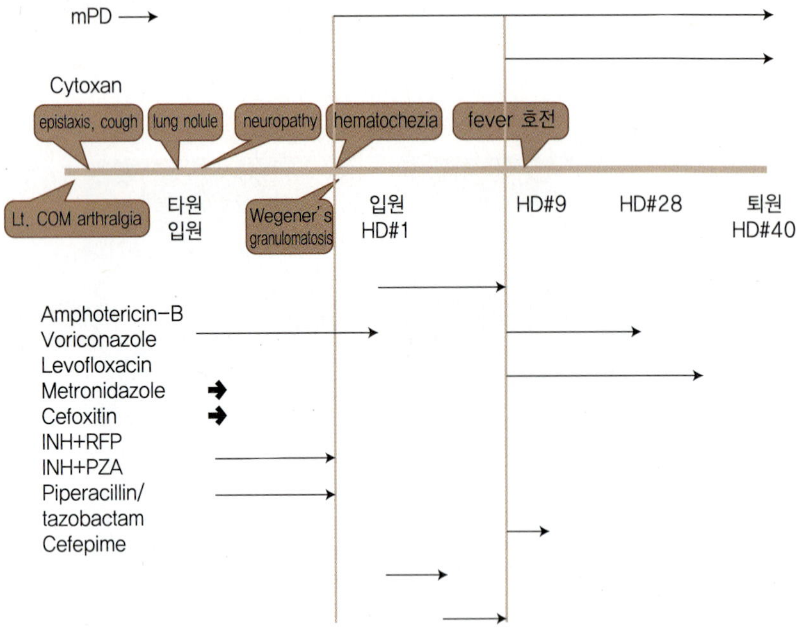

:: Wegener's granulomatosis의 clinical course

1960년대에서 1990년대까지 NIH에서 158명의 cohort를 추적 관찰하였으며 이중 12%가 disease 또는 치료의 complication으로 사망하였고 86%는 permanent disease-related morbidity를 가지고 있었다. 이중 chronic renal insufficiency가 42%, 투석을 요하는 end-stage renal disease가 10%, hearing loss 35%, nasal deformity가 28%였다. 그리고 tracheal stenosis 13%, visual loss가 8%였다.

〈Ann Intern Med 1992;116:488-498〉

Lesson of the case

Vasculitis는 다양한 manifestation으로 나타나며 다기관-계통의 증상과 징후를 통합할 수 있어야 진단할 수 있다. Wegener's granulomatosis는 ANCA-associated vasculitis로서 주로 upper airway를 침범하고 lung nodule의 감별진단에서 고려해야 하는 질환 중의 하나이다.

CASE 23

1개월 전 시작된 왼쪽 다리의 피부 궤양을 주소로 내원한 24세 여자

Chief Complaints

Ulcerative skin lesions of left leg, started 1 month before admission

Present Illness

7년 전 타병원에서 ulcerative colitis 진단받고 sulfasalazine 치료를 시작하였다. 치료를 하면서도 2~3개월 주기로 혈변이 있었으나 일상생활은 불편할 정도는 아니었고 저절로 호전되곤 했다.

1년 6개월 전 복통과 혈변이 심해져 본원 소화기 내과에 입원하여 sulfasalazine과 methylprednisolone 사용 후 증상이 다시 호전되었다.

그 후 methylprednisolone을 감량한 뒤 중단했고, sulfasalazine을 유지하며 증상없이 지냈다.

그러나 6개월 전 증상이 재발하여 다시 methylprednisolone을 사용한 바 있으며 스테로이드를 끊은 후 3개월 전 다시 증상이 재발하여 steroid-dependent ulcerative colitis로 진단받았다. 이에 대하여 azathioprine을 시작하였으나 증상이 호전되지 않아 다시 steroid 투여를 고려했지만 환자가 거부하였다.

2개월 전부터는 환자가 sulfasalazine과 azathioprine까지도 자의로 중단하였다.

환자는 한달 전부터 왼쪽 무릎의 통증 및 발적이 발생하여 정형외과 병원에서 경구항생제를 투여 받았고 통증은 호전되었으나 발적은 점차 원위부로 진행하였다.

3주 전 왼쪽 하지에 부종이 생기면서 증상이 악화되어 타 병원에서 봉와직염으로 진단받고 다시 항생제를 복용하였다. 그러나 병소가 점차 악화되며 왼쪽하지에 분비물이 있는 궤양이 생겼다. 그 병원에서 궤양에 대해 incision & drainage까지 시행받고 항생제도 바꾸어 치료하였으나(cefazedone+ netilmicin) 호전되지 않았고 오른쪽 팔목과 오른쪽 하지에도 압통이 있는 발적이 생겨 본원에 입원하였다.

Past History

diabetes (-)
tuberculosis (-)
hypertension (-)
hepatitis (-)
herb medication (-)

Family History

diabetes (-)
tuberculosis (-)
hypertension (-)
hepatitis (-)
malignancy(-)

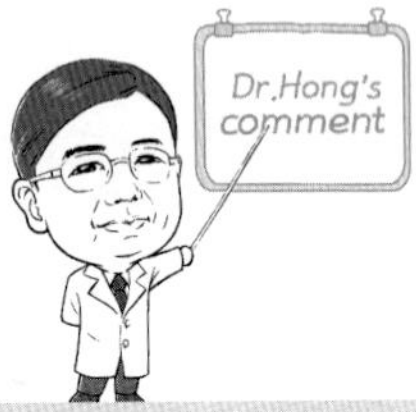

Marital Hx (-)는 아마도 미혼이란 뜻으로 쓴 것 같은데, 원래 Marital status는 현재 배우자와 살고있는 married, 배우자와 사별했으면 widow or widower, 이혼한 상태면 divorced, 별거 중이면 separated, 결혼한 일이 없으면 single로 기술하는 것이다.

Social History

occupation : 교사
alcohol (-)
smoking : never-smoker
marital status : (-)

Review of Systems

General

general weakness (+)	easy fatigability (+)
fever (-)	weight loss (-)
pale (+)	

Head / Eyes / ENT

headache (-)	photosensitivity (-)
visual disturbance (-)	eye injection (-)
hearing disturbance (+)	oral ulcer (-)
dry eyes (-)	dry mouth (-)
rhinorrhea (-)	sore throat (-)

Respiratory

dyspnea (-)	hemoptysis (-)
cough (-)	sputum (-)

Cardiovascular

chest pain (-)	palpitation (-)
orthopnea (-)	dyspnea on exertion (-)
Raynaud's phenomenon (-)	

Gastrointestinal

anorexia (-)	dyspepsia (-)
nausea (-)	vomiting (-)
diarrhea (-)	abdominal pain (-)

Genitourinary

flank pain (-)	gross hematuria (-)
genital ulcer (-)	

Physical Examination

height 163 cm, weight 45.2 kg, body mass index 20.8 kg/m^2

Vital Signs

BP 94/66 mmHg - HR 95/min - RR 18/min - BT 36.3℃

General Appearance

looking ill	alert and oriented to time, place, and person

Head / Eyes / ENT

visual field defect (-)	pale conjunctiva
icteric sclera (-)	palpable lymph nodes (-)

Chest

symmetric expansion without retraction	clear breath sounds without crackle

Heart

regular rhythm	normal heart sounds without murmur

Abdomen

soft & flat	normoactive bowel sounds
tenderness (-)	rebound tenderness (-)

Extremities

Lt. lower leg에는 7×5 cm 크기의 yellowish serous discharge 동반한 ulcerative lesion이 관찰되고 muscle도 expose 되어 있다. Rt. lower leg에도 2.5×2.5 cm 크기의 reddish swollen nodular lesion이 관찰된다.

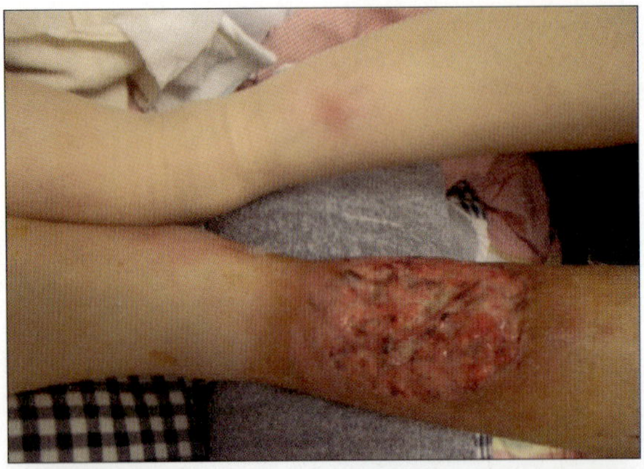

Lt. malleolar area에는 7×7 cm 크기의 reddish tender swelling이 관찰된다.

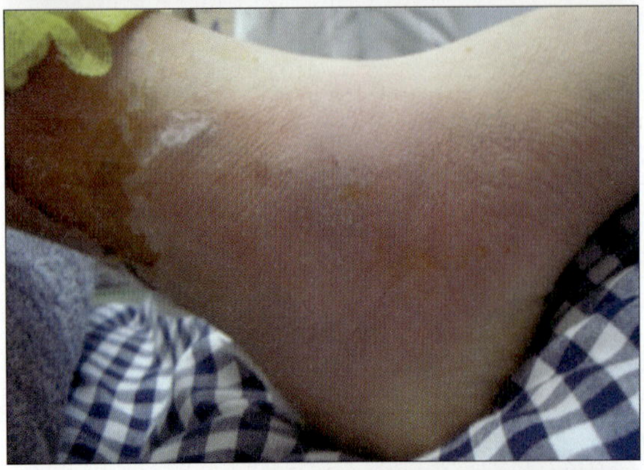

Lt. hand에는 1×1 cm 크기의 reddish tender macular lesion, Rt. forearm에는 두 개의 1×1 cm reddish tender papular lesion이 관찰된다.

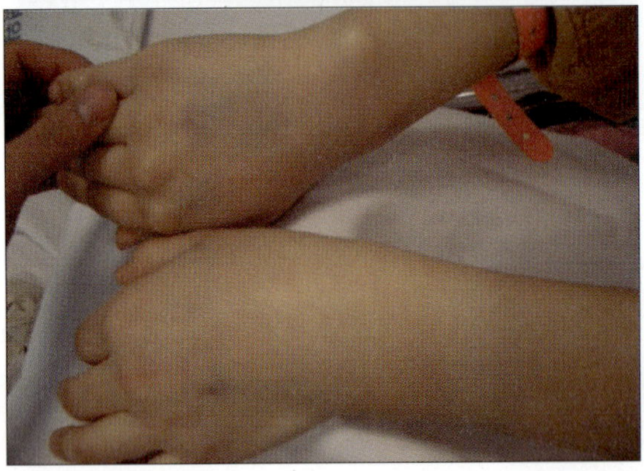

Initial Laboratory Data

CBC

WBC (4,000~10,000/mm³)	9,100	Hb (13~17 g/dL)	8.9
WBC differential count	neutrophil 85%, lymphocyte 8% monocyte 4%	platelet (150~350 × 10³/mm³)	290

Chemical & Electrolyte battery

Ca (8.3~10 mg/dL) P (2.5~4.5 mg/dL)	7.7 5.0	glucose (70~110 mg/dL)	92
protein (6~8 g/dL) albumin (3.3~5.2 g/dL)	6.1 1.9	aspartate aminotransferase (AST) (~40 IU/L) /alanine aminotransferase (ALT) (~40 IU/L)	44/45
alkaline phosphatase (ALP) (40~120 IU/L)	198	gamma-glutamyltranspeptidase (r-GT) (11~63 IU/L)	7
total bilirubin (0.2~1.2 mg/dL)	0.4		
BUN(10~26 mg/dL) Cr (0.7~1.4 mg/dL)	5 0.5	estimated GFR (≥ 60 mL/min/1.7m²)	> 90
C-reactive protein (~0.6 mg/dL)	6.30	cholesterol (~199 mg/dL)	154
Na (135~145 mmol/L) K (3.5~5.5 mmol/L) Cl (98~110 mmol/L)	134 4.1 94	total CO_2 (24~31 mmol/L)	29.9

Coagulation battery

prothrombin time (PT) (70~140 %)	95.0	PT (INR) (0.8~1.3)	1.03
activated partial thromboplastin time (aPTT) (25~35 sec)	24.9 sec		

Chest X-ray

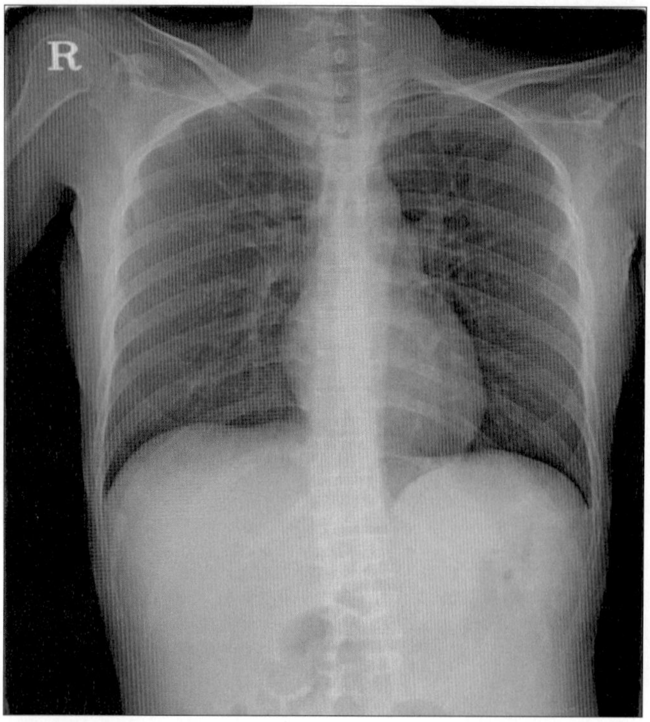

Chest x-ray 상 이상 소견은 보이지 않는다.

Initial Problem List

#1 Ulcerative lesion, Lt. lower leg

#2 Multiple erythematous nodular/papular lesions of the skin

#3 Ulcerative colitis

#4 Elevated ESR, CRP

#5 Anemia

#6 Hypoalbuminemia

Assessment and Plan

#1 Ulcerative lesion, Lt. lower leg #2 Multiple erythematous nodular/papular lesions of the skin #3 Ulcerative colitis (UC) #4 Elevated ESR, CRP	
A)	• Skin infection: cellulitis • Extraintestinal manifestation of UC (pyoderma gangrenosum) • Drug -induced skin lesion • Skin malignancy
P)	• Wound culture • Blood culture • Skin Biopsy • Consultation to orthopedic surgery/dermatology/infectious disease

피부의 병변 중 tenderness를 동반한 ulcer는 여러가지 감별진단이 필요하다. 감염성 질환이 빈도가 가장 높아서 먼저 감별이 필요하며, ulcerative colitis의 extraintestinal manifestation도 고려하였다.

#5 Anemia	
A)	• Anemia of chronic disease • Iron-deficiency anemia
P)	• Blood cell morphology • Reticulocyte count • Occult blood test • Serum iron, ferritin, TIBC

#6 Hypoalbuminemia	
A)	Malnutrionion, Albumin loss associated with UC or skin condition
P)	• Nutritional support • Albumin / Cr, 24 hr urine protein, if needed

Hospital Day 4

#1 Ulcerative lesion, Lt. lower leg #2 Multiple erythematous nodular/papular lesions of the skin #3 Ulcerative colitis (UC) #4 Elevated ESR, CRP		
	S)	Lt. lower leg pain (+)
	O)	• Purulent discharge에 대한 Gram stain : negative • Skin biopsy시행함 : 피부조직에 대한 Gram stain : negative
	A)	• Cellulitis • Pyoderma gangrenosum
	P)	#1. Ulcerative lesion, Lt. lower leg #2. Multiple erythematous nodular/papular lesions of the skin

#5 Anemia		
	O)	• Hb 7.9 g/dL • Reticulocyte 1.22% • Blood cell morphology : normocytic hypochromic anemia • Iron 60 ug/dL, TIBC 207 ug/dL, Ferritin 137 ug/dL
	A)	Anemia of chronic disease
	P)	Observation

Hospital Day 7

#1 Ulcerative lesion, Lt. lower leg #2 Multiple erythematous nodular/papular lesions of the skin #3 Ulcerative colitis (UC) #4 Elevated ESR, CRP		
	S)	Same as yesterday
	O)	• CBC 13,000 (neutrophil 85%) - 8.7 g/dL-430 K • Skin pathology result : the histologic feature is not typical for pyoderma gangrenosum • Dermatology 의견 : dermal and subcutaneous interstitial neutrophilic infiltration pyoderma gangrenosum 가능성이 있음.
	A)	Pyoderma gangrenosum
	P)	• Methylprednisolone • Azathioprine • Antibiotics 유지

조직검사검체에서는 pyoderma gangrenosum의 typical feature는 아니었다. 그러나 피부과와 다시 slide review 후 pyoderma gangrenosum의 양상도 혼재된 것을 확인했고, steroid 사용 후 호전되는 것으로 미루어 pyoderma gangrenosum으로 결론을 내렸다.

Updated Problem List

#1 Ulcerative lesion, Lt. lower leg ➞
Pyoderma gangrenosum associated with #3

#2 Multiple erythematous nodular/papular lesions of the skin ➞ #1

#3 Ulcerative colitis

#4 Elevated ESR, CRP ➞ #1, 3

#5 Anemia ➞ #1, 3

#6 Hypoalbuminemia ➞ #1, 3

Hospital Day 14

<table>
<tr><td colspan="3">#1 Ulcerative lesion, Lt. lower leg ➞ Pyoderma gangrenosum associated with #3</td></tr>
<tr><td></td><td>S)</td><td>Feels better</td></tr>
<tr><td></td><td>O)</td><td>• CBC 10,000 (neutrophil 77%) - 9.3 g/dL - 501 K
• ESR 2 mm/hr, CRP 0.1 mg/dL
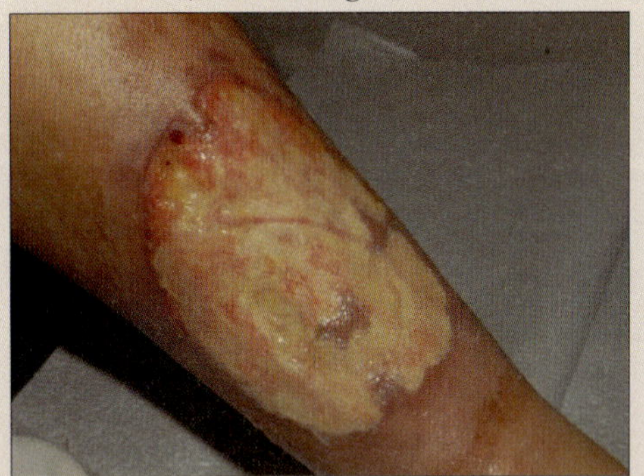
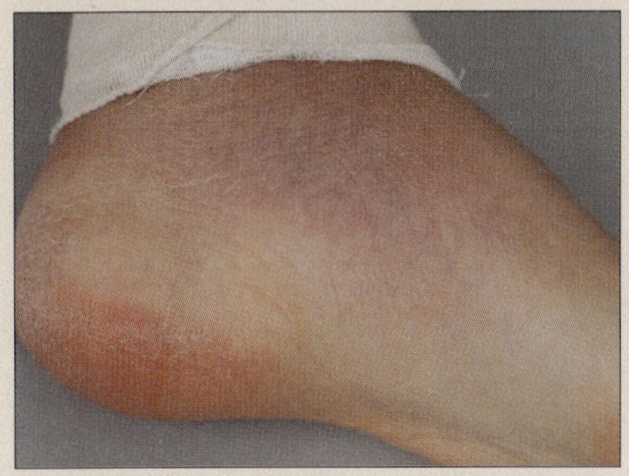</td></tr>
<tr><td></td><td>A)</td><td>Pyoderma gangrenosum, improving</td></tr>
<tr><td></td><td>P)</td><td>• Methylprednisolone : tapering
• Azathioprine 유지
• Antibiotics 2주 더 유지 후 중단</td></tr>
</table>

:: Pyoderma gangrenosum

30~50%는 idiopathic, 그 외에는 주로 ulcerative colitis나 Crohn's disease에 동반되는 피부질환이다. 드물지만 seropositive rheumatoid arthritis, myelogenous leukemia, myelofibrosis에서 나타나기도 한다. 주로 궤양성의 병변과 주위의 발적을 수반하며 직경이 20cm까지 커지기도 한다. 양하지에 발생하는 경우가 흔하나 몸 어느 부위에도 생길 수 있고 조직학적 소견은 비특이적이므로 임상적 판단이 중요하다.

〈Harrison 17th Edition〉

Lesson of the case

궤양을 동반한 피부병변은 주로 감염성 질환을 먼저 생각하게 되나 ulcerative colitis나 Crohn's disease, 또는 다른 내과적 질환의 skin manifestation은 아닌지 생각해야 한다.

CASE 24 20일 전부터 의식이 저하된 52세 여자

Chief Complaints

Drowsy mentality, started 20 days ago

Present Illness

4년 전 유방암을 진단받고 본원 외과에서 우측 변형유방절제술을 받았다. 이후 보조 화학요법(doxorubicin, cytoxan)을 2차까지 시행 후 추적 소실되었다가 1년 전에 다시 내원하였으며 이때 시행한 PET-CT 에서 multiple bone & lung metastasis 소견이 보였다. c-erb B2(+)가 확인된 전이성 유방암에 대하여 herceptin/paclitaxel 화학요법을 시행하면서 부분 관해 보였으나 7차 항암요법 후 치료를 거부하면서 타병원에서 통증 조절만 하였다.

20일 전부터 왼쪽 어깨에 통증이 시작되었고, 이후 오른쪽 대퇴부에도 통증이 생겼다.

10일 전부터 양하지에 위약감이 생겨 보행이 불가능한 상태로 진행되었다.

1주일 전 기력이 쇠약해지면서 남편 말에 대답을 못할 정도로 의식이 저하되어 남편에 의해 본원 응급실로 이송되었다.

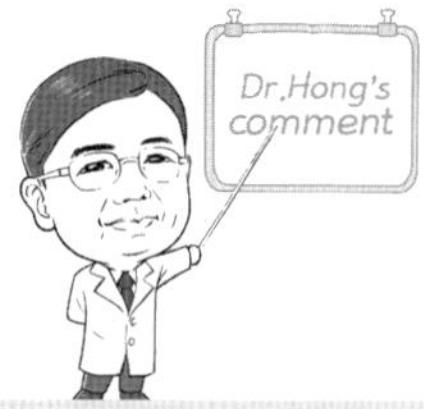

'Drowsy mentality'는 적절한 표현이 아니다. Mentality는 '사고방식' 혹은 '정신구조'의 뜻이며 남편이 하는 말에 응답을 못하는 의식 저하 상태는 것은 lethargy 내지는 obtundation라고 기술하면 된다.

내과의사가 알고 있어야 하는 mental status 기술법.

(1) 의식(consciousness) : environment를 알고 있는 정도 내지 environment와 interact하는 정도
(2) 사고(thought)의 process와 content
(3) 정서상태(affect and mood)
(4) 언어(speech)

Past History

4년전 : breast cancer, Rt (pT1cN1(1/17)M0, stage IIA, ER(-) PR(-) c-erb B2(2/3)), s/p Rt.modified radical mastectomy (MRM)

diabetes (-)

hypertension (-)

Family History

diabetes (-)

hypertension (-)

malignancy (-)

Social History

occupation : 주부
alcohol drinking (-)
smoking: never-smoker

Review of Systems

General

general weakness (+)	easy fatigability (-)
dizziness (-)	weight loss (-)

Skin

purpura (-)	erythema (-)

Head / Eyes / ENT

headache (-)	hearing disturbance (-)
dry eyes (-)	tinnitus (-)

Respiratory

dyspnea (-)	hemoptysis (-)
cough (-)	sputum (-)

Cardiovascular

chest pain (-)	palpitation (-)
orthopnea (-)	dyspnea on exertion (-)

Gastrointestinal

anorexia (-)	dyspepsia (-)
nausea (-)	vomiting (-)
diarrhea (-)	abdominal pain (-)

Genitourinary

flank pain (-)	gross hematuria (-)
genital ulcer (-)	

Neurologic

seizure (-)	cognitive dysfunction (-)
psychosis (-)	Motor weakness (-)
sensory change (-)	

Physical Examination

height 163 cm, weight 45.2 kg, body mass index 17.0 kg/m^2

Vital Signs

BP 139/86 mmHg - HR 102/min - RR 18/min - BT 36.8℃

General Appearance

chronically ill-looking	drowsy
oriented to time, place, and person	emaciated

Skin

skin turgor : normal	ecchymosis (-)
rash (-)	purpura (-)

Head / Eyes / ENT

pinkish conjunctiva (+)	icteric sclera (-)
palpable lymph nodes (-)	

Chest

symmetric expansion without retraction	clear breath sounds without crackle

Heart

regular rhythm	normal heart sounds without murmur

Abdomen

soft & flat	normoactive bowel sound
Tenderness/Rebound tenderness (-)	organomegaly (-)

Neurology

motor weakness : (unable to check due to pain)	neck stiffness (-)

Initial Laboratory Data

CBC

WBC (4,000~10,000/mm³)	5,900	Hb (13~17 g/dL)	11.4
WBC differential count	neutrophil 57.8% lymphocyte 31.7%	platelet (150~350 × 10³/mm³)	229

Chemical & Electrolyte battery

Ca (8.3~10 mg/dL) P (2.5~4.5 mg/dL)	8.4 3.1	glucose (70~110 mg/dL)	103
protein (6~8 g/dL) albumin (3.3~5.2 g/dL)	6.3 3.9	aspartate aminotransferase (AST) (~40 IU/L) /alanine aminotransferase (ALT) (~40 IU/L)	43/23
alkaline phosphatase (ALP) (40~120 IU/L)	120	gamma-glutamyltranspeptidase (r-GT) (11~63 IU/L)	40
total bilirubin (0.2~1.2 mg/dL)	0.8	direct bilirubin (~0.5 mg/dL)	0.2
BUN (10~26 mg/dL) Cr (0.7~1.4 mg/dL)	4 0.4	estimated GFR ($\geq$ 60 mL/min/1.7m²)	90
C-reactive protein (~0.6 mg/dL)	4.68	cholesterol (~199 mg/dL)	
Na (135~145 mmol/L) K (3.5~5.5 mmol/L) Cl (98~110 mmol/L)	130 3.3 93	total CO_2 (24~31 mmol/L)	22.8

Coagulation battery

prothrombin time (PT) (70~140 %)	98.3%	PT(INR) (0.8~1.3)	1.01
activated partial thromboplastin time (aPTT) (25~35 sec)	29.0 sec		

Urinalysis with microscopy

specific gravity (1.005~1.03)	1.025	pH (4.5~8)	6.0
albumin (trace)	(-)	glucose (-)	(-)
ketone (-)	(-)	bilirubin (-)	(-)
occult blood (-)	(-)	nitrite (-)	(-)
RBC (0~2/HPF)	0	WBC (0~2/HPF)	0
squamous cell (0~2/HPF)	3-5	bacteria (-)	a few

Chest X-ray

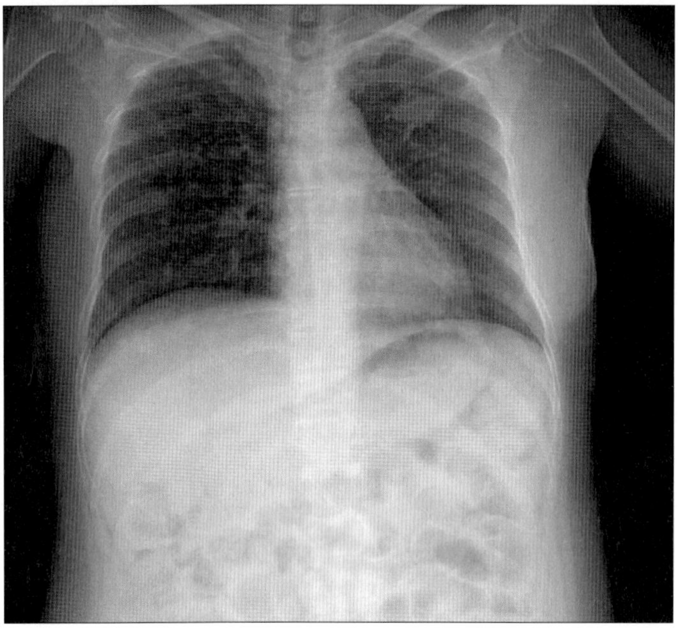

| Lt upper lobe에 mass가 보인다.

Initial Problem List

#1 Rt.breast cancer, s/p Rt.MRM, status adjuvant chemotherapy
#2 Multiple bone & lung metastases of #1, status palliative herceptin/paclitaxel
#3 Drowsy mentality
#4 Multiple somatic pain at Rt.thigh, Lt.shoulder
#5 Both lower leg weakness

Assessment and Plan

<table>
<tr><td colspan="3">#1 Rt.breast cancer, s/p Rt.MRM, status adjuvant chemotherapy
#2 Multiple bone & lung metastases of #1, status palliative herceptin/paclitaxel</td></tr>
<tr><td></td><td>P)</td><td>Diagnostic plan : bone scan, chest CT</td></tr>
</table>

<table>
<tr><td colspan="3">#3 Drowsy mentality</td></tr>
<tr><td></td><td>A)</td><td>Brain metastasis of breast cancer</td></tr>
<tr><td></td><td>P)</td><td>Diagnostic plan : brain MRI</td></tr>
<tr><td colspan="3">#1 Rt.breast cancer, s/p Rt.MRM, status adjuvant chemotherapy
#2 Multiple bone & lung metastases of #1, status palliative herceptin/paclitaxel
#4 Multiple somatic pain at Rt.thigh, Lt.shoulder
#5 Both lower leg weakness</td></tr>
<tr><td></td><td>A)</td><td>• Bone metastasis aggravation
• Spine metastasis</td></tr>
<tr><td></td><td>P)</td><td>• Diagnostic plan :
- femur, shoulder, X-ray
- spine MRI
• Therapeutic plan :
- pain control
- dexamethasone
- consider radiation therapy or surgical intervention</td></tr>
</table>

Brain metastasis에 대한 corticosteroid 치료는 median survival 연장을 가져올 수 있다. Brain lesion의 크기가 < 3 cm, 개수가 < 3일 경우에는 SRS (stereotactic surgery)를 고려해 볼 수 있다. 본 환자의 경우 lesion의 크기가 3 cm 이상으로 steroid와 함께 whole brain radiation therapy (WBRT)를 하게 되었다.

Hospital Day 1

#3 Drowsy mentality	
S)	보호자 : 환자가 자꾸 잠만 자려고 하네요.
O)	• Brain MRI : frontal lobe에 bilateral rim enhancing mass가 있으며 전이성 병변으로 생각된다. 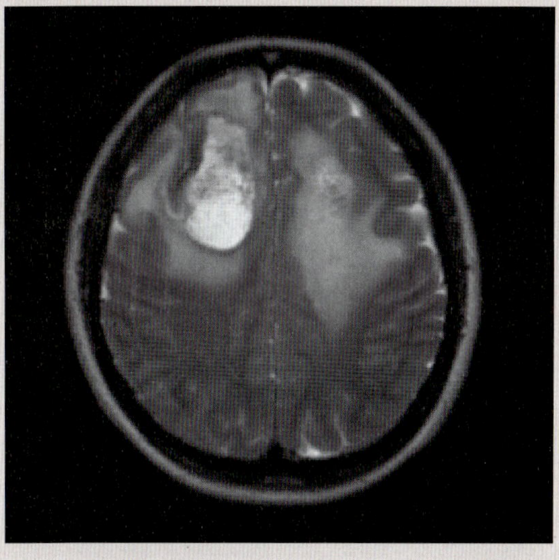
A)	Brain metastasis of breast cancer
P)	• Dexamethasone IV • Consider WBRT (whole brain RT)

Updated Problem List

#1 Rt.breast cancer, s/p Rt.MRM, status adjuvant chemotherapy

#2 Multiple bone & lung metastases of #1, status palliative herceptin/paclitaxel

#3 Drowsy mentality ➡ Brain metastasis of #1

#4 Multiple somatic pain at Rt.thigh & Lt.shoulder

#5 Both lower leg weakness

Hospital Day 2

#1 Rt.breast cancer, s/p Rt.MRM, status adjuvant chemotherapy
#2 Multiple bone & lung metastases of #1, status palliative herceptin/paclitaxel
#4 Multiple somatic pain at Rt.thigh & Lt.shoulder
#5 Both lower leg weakness

S) 오른쪽 허벅지랑 왼쪽 어깨가 아파요. (Numeric rating scale 7/10)

O)

- Simple X-ray :
  L3 compression fracture (arrow),
  Rt.femur osteoblastic lesion, suggestive of metastasis
- Bone scan : multiple hot uptakes, suggestive of bone metastasis

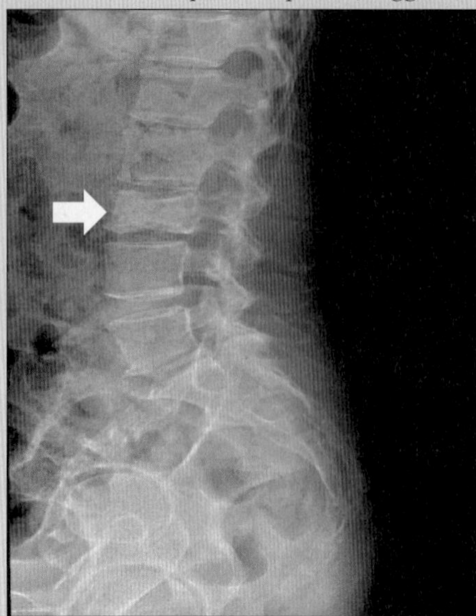

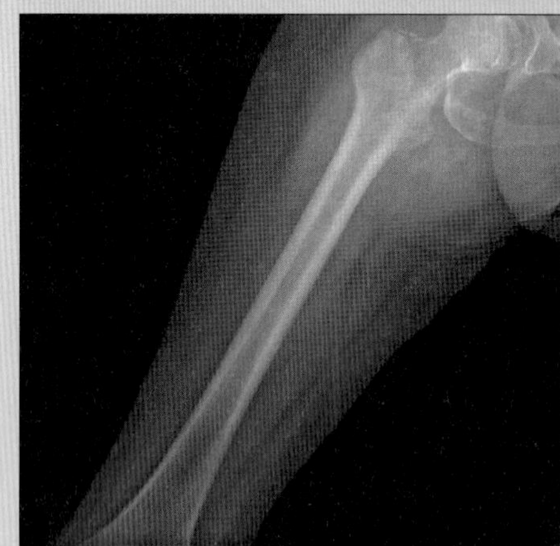

O)	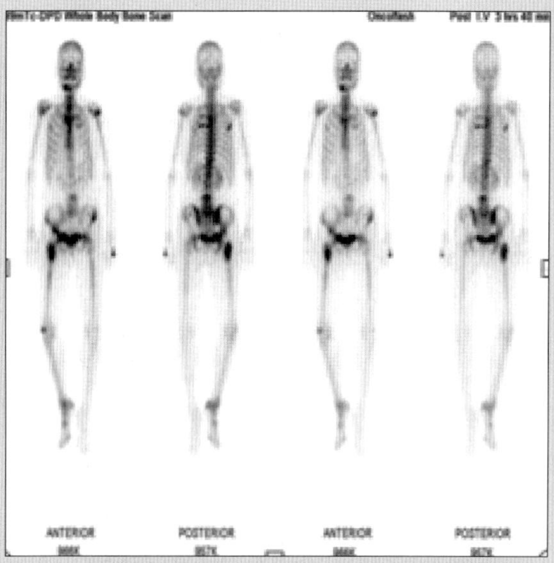
A)	Bone metastasis of breast cancer, aggravated
P)	• Pain control • Consider palliative radiation therapy to Rt. proximal femur, L3

<table>
<tr><td colspan="3">#1 Rt.breast cancer, s/p Rt.MRM, status adjuvant chemotherapy
#2 Multiple bone & lung metastases of #1, status palliative herceptin/paclitaxel
#4 Multiple somatic pain at Rt.thigh, Lt.shoulder
#5 Both lower leg weakness</td></tr>
<tr><td></td><td>S)</td><td>다리에 힘이 없어요.</td></tr>
<tr><td></td><td>O)</td><td>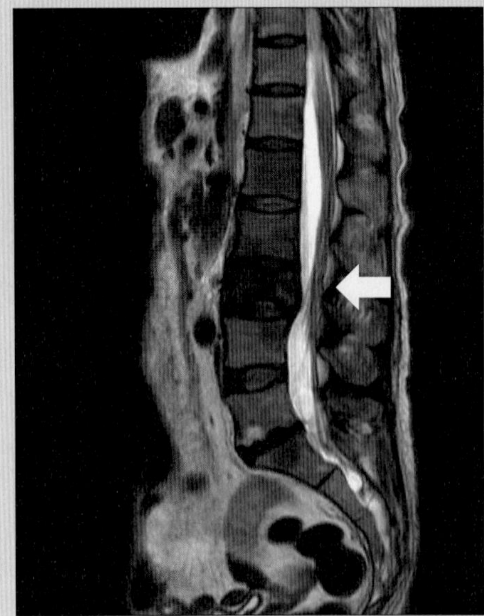
Compression fracture 뒤쪽의 spinal cord가 눌린 것이 보인다.</td></tr>
<tr><td></td><td>A)</td><td>Spinal cord compression in conjunction with L3 compression fracture</td></tr>
<tr><td></td><td>P)</td><td>• Pain control
• Palliative radiation therapy</td></tr>
</table>

Updated Problem List

#1 Rt.breast cancer, s/p Rt.MRM, status adjuvant chemotherapy

#2 Multiple bone & lung metastases of #1, status palliative herceptin/paclitaxel

#3 Drowsy mentality ➡ Brain metastasis of #1

#4 Multiple somatic pain at Rt. thigh, Lt.shoulder ➡ due to #2

#5 Both lower leg weakness ➡ Spinal cord compression due to #2

Hospital Day 7

#3 Drowsy mentality ➡ Brain metastasis of #1 #4 Multiple somatic pain at Rt. thigh & Lt.shoulder ➡ due to #2 #5 Both lower leg weakness ➡ Spinal cord compression due to #2		
	O)	덜 아파요.
	A)	Drowsy mentality, Multiple somatic pain, both improving
	P)	현재 치료 지속

Hospital Day 8

#1 Rt.breast cancer, s/p Rt.MRM, status adjuvant chemotherapy #2 Multiple bone & lung metastases of #1, status palliative herceptin/paclitaxel #3 Drowsy mentality ➡ Brain metastasis of #1 #4 Multiple somatic pain at Rt.thigh & Lt.shoulder ➡ due to #2 #5 Both lower leg weakness ➡ Spinal cord compression due to #2		
	S)	물을 하루 종일 많이 마시고 소변도 잦아 졌어요. 밤에도 소변을 보느라고 잠을 못자요.
	O)	• Input/Output (mL/day) : 5,700/7,000 • Serum osmolality : 293 mosm/kg • Urine osmolality : 190 mosm/kg • Urine specific gravity : 1.010 • Serum electrolyte : Na^+ 140 mmol/L, K^+ 4.9 mmol/L, Cl 98 mmol/L
	A)	• Polyuria and polydipsia: - central diabetes insipidus associated with brain metastasis, more likely - primary polydipsia, less likely
	P)	Review brain MRI (pituitary gland)

Updated Problem List

#1 Rt.breast cancer, s/p Rt.MRM, status adjuvant chemotherapy

#2 Multiple bone & lung metastases of #1, status palliative herceptin/paclitaxel

#3 Drowsy mentality ➡ Brain metastasis of #1

#4 Multiple somatic pain at Rt. thigh, Lt.shoulder due to #2

#5 Both lower leg weakness ➡ Spinal cord compression due to #2

#6 Diabetes insipidus

Brain MRI review해 본 결과
Pituitary gland enlargement and heterogenous enhancing mass 소견이 관찰된다.

#6 Diabetes insipidus	
S)	물을 하루 종일 마십니다. 화장실 가느라고 잠을 잘 못자요.
O)	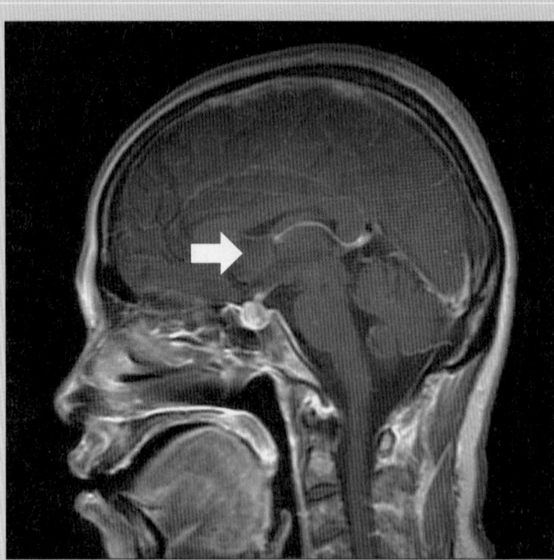
A)	Central diabetes insipidus associated with brain metastasis
P)	• Desmopressin • Electrolyte 추적 • Check input/output

Updated Problem List

#1 Rt.breast cancer, s/p Rt.MRM, status adjuvant chemotherapy
#2 Multiple bone & lung metastases of #1, status palliative herceptin/paclitaxel
#3 Drowsy mentality ➡ Brain metastasis of #1
#4 Multiple somatic pain at Rt. thigh & Lt.shoulder ➡ due to #2
#5 Both lower leg weakness ➡ Spinal cord compression due to #2
#6 Diabetes insipidus (DI) ➡ Central DI due to brain metastasis of #1

Hospital Day 11

#6 Diabetes insipidus (DI) ➡ Central DI due to brain metastasis of #1	
S)	물 덜 마시고 소변 보는 횟수도 많이 줄었어요.
O)	• Input/output : 2100/1700 • Serum osmolality : 277 mosm/kg • Urine osmolality : 429 mosm/kg
A)	Polyuria and polydipsia, resolved with desmopressin
P)	• Desmopressin유지 • Electrolyte f/u

Desmopressin
Kidney의 collecting duct의 V2 receptor에 선택적으로 작용하여 소변을 농축시키고 urine flow를 감소시킨다. IV or SC injection, nasal inhalation, oral tablet으로 사용할 수 있다.

[N Engl J Med 356:2064, May 17,2007 Clinical Practice]

Clinical Course

Desmopressin					
	HD #1	HD #2	HD #3	HD #9	HD#10
Input	5570	6780	5690	6000	2170
Output	4690	4660	7070	5340	1700
U/O	4690	4660	7070	5340	1700
Bwt	51 kg	51kg	50.5kg	49.7kg	49.6kg
Sosm	301			290	277
Uosm	207			187	429

Lesson of the case

유방암 환자에 나타날 수 있는 다양한 전이성 증상(암성 통증, 의식 변화, 뇌 병변과 연관된 신장 문제 등)을 보여주는 증례이다.

CASE 25 2주 전 시작된 두통으로 내원한 35세 여자

Chief Complaints

Headache, started 2 weeks ago

Present Illness

건강하던 35세 여자로 2주 전에 두통이 생겼다. 주로 아침에 머리 전체를 압박하는 지속적인 통증이었으며 점차 강도가 심해졌고 nausea, vomiting까지 생겨 응급실 통해 입원하였다. 이번 입원하기 5년 전 우측 유방의 invasive ductal carcinoma로 mastectomy를 받았고 adjuvant chemotherapy (doxorubicin + cyclophosphamide)를 시작하였으나 힘들어 2차까지만 받고 hormone therapy(tamoxifen)만 유지하였다. 그러나 환자는 이에도 못 견뎌 1년 후에 중단하였다.

3년 전 right axillary lymph node metastasis가 발견되어 lymph node dissection과 함께 bilateral salpingo-oophorectomy를 받았고, 이후 3개월간 radiotherapy를 받았다.

2년 전 disseminated bone metastasis 및 liver metastasis가 발견되어 trastuzumab + taxane 병합요법을 받았고, 7차 치료 후 trastuzumab 단독요법 15차까지 유지하고 있었다.

- Initial breast pathology :
  Invasive ductal carcinoma (pT2N0Mx, right inner lower quadrant)
- Histologic grade 2/3, Nuclear grade 2/3
- Lymphovascular invasion (+), Clear resection margin
- Estrogen receptor (ER) (4/7), Progesterone receptor (PR) (6/7), Her-2 (2/3)
- Lymph node pathology : Invasive ductal carcinoma, ER (4/7), PR (6/7), Her-2 (3/3)

Past History

diabetes (-)
hypertension (-)
hepatitis (-)
tuberculosis (-)

:: Her-2 targeted therapy

Her-2는 세포막의 tyrosine kinase 중 하나로 cell growth와 differentiation을 조절한다. Her-2/neu gene에서 encoding되며 breast cancer의 약 30%에서 overexpression이 동반된다. Breast cancer에서 Her-2/neu positive subtype은 그렇지 않은 subtype에 비해 tumor biology가 aggressive하고, 뇌전이를 잘 하는 것으로 알려져 있으며 disease progression과 survival 등의 예후가 나쁘다. 이에 이전부터 Her-2 signaling pathway를 차단함으로써 outcome을 높이기 위한 연구들이 있어 왔고 현재 널리 쓰이고 있는 것이 trastzumab (Herceptin)이다.

Fluorescent in-situ hybridization (FISH) 검사에서 Her-2 amplification이 확인되었거나 immunohistochemistry (IHC)에서 3+ 이상인 경우 Her-2 targeted therapy가 추천된다.

〈NCCN clinical practice guidelines in Oncology-V.1.2009, Breast cancer〉

:: Breast cancer에서 endocrine therapy

Endocrine therapy, 즉 hormone therapy는 hormone receptor가 양성인 경우 이 hormone을 차단하여 tumor growth를 억제하는 방법으로 ER (estrogen receptor) 또는 PR (progesterone receptor) 양성인 환자는 lymph node status와 나이 등에 관계없이 반드시 endocrine therapy를 받아야 한다. NCCN guideline은 모든 breast cancer에서 ER 및 PR status를 확인하는 것을 권고하고 있다. Primary tumor와 metastatic lesion의 hormone receptor status는 다를 수 있어 재발한 경우 재발 부위에 대해 조직검사를 다시 시행해야 한다.

(1) Premenopausal patient
antiestrogen, surgical 또는 radiotherapeutic ovarian ablation, LHRH agonist를 선택할 수 있다. 본 환자는 tamoxifen에 intolerable 하여 bilateral salphingo-ophorectomy (BSO)를 시행하였다.

(2) Postmenopausal patient
aromatase inhibitor가 tamoxifen 보다 치료 성적이 우월하다. 그러나 aromatase inhibitor는 폐경전 여성에게 사용할 경우 estrogen release 를 더 자극할 수 있기 때문에 반드시 폐경 후 여성에서만 사용해야 한다. ER down-regulator인 fluvestrant은 aromatse inhibitor 사용 후에도 병이 진행하는 경우 사용되며 월 1회 근주한다. 이 약제는 premenopausal women에서도 사용할 수 있다.

〈NCCN clinical practice guidelines in Oncology-V.1.2009, Breast cancer〉

Family History

diabetes (-)
hypertension (-)
hepatitis (-)
tuberculosis (-)

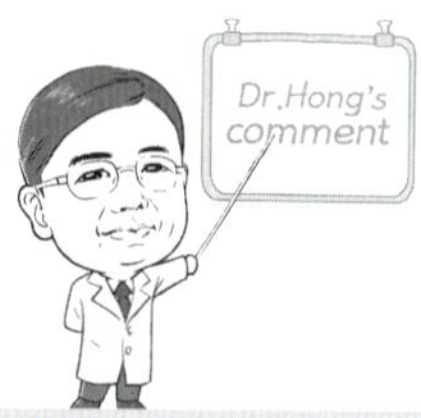

자녀가 있는 지, 자매가 있는 지와 유방암의 가족력(mother or sister)에 대한 정보가 부족하다.

Social History

married
occupation : 주부
alcohol (-)
smoking : never-smoker

Review of Systems

General

general weakness (+)	easy fatigability (+)
fever (-)	weight loss (-)

Head/Eyes/ENT

dizziness (+)	visual disturbance (-)

Respiratory

dyspnea (-)	hemoptysis (-)
cough (+)	sputum (+) : whitish

Cardiovascular

chest pain (-)	palpitation (-)
orthopnea (-)	dyspnea on exertion (-)

Gastrointestinal

anorexia (+)	dyspepsia (+)
diarrhea (-)	abdominal pain (-)

Urogenital

flank pain (-)	dysuria (-)

Musculoskeletal

back pain (-)	arthralgia (-)

Physical Examination

height 152.0 cm, weight 43.8 kg, body mass index 18.9 kg/m^2

Vital Signs

BP 119/76 mmHg - HR 60/min - RR 18/min - BT 36.7℃

General Appearance

looking not ill	alert
oriented to time, person, and place	EGOG 2

Head / Eyes / ENT

pinkish conjunctiva	clear sclera
pharyngeal injection (-)	tonsillar hypertrophy (-)

Neck

cervical LN (-)	jugular vein distension (-)

Breast

palpable axillary mass (-)	breast mass (-)

Chest

symmetric expansion without retraction	clear breath sounds without crackle

Heart

regular rhythm	normal heart sounds without murmur

Abdomen

soft & flat	normoactive bowel sounds
tenderness (-)	rebound tenderness (-)

Neurology

motor weakness (-)	sensory disturbance (-)
gait disturbance (-)	neck stiffness (-)

Musculoskeletal

costovertebral angle tenderness (-/-)	pitting edema (-/-)

ECOG performance status

0: 증상없이 정상 활동 가능
1: 신체적으로 격렬한 활동은 제한, 가벼운일, 보행가능
2: 보행가능, 자신을 돌보는 일은 가능, 깨어 있는 시간의 50% 이상은 일을 할 수 없음.
3: 제한적으로만 자신을 돌볼 수 있음. 깨어있는 시간의 50% 이상을 누워 있거나 앉아있다.
4: 자신을 전혀 돌볼 수 없음. 전적으로 침대나 의자에 누워있어야 함.
5: 사망

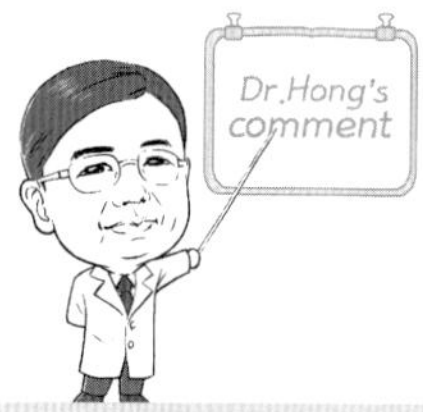

지금까지의 상황으로 보았을 때 increased intracranial pressure가 의심되고, 이러한 경우 pupil의 상태와 papilledema 여부를 관찰하는 것이 필요하다.

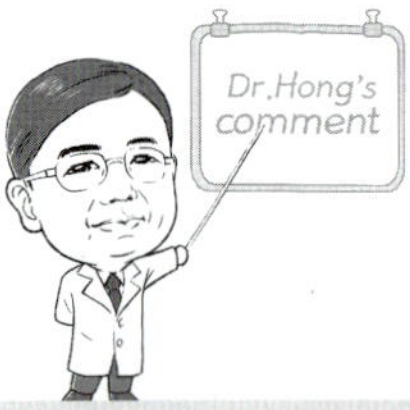

Total serum calcium level을 해석할 때는 반드시 serum albumin level을 고려하는데 본문에서 제시되지 않았다. Disseminated cancer 환자에서 hypercalcemia는 중요한 응급문제 중 하나이다.

Initial Laboratory Data

CBC

WBC (4,000~10,000/mm^3)	3,800	Hb (13~17 g/dL)	11.3
WBC differential count	neutrophil 74% lymphocyte 25%	platelet (150~350 × $10^3/mm^3$)	165

Chemical & Electrolyte battery

Ca (8.3~10 mg/dL) P (2.5~4.5 mg/dL)	9.8 5.0	glucose (70~110 mg/dL)	98
aspartate aminotransferase (AST) (~40 IU/L)/ alanine aminotransferase (ALT) (~40 IU/L)	22/24	alkaline phosphatase (ALP) (40~120 IU/L)	44
total bilirubin (0.2~1.2 mg/dL)	1.0	BUN(10~26 mg/dL) Cr (0.7~1.4 mg/dL)	14 1.0
Na (135~145 mmol/L) K (3.5~5.5 mmol/L) Cl (98~110 mmol/L)	141 4.4 102	total CO_2 (24~31 mmol/L)	28.6

Chest X-ray

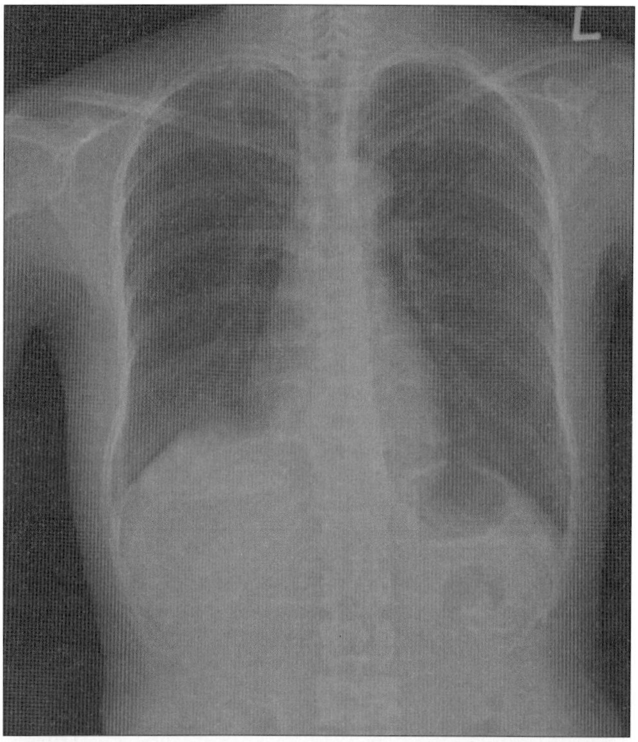

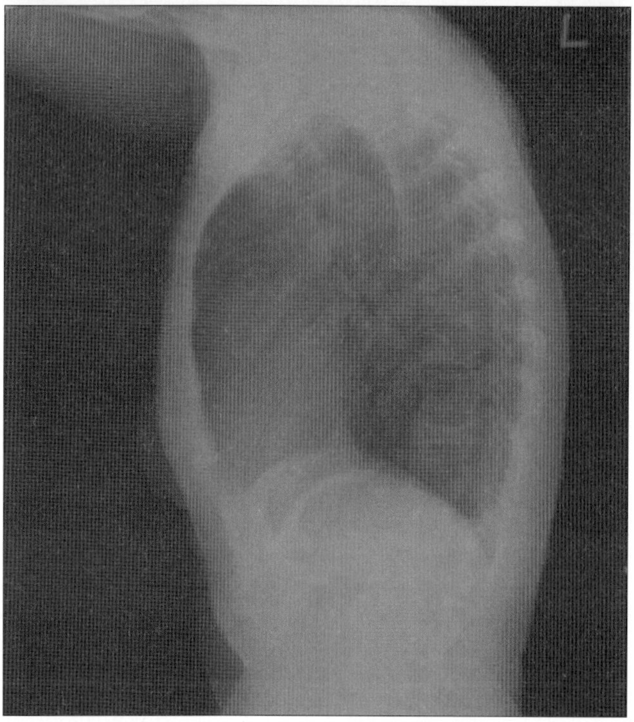

폐야의 이상은 없으나 thoracic 및 lumbar spine에 multiple compression fracture가 관찰된다.

Initial Problem List

#1 Invasive ductal carcinoma, Rt. breast
→ s/p Skin sparing mastectomy, status incomplete chemotherapy
#2 Recurred breast cancer, solitary axillary lymph node metastasis
→ s/p Lymph node dissection & bilateral salphigo-oophrectomy
s/p Radiotherapy to axilla
#3 Multiple bone & liver metastasis of breast cancer
#4 Headache & vomiting

Assessment and Plan

#1 Invasive ductal carcinoma, Rt. breast
→ s/p Skin sparing mastectomy, status incomplete chemotherapy
#2 Recurred breast cancer, solitary axillary lymph node metastasis
→ s/p Lymph node dissection & bilateral salphigo-oophrectomy
s/p Radiotherapy to axilla
#3. Multiple bone & liver metastasis of breast cancer
#4. Headache and vomiting

	A)	Brain metastasis of breast cancer
	P)	• Brain MRI 시행 • Dexamethasone 투여 시작 • Whole brain radiotherapy 고려

Hospital Day 2

<table>
<tr><td colspan="3">#4 Headache and vomiting</td></tr>
<tr><td></td><td>S)</td><td>머리 아픈 것이 조금 나아지기는 했는데 깨끗하지는 않아요.</td></tr>
<tr><td></td><td>O)</td><td>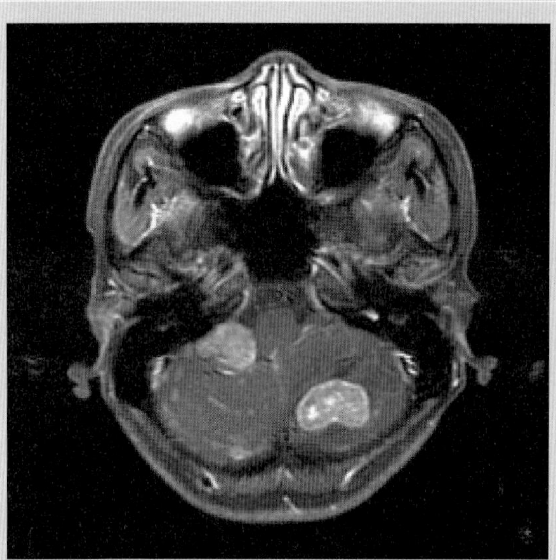
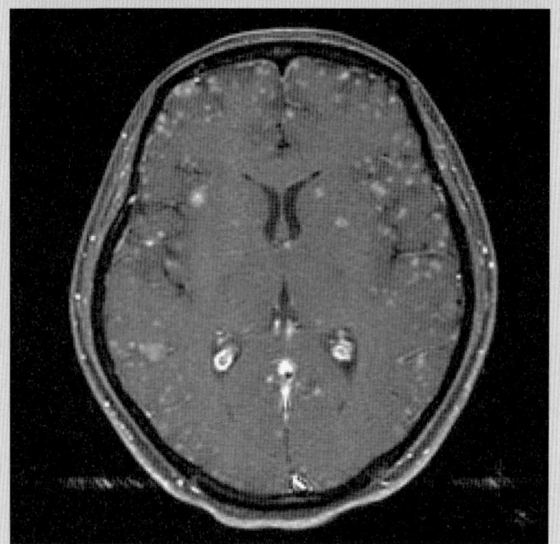</td></tr>
<tr><td></td><td>A)</td><td>Brain metastasis of breast cancer</td></tr>
<tr><td></td><td>P)</td><td>• Whole brain radiotherapy 치료.
• Radiotherapy 시작하면 dexamethasone은 tappering</td></tr>
</table>

Cerebrum과 cerebellum 전체에 enhancement되는 다양한 크기의 nodule이 있으며 peritumoral edema를 동반하고 있다. Miliary brain metastasis로 생각된다.

Updated Problem List

#1 Invasive ductal carcinoma, Rt. breast

→ s/p Skin sparing mastectomy, status incomplete chemotherapy

#2 Recurred breast cancer, solitary axillary lymph node metastasis

→ s/p Lymph node dissection & bilateral salphigo-oophrectomy

s/p Radiotherapy to axilla

#3 Multiple bone & liver metastasis of breast cancer

#4 Headache and vomiting → Miliary brain metastasis of #1

Hospital Day 8

#4 Headache and vomiting ➞ Miliary brain metastasis of breast cancer	
S)	처음이랑 똑같이 머리가 아프고 메스꺼워요.
O)	• Radiotherapy 시작 6일 째이며 2일 전부터 dexamethasone 끊음. • follow-up brain MRI : 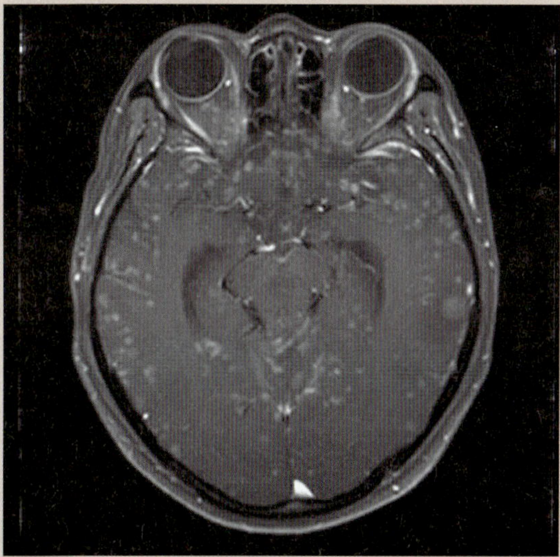 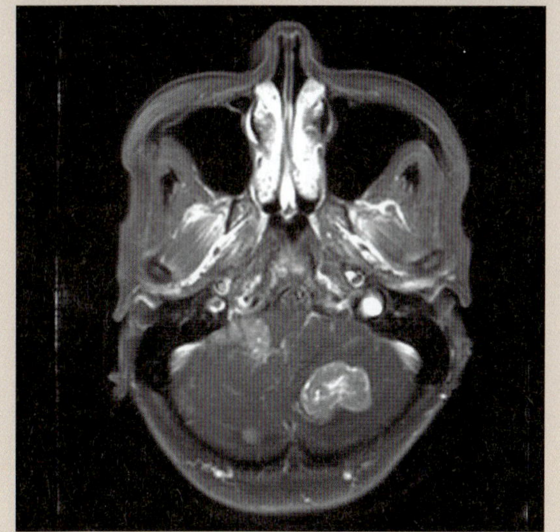
A)	Brain metastasis of breast cancer, resistant to radiotherapy
P)	Lapatinib 투여, 이후 dexamethasone 유지하며 퇴원

이전의 Brain MRI와 비교하여 여러 metastatic nodule의 크기가 전혀 호전되지 않았다.

:: Lapatinib

Herceptin(Trastuzumab)은 Her-2 protein의 extracelluar domain에 작용하는 recombinant, humanized, monoclonal antibody로 현재까지 Her-2-positive early breast cancer 및 metastatic breast cancer 치료의 주된 약제이다. 그러나 환자에 따라서는 처음부터 trastuzumab에 내성을 갖고 있거나(primary resistance), 처음에 반응을 보이다가 나중에는 결국 내성을 갖게 된다(secondary resistance).

Lapatinib은 Her-2/neu와 EGFR에 이중으로 작용하는 small, molecules(thyrosine kinase inhibitor)로서 preclinical study에서는 trastuzumab과 cross-resistance를 보이지 않는것이 확인되었으며 blood brain barrier를 통과하여 특히 brain metastasis에 효과적인 것으로 알려졌다. 최근 Her-2-positive, locally advanced or metastatic breast cancer 환자 중 이전 anthracycline, taxene, trastuzumab을 포함한 치료를 받았으나 progression한 환자를 대상으로 시행한 phase 3, randomized, open-label study에서 lapatinib + capecitabine 병합요법이 capecitabine 단독에 비하여 성적이 우월하였다.

(Median time to progression 8.4 months vs. 4.4 months, hazard ratio of time to progression, 0.49)

〈N EnglJ Med 2006;355:2733-43〉

After Lapatinib Cycle 2, OPD

#4 Headache and vomiting ➡ Miliary brain metastasis of breast cancer	
S)	컨디션 좋아요. 머리도 아프지 않아요.
O)	• follow-up brain MRI : 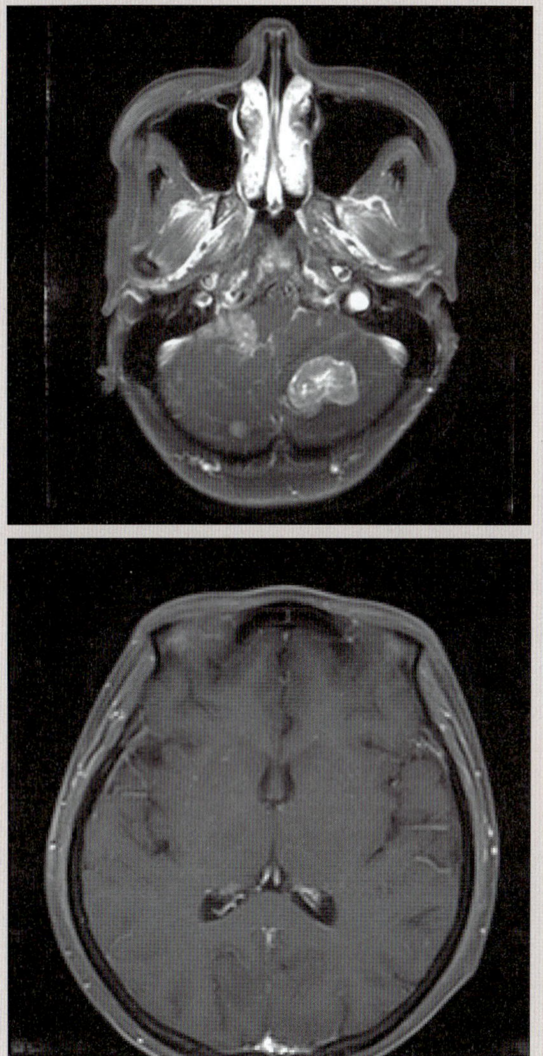
A)	Miliary brain metastasis, partial response to Lapatinib
P)	Lapatinib 유지

이전과 비교하여 nodule의 크기와 수가 현저히 감소하였다.

Clinical Course

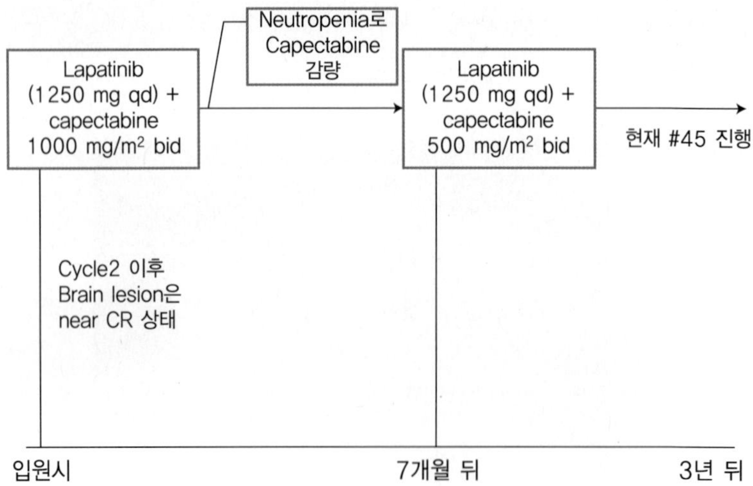

Lesson of the case

Breast cancer에서 Her-2 positive subtype은 aggressive하고 brain metastasis를 잘하므로 치료 과정 중 continuous suppression하는 것이 중요하다. 최근 dual inhibitor, small molecule인 Lapatinib은 trastuzumab에 내성인 brain metastasis 치료에 효과적일 수 있다.

CASE 26 2주 전 시작된 전신 궤양성 피부 경결로 내원한 55세 남자

Chief Complaints

Multiple ulcerated skin nodules, found 2 weeks ago

Present Illness

9개월 전 건강검진에서 leukocytosis 발견되어 골수검사 후 myelodysplastic syndrome, RAEB-2로 진단받은 55세 남자로 7개월 전 본원에서 재시행한 골수검사상 chronic myelomonocytic leukemia-2로 진단되어 Decitabine 4차까지 항암치료를 받았다.

3개월 전 haplo-identical peripheral blood stem cell transplantation 시행하였고 한 달 후 시행한 골수검사는 complete remission이었고 이에 cyclosporine 유지하고 있었다.

1개월 전 전신에 소양감을 동반한 1～2 mm 가량의 erythematous maculopapular rash가 발생하였고 이를 acute skin graft vesus host disease로 판단하여 cyclosporine을 감량하고 methylprednisolone 시작하였다. 이렇게 1주일 치료 후 피부병변은 사라졌다.

그러나 이후 기침, 노란색 가래 및 열이 발생하였고 외래에서 시행한 CMV antigenemia assay에서 level이 증가되어 CMV pneumonia 의증으로 입원하였으며 ganciclovir 1주일 간 사용하고 증상 및 CMV antigenemia assay level도 감소되어 퇴원하였다.

퇴원 직후 이전과 다른 양상의 ulcerated, erythematous pustular skin lesion이 발생하였고, 이에 대해 외래에서 피부 조직 검사 시행한 후 재입원하였다.

Past History

diabetes (-)
hypertension (-)
hepatitis (-)
tuberculosis (-)

Family History

diabetes (-)
hypertension (-)
hepatitis (-)
tuberculosis (-)
malignancy (-)

:: Chronic myelomonocytic leukemia (CMML)

Peripheral blood의 absolute monocytosis(>1x10^9/L), bone marrow 에서 monocyte 수의 증가, all 3 lineages에서의 다양한 dysplasia를 특징으로 하는 hematologic malignancy이다. CMML의 분류는 논란이 있어 왔는데 이전 French-American-British(FAB) Coopertive Leukemia Group에서는 CMML을 Myelodysplastic syndromes의 일종으로 분류하였으나 일부에서는 myeloproliferative disorder의 특징도 보인다. 최근 World Health Organization(WHO) classification committee에서는 CMML을 juvenile myelomonocytic leukemia와 함께 MDS/MPD disorder라는 새로운 범주로 분류하였다. 본 환자의 경우 peripheral blood에서 WBC 38,400/mm^3, monocyte 15%로(monocyte: 5,760/mm^3) absolute monocytosis가 있었고, bone marrrow에서 dyshematopoiesis 소견 보여 CMML에 합당한 것으로 판단하였다.

〈Blood.2002; 99: 840-849〉

Social History

occupation : 은퇴 공무원
alcohol (-)
smoking: never-smoker

Review of Systems

General

general weakness (+)	easy fatigability (+)
fever (+)	chills (-)

Head/Eyes/ENT

headache (-)	dizziness (-)
hoarseness (-)	sore throat (-)

Respiratory

dyspnea (-)	hemoptysis (-)
cough (+)	sputum (+) : yellowish

Cardiovascular

chest pain (-)	palpitation (-)
orthopnea (-)	

Gastrointestinal

anorexia (+)	dyspepsia (+)
nausea (-)	vomiting (-)
diarrhea (-)	

Urogenital

urgency (-)	dysuria (-)
frequency (-)	

Musculoskeletal

back pain (-)	arthralgia (-)

Physical Examination

height 176.8 cm, weight 75.1 kg, body mass index 24.2 kg/m^2

Vital Signs

BP 120/89 mmHg - HR 110/min - RR 22/min - BT37.6℃

Chest

symmetric expansion without retraction	crackles on left lower lung field

Heart

regular rhythm	normal heart sounds without murmur

Abdomen

soft & flat	normoactive bowel sounds
tenderness (-)	rebound tenderness (-)

Neurology

motor weakness (-)	sensory disturbance (-)
gait disturbance (-)	neck stiffness (-)

General Appearance

looking not ill	alert
oriented to time, person, and place	

Skin

multiple ulcerated skin nodules distributed over the whole body

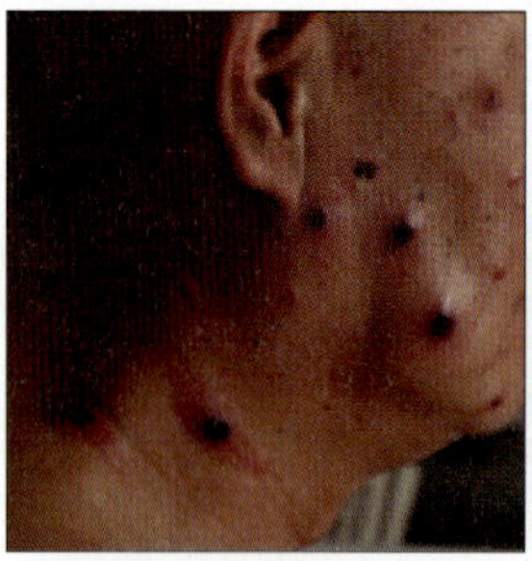

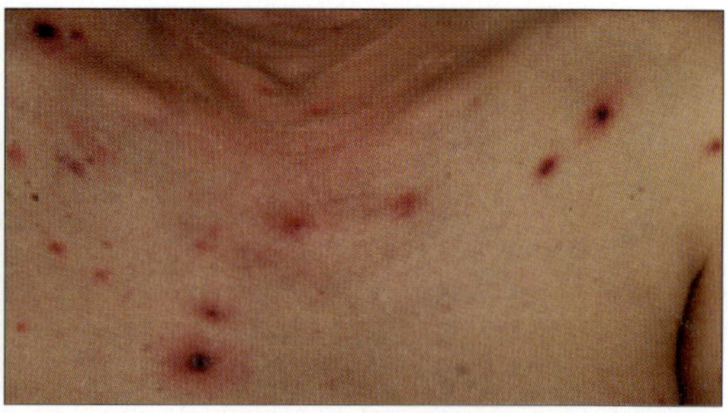

Head / Eyes / ENT

pinkish conjunctiva	clear sclera
pharyngeal injection (-)	tonsillar hypertrophy (-)

Initial Laboratory Data

CBC

WBC (4,000~10,000/mm^3)	3,200	Hb (13~17 g/dL)	12.1
WBC differential count	neutrophil 63% lymphocyte 21%	platelet (150~350×10^3/mm^3)	130

Chemical & Electrolyte battery

Ca (8.3~10 mg/dL) P (2.5~4.5 mg/dL)	8.6 2.4	glucose (70~110 mg/dL)	120
protein (6~8 g/dL) albumin (3.3~5.2 g/dL)	5.4 2.8	aspartate aminotransferase (AST) (~40 IU/L)/ alanine aminotransferase (ALT) (~40 IU/L)	20 12
alkaline phosphatase (ALP) (40~120 IU/L)	54	total bilirubin (0.2~1.2 mg/dL)	0.8
BUN (10~26 mg/dL) Cr (0.7~1.4 mg/dL)	33 1.4	lactate dehydrogenase (LDH) (120~250 IU/L)	302
Na (135~145 mmol/L) K (3.5~5.5 mmol/L) Cl (98~110 mmol/L)	139 4.1 106	total CO_2 (24~31 mmol/L)	24.2

Post-BMT serology follow up

	EBV 정량 PCR	CMV antigenemia (/20000WBC)	STR-PCR
Pre-BMT	Negative	Negative	BMT
Post BMT D14	Negative	Positive, 1	Positive (25%)
Post BMT D27	Negative	Positive, 375	Positive (2%)
Post BMT D31	Negative	Positive, 595	
Post BMT D38	Negative	Positive, 785	Positive (1%)
Post BMT D47		Positive, 6	
Post BMT D54	Negative	Positive, 2	Negative
Post BMT D61		Negative	

STR(Short Tandem Repeat)-PCR은 골수이식 후 조혈 키메라 상태에 대한 검사 방법으로 사람 게놈의 인트론 부분의 짧은 염기서열의 단위의 반복 횟수가 사람마다 다양하다는 점을 이용한다. 완전 키메라 상태(negative)가 유지되는 경우 재발의 위험이 낮은 것으로 알려져 있다.

Chest X-ray

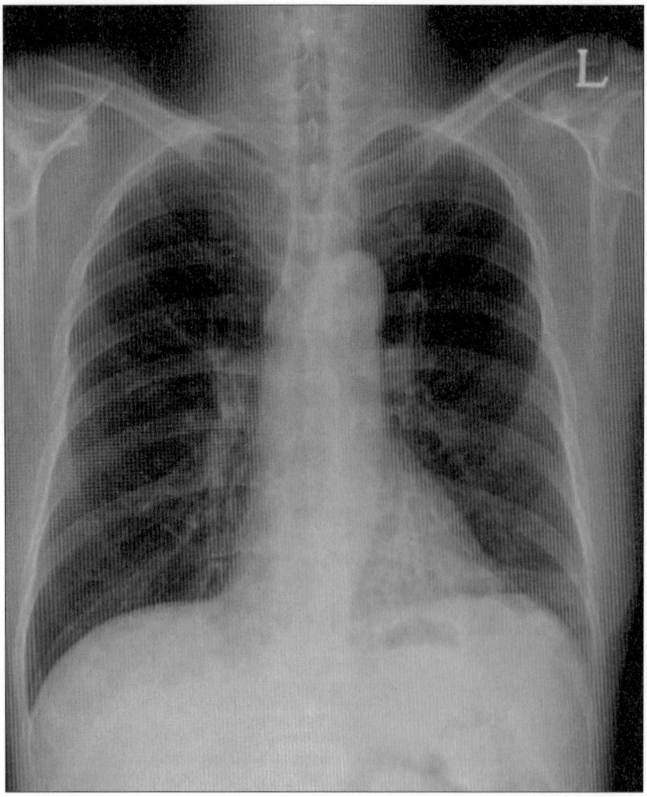

입원 당시의 Chest X-ray로
폐 좌측 하부에 infiltration이 보인다.

Initial Problem List

#1 Chronic myelomonocytic leukemia, status Decitabine #4
#2 s/p Haplo-identical HCT
#3 h/o Cytomegalovirus (CMV) viremia
#4 Generalized ulcerated pustular papules
#5 Cough, yellowish sputum
#6 Pneumonic infiltrations with crackles, left lower lung
#7 Fever

Assessment and Plan

#1 Chronic myelomonocytic leukemia, status Decitabine #4 #2 s/p Haplo-identical HCT #3 h/o Cytomegalovirus (CMV) viremia #4 Generalized ulcerated pustular papules	
A)	• Leukemia cutis • Viral or fungal infection • Post-transplantation lymphoproliferative disorder (PTLD)
P)	• Skin biopsy specimen에 대해 추가 면역 염색 • EBV 정량 PCR f/u • Cyclosporine 중단 • PTLD 가능성 고려하여 whole body fusion PET

#5 Cough, yellowish sputum #6 Pneumonic infiltrations with crackles, left lower lung #7 Fever	
A)	• Opportunistic pneumonia • CMV infection • Post-transplantation lymphoproliferative disorder
P)	• Diagnostic : - blood culture, sputum culture - chest CT - f/u CMV antigenemia assay • Therapeutic : - empirical antibiotics : piperacillin/tazobactam - valgancyclovir + trimethoprim/sulfamethoxazole prophylaxis

Hospital Day 5

#1 Chronic myelomonocytic leukemia, status Decitabine #4
#2 s/p Haplo-identical HCT
#3 h/o Cytomegalovirus (CMV) viremia
#4 Generalized ulcerated pustular papules

S) 피부 좋아지는 것 하나도 없고 진물나고 가렵다.

O)

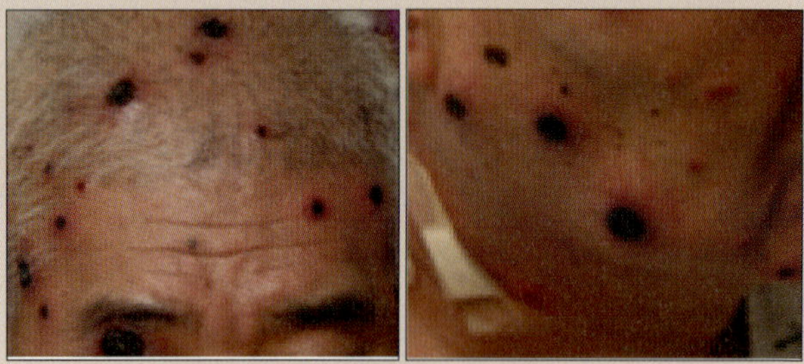

- EBV PCR : negative
- CMV antigenemia assay : negative
- Skin biopsy results :
  - diffuse large B cell lymphoma
  - monomorphic post-trasplant lymphoproliferative disorder
  - EBV IHC (+) in almost all tumor cells
  - CD20 (-), CMV (-)
- Fusion whole body PET (FDG-18)

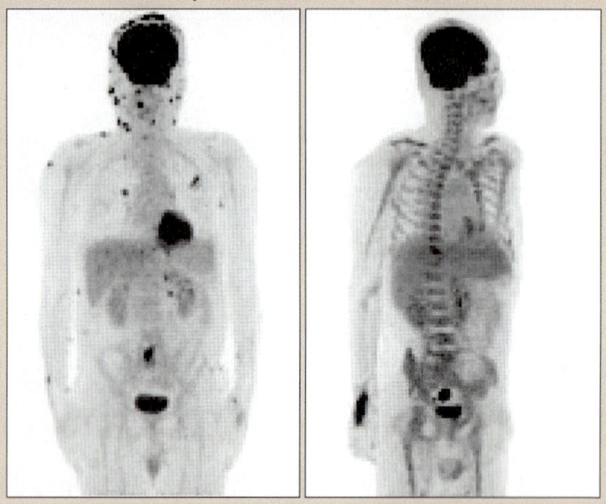

Skin과 subcutaneous에 area hypermetabolism을 보이는 multiple lesion이 관찰된다.

A) PTLD, diffuse large B cell lymphoma, not responsive to the dose reduction of cyclosporine

P)
- CD20 (-)이나 weekly Rituximab (375 mg/m^2) 시작
- Valgancyclovir는 중단

Updated Problem List

#1 Chronic myelomonocytic leukemia, status Decitabine #4

#2 s/p Haplo-identical HCT

#3 h/o Cytomegalovirus (CMV) viremia

#4 Generalized ulcerated pustular papules ➡ PTLD, diffuse large B cell lymphoma

#5 Cough, yellowish sputum

#6 Pneumonic infiltrations with crackles, left lower lung

#7 Fever

:: Post-transplatation lymphoproliferative disorder (PTLD)

Solid organ transplantation 또는 allogenic stem cell transplantation 후 immunosupression을 하는 환자에서 발생하는 다양한 lymphoprolifertive disorder를 일컫는다. 발생빈도는 organ의 종류, immunosupression의 정도, 나이에 따라 10~20% 정도로 다양하다. EBV(Ebstein-Barr virus)가 pathogenesis에서 중요한 역할을 하는 것으로 알려져 있는데 immunosupression을 하는 환자에서는 T cell function이 떨어져 EBV가 uncontrolled B cell expansion을 유발하게 되고 초기에는 polyclonal proliferation을 하다가 나중에 monoclonal하게 변한다. 이러한 경우 대개 B cell non-Hodgkin lymphoma, 특히 diffuse large B cell lymphoma가 흔하다. 초기에 polyclonal 한 단계에서는 immunosuression의 정도를 낮추기만 해도 치료될 수 있으나 monoclonal type이거나 extensive disease, T-cell lymphoma인 경우 immunosupression 중단에 반응이 없어 chemotherapy를 고려하여야 한다.

〈Transplant Int. 2006: 19(4): 159-69〉

#5 Cough, yellowish sputum
#6 Pneumonic infiltrations with crackles, left lower lung
#7 Fever

S) 기침, 가래는 많이 줄었어요.

O)

- Chest CT :

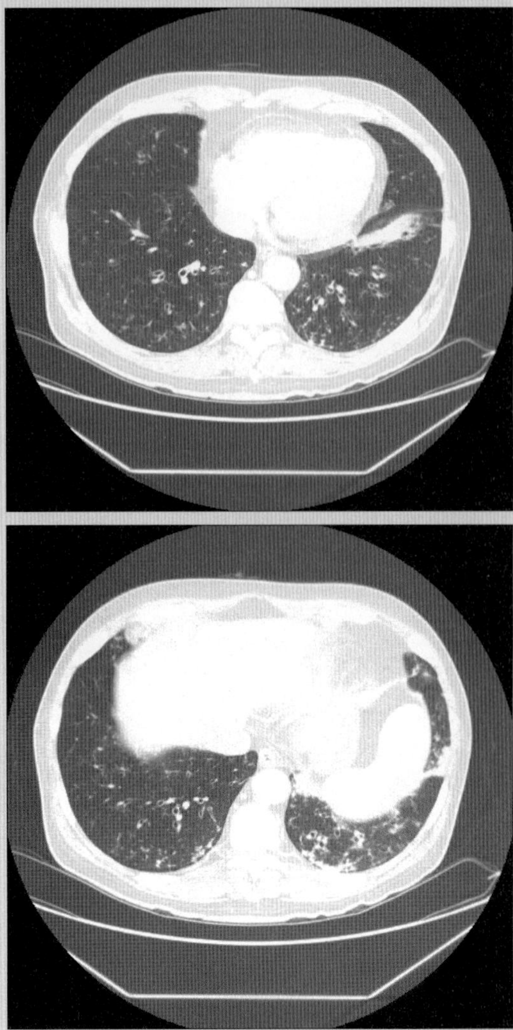

Chest CT
non-specific, bronchopneumonia

O)	• Follow-up chest X-ray : 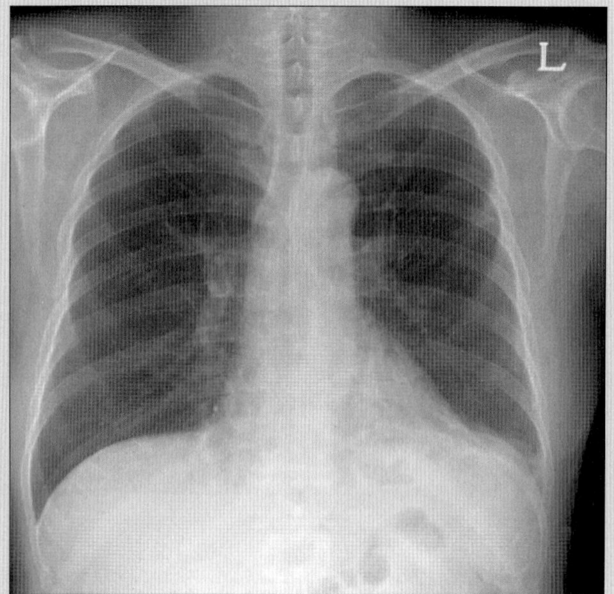 • Blood culture/sputum culture : no organism was isolated
A)	Opportunistic pneumonia, improving with current regimen
P)	Antibiotics 유지하고 경과관찰

| LLL의 infiltration은 호전되었다.

Updated Problem List

#1 Chronic myelomonocytic leukemia, status Decitabine #4
#2 s/p Haplo-identical HCT
#3 h/o Cytomegalovirus (CMV) viremia
#4 Generalized ulcerated pustular papules ➡ PTLD, diffuse large B cell lymphoma
#5 Cough, yellowish sputum ➡ #6
#6 Pneumonic infiltrations with crackles, left lower lung ➡ Pneumonia
#7 Fever ➡ # 6

Hospital Day 12

#4 Generalized ulcerated pustular papules ➞ PTLD, diffuse large B cell lymphoma	
S)	주사 맞고서 피부가 따갑고 아팠어요.
O)	• 피부소견 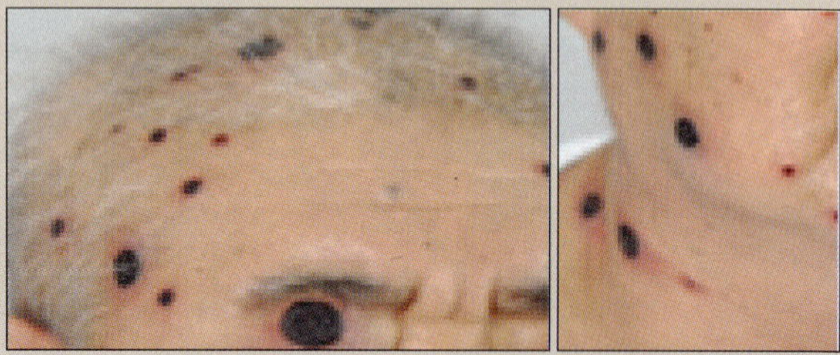 • Decreased extent of skin ulcerations
A)	PTLD, diffuse large B cell lymphoma, responsive to rituximab
P)	퇴원하여 외래에서 매주 rituximab 투여 지속

After Rituximab #4

#4 Generalized ulcerated pustular papules ➞ PTLD, diffuse large B cell lymphoma	
S)	피부가 많이 좋아졌어요.
O)	• 피부소견 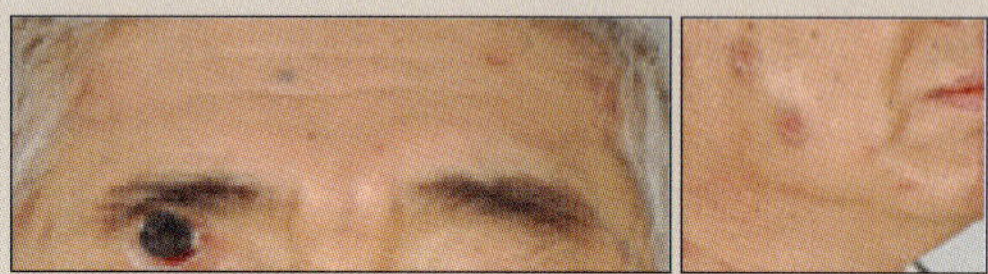 • f/u Fusion Whole body PET (FDG-18) 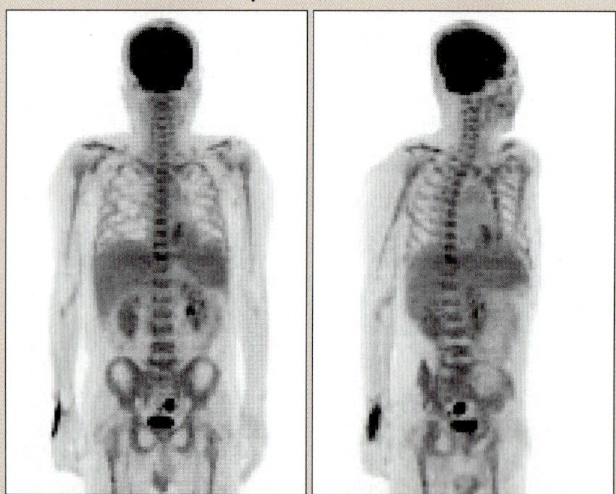
A)	PTLD, diffuse large B cell lymphoma, improving

이전에 보이던 hypermetabolic skin lesion들이 거의 사라졌다.

Clinical Course

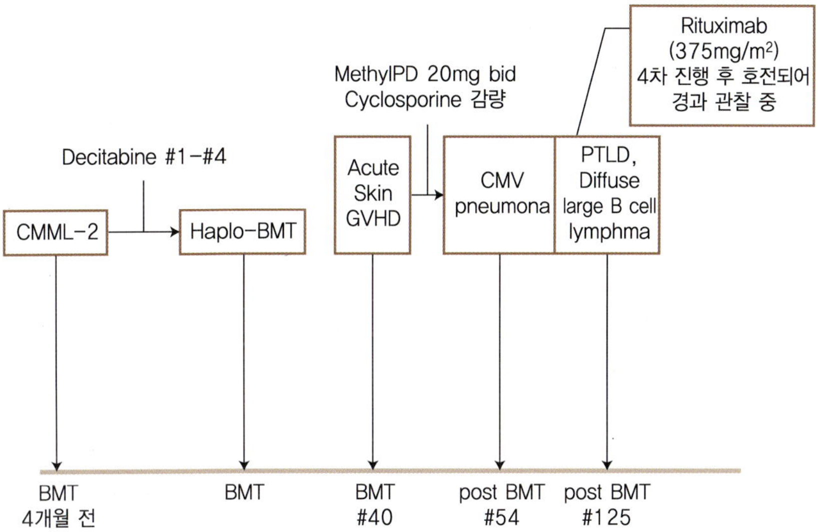

:: Post-transplatation lymphoproliferative disorder(PTLD)의 치료

Rituximab은 anti-CD20 monoclonal antibody로서 B cell non Hodgkin lymphoma의 치료에 사용되는데 PTLD에서도 유용하다. Rituximab(375mg/m^2 for 4 weekly doses) 단독만으로도 long-term complete remission 또는 cure를 얻을 수 있다. Cytotoxic chemotherapy와 비교하여 효과는 비슷하면서 toxicity가 적고 treatment-associated mortality가 낮아 선호되고 있다. EBV를 targeting 하는 antiviral agent(ganciclovir, valganciclovir)는 EBV PCR monitoring을 하면서 preemptive하게 사용하면 PTLD 발생을 낮출 수 있는 것으로 알려져있는데 치료에도 효과가 있는지는 명확하지 않다.

〈Transplant Int. 2006: 19(4): 159-69〉

Lesson of the case

PTLD는 동종조혈 세포이식 후에 발생하는 드문 합병증 중의 하나로 장기이식 후에 발생하는 예에 비하여 초기에 발생하는 특성을 갖는다. 최근 PTLD의 치료에 있어서 rituximab의 역할에 대한 보고가 있어 왔으며, 본 증례에서도 효과가 있었다.

이식 후 PTLD 발생을 예측하기 위하여 EBV에 대한 monitoring을 하고 있으나 본 증례에서는 EBV-PCR이 계속 음성이었는데도 PTLD가 발생하여 이 검사법의 한계가 있다는 것을 알 수 있었다.

CASE 27 1일 전 시작된 흑색변을 주소로 내원한 55세 남자

Chief Complaints

검은색 대변, 어제

Present Illness

6년 전 토혈과 흑색변으로 본원 입원한 일이 있다. 당시 위내시경 검사상 위궤양 및 *Helicobacter pylori (H. pylori)* 감염 양성을 보여 내시경적 지혈술 시행하였고 *H. pylori* 제균치료를 받았다.
5개월 전 다른 병원에서 건강검진차 시행한 상부위장관조영술에서 십이지장궤양이 의심되었으나 별다른 검사나 치료를 받지는 않았다.
3주 전 왼쪽어깨가 아파 진통제를 포함한 약물을 2일간 복용하였고, 이후 속이 쓰려 2일간 약국에서 위장약을 사서 복용하였다.
1일 전 저녁 6~7 시 경 갑자기 오심과 어지러움증이 있어 화장실에 갔으며 흑색변 2차례(총 200~300cc 가량으로 추정) 본 후 전신쇠약감과 어지러움증이 심해졌다. 식욕부진, 구토, 연하곤란 및 설사 등의 증상은 없었으며 복통이나 혈변, 토혈은 동반되지 않았다. 이후 증상 호전 없어 다음날 본원 응급실로 내원하였다.

Past History

16년 전 허리디스크로 수술
diabetes (-)
hypertension (-)
hepatitis (-)
tuberculosis (-)

Family History

diabetes (-)
hypertension (-)
hepatitis (-)
tuberculosis (-)
malignancy (-)

Social History

occupation : 택시기사
alcohol : 소주 0.5~1병, 1~2회/month
smoking : ex-smoker, 10 pack-years, 15년 전 금연

Review of Systems

General

easy fatigability (-)	febrile sense (-)
chills (-)	

Head / Eyes / ENT

headache (-)	blurred vision (-)

Respiratory

cough (-)	sputum (-)
dyspnea (-)	

Cardiovascular

chest pain (-)	palpitation (-)
orthopnea (-)	

Gastrointestinal

see PI

Urogenital

dysuria (-)	urinary frequency (-)
urinary urgency (-)	

Musculoskeletal

shoulder pain (+) : Lt.	arthralgia (-)
muscle weakness (-)	back pain (-)

Physical Examination

height 170 cm, weight 61 kg, body mass index 21.1 kg/m^2

Vital Signs

BP 85/57 mmHg - PR 111/min - RR 22/min - BT 36.7℃

Skin

generalized erythema (-)	rash (-)
skin turgor : normal	dry tongue (+)

Head / Eyes / ENT

conjunctiva, pinkish	white sclera
pharyngeal injection (-)	tonsillar hypertrophy (-)

Neck

palpablecervical lymphnode (-)	neck vein engorgement (-)

Chest

symmetric expansion without crackle	clear breath sounds without wheezing

Heart

regular rhythm	normal heart sounds without murmur

Abdomen

soft and flat	normoactive bowel sounds
tenderness (+) : epigastric area	rebound tenderness (-)
palpable liver/spleen (-/-)	muscle guarding (-)
digital rectal exam : dark stool (+)	

Musculoskeletal

costovertabral angle tenderness (-/-)	pretibial pitting edema (-/-)

Neurologic examination

motor : intact	sensory : intact

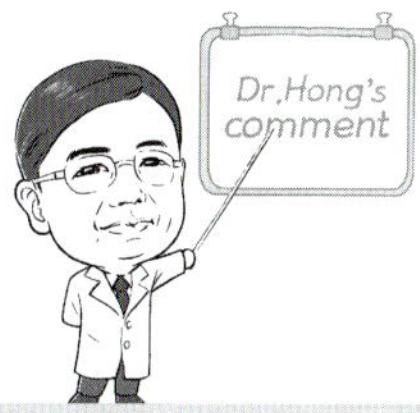

이 환자는 갑작스런 위장관출혈로 응급실로 왔다. 혈압도 낮고 맥박도 항진되었다. Circulating blood volume이 contract되었을 가능성을 염두에 두고 P/E를 해야 하는 것이다.
혈압이나 맥박의 orthostatic change, skin turgor, mucous membrane의 moisture 등이 어떠한 지 더 관심을 가져야 한다. 이들 physical sign은 lab에서 anemia가 나타나기 전에 이미 관찰되고, 치료의 시급성을 판단하는데 큰 도움이 된다.

Initial Laboratory Data

CBC

WBC (4,000~10,000/mm^3)	22,300	Hb (13~17 g/dL)	12.7
WBC differential count	neutrophil 87% lymphocyte 10% eosinophil 0.8%	platelet (150~350 × $10^3/mm^3$)	322

Chemical & Electrolyte battery

Ca (8.3~10 mg/dL) P (2.5~4.5 mg/dL)	9.3 2.1	glucose (70~110 mg/dL)	164
protein (6~8 g/dL) albumin (3.3~5.2 g/dL)	6.6 3.9	aspartate aminotransferase (AST) (~40 IU/L)/ alanine aminotransferase (ALT) (~40 IU/L)	27/15
alkaline phosphatase (ALP) (40~120 IU/L)	74	gamma-glutamyltranspeptidase (r-GT) (11~63 IU/L)	14
total bilirubin (0.2~1.2 mg/dL)	1.1	direct bilirubin (~0.5 mg/dL)	0.2
BUN (10~26 mg/dL) Cr (0.7~1.4 mg/dL)	42 1.2	estimated GFR (≥ 60 mL/min/1.7m^2)	63
C-reactive protein (~0.6 mg/dL)	0.1	total CO_2 (24~31 mmol/L)	19.6
Na (135~145 mmol/L) K (3.5~5.5 mmol/L) Cl (98~110 mmol/L)	139 4.1 102		

Coagulation battery

prothrombin time (PT) (70~140 %)	91.9%	PT(INR) (0.8~1.3)	1.01
activated partial thromboplastin time (aPTT) (25~35 sec)	23.6 sec		

Urinalysis

specific gravity (1.005~1.03)	1.020	pH (4.5~8)	5.0
albumin (trace)	(-)	glucose (-)	(+++)
ketone (-)	(-)	bilirubin (-)	(-)
occult blood (-)	(-)	nitrite (-)	(-)
WBC (-)	(-)		

Chest X-ray & Simple abdomen

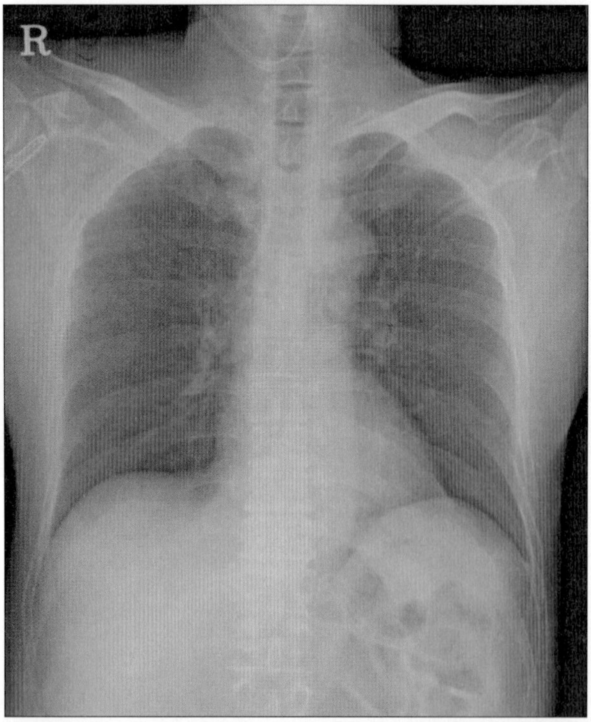

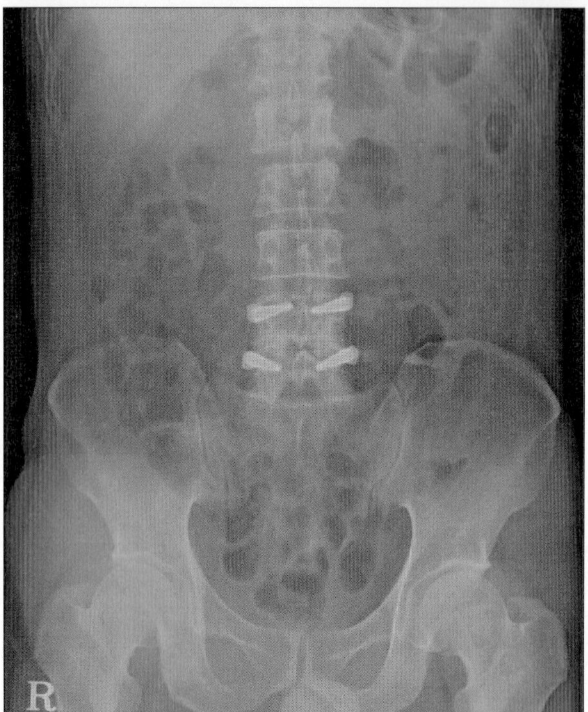

이전에 L-spine에 HIVD로 수술한 것 외에 유의한 소견은 보이지 않는다.

Initial Problem List

#1 Tarry stool
#2 Hypotension
#3 Leukocytosis
#4 Elevated BUN/Cr
#5 Recent ingestion of analgesics for shoulder pain
#6 h/o Gastric ulcer bleeding, s/p Endoscopic sclerotherapy
#7 h/o *H.pylori* infection (treated with antibiotics)
#8 Hyperglycemia and glycosuria

Assessment and Plan

Hospital Day 1

#1 Tarry stool #2 Hypotension #3 Leukocytosis #4 Elevated BUN/Cr		
	S)	어지러워요.
	O)	• BP : 85/57 mmHg • HR : 111/min • Levin tube irrigation : clear fluid • Digital rectal exam: dark brown-black colored stool (+)
	A)	Acute massive GI bleeding and shock
	P)	• Diagnostic : - CBC & urine output - 예전 입원시 BP 확인 - medication history 조사 • Therapeutic : - IV line access (large bore: 16G or 18G) - fluid resuscitation - consider pack RBC transfusion - NPO 유지 & IV proton pump inhibitor (PPI)

Fluid resuscitation
- 출혈심각도의 분류
Class I : 15% 미만의 실혈
Class II : 15~30% 실혈
Orthostatic change in HR, BP
Symphathetic vasoconstriction
Splanchnic hypoperfusion
Urine output 20~30 mL/hr
Class III : 30~40% 실혈
Hypovolemic shock
Systemic vasoconstricsion
Urine output 5~15mL/hr
Class IV : 40% 이상의 실혈
Profound hypotension
Iirreversible change
Urine output < 5mL/hr
[The ICU book, 3rd ed; section V]

본 환자에서는 blood volume = 66 mL x 61kg, class III의 blood loss가 있었을 것으로 추정되므로 volume deficit = 1,200~1,600 mL 정도이다. 따라서 crystalloid fluid로 resuscitation을 시행할 경우 resuscitation volume = 4,800~6,000 mL로 추산하였다.

*Resuscitation volume*의 추정	
Sequence of Determinations	Equations
1. Estimate normal blood volume (BV)	BV = 66 mL/kg (male) = 60 mL/kg (female)
2. Estimate % loss of blood volume	Class I : < 15% Class II : 15~30% Class III : 30~40% Class IV : > 40%
3. Calculate volume deficit (VD)	VD = BV × % loss BV
4. Determine resuscitation volume (RV)	RV = VD × 1.5 (colloids) = VD × 4 (crystalloids)

#5 Recent ingestion of analgesics for shoulder pain	
S)	Lt. shoulder pain
O)	• Both shoulder range of motion : intact • Tenderness (-)
A)	Degenerative joint disease
P)	• Diagnostic : - review of the administered analgesics - evaluation of shoulder pain • Therapeutic : adequate pain control

Hospital Day 2

#1 Tarry stool
#2 Hypotension
#3 Leukocytosis
#4 Elevated BUN/Cr

S) 다시 검은색 대변 봤어요.

O)

- V/S : 95/54 mmHg - 109/min → N/S 500 mL drip
- V/S : 113/72 mmHg - 102/min-20/min - 35.6℃ → N/S 80 mL/hr 유지함. 그러나 다시
- V/S : 88/67 mmHg - 107/min - 22/min - 36.8℃ → 18G iv line으로 바꾸고 N/S 500 mL drip
- V/S : 104/73 mmHg - 90/min - 20/min - 36.6℃ → pRBC 2u transfusion
- V/S : 98/69 mmHg - 90/min - 20/min - 36.9℃
- Melena 100 mL 가량 됨.
- Hb 11.2 g/dL
- Gastroscopy :

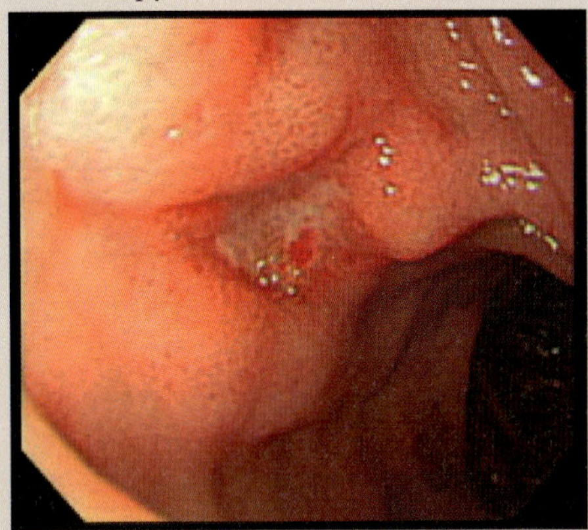

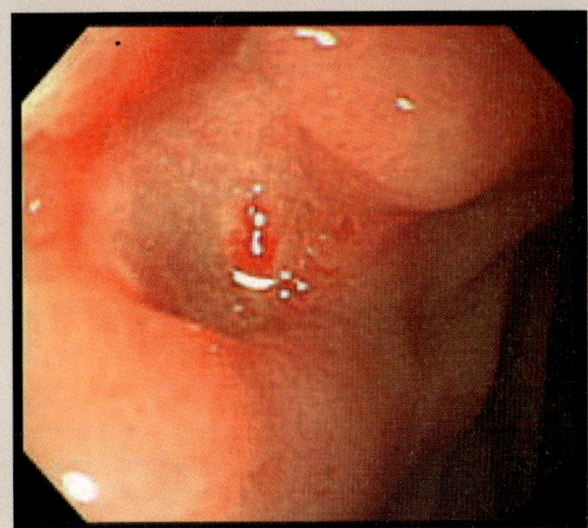

<table>
<tr><td></td><td>O)</td><td>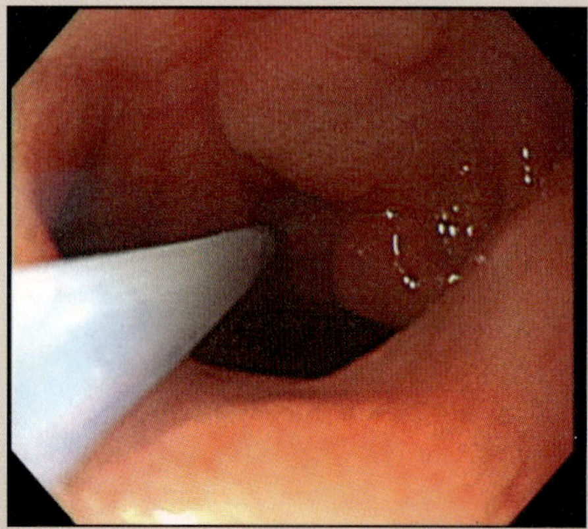
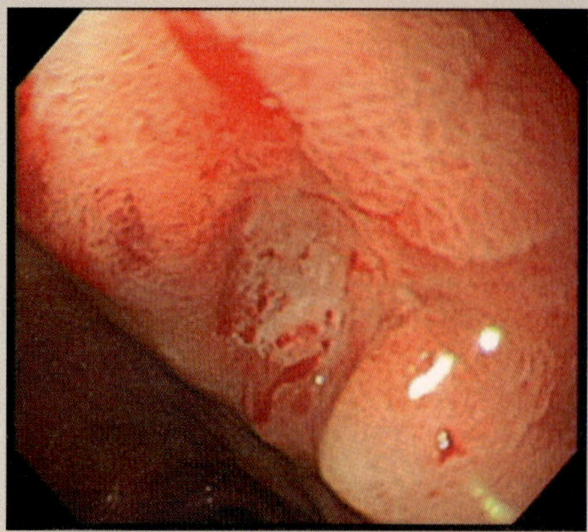
1) stomach의 fundus와 body가 acute angle로 진입이 어려웠으나 관찰된 범위에 이상소견이 없었음.
2) duodenal bulb에 ulcer scar와 변형이 관찰됨.
3) bulb에 healing stage의 small ulcer가 관찰됨.
active bleeding 소견은 관찰되지 않으나 궤양저에 출혈성 반점이 관찰되어 epinephrine 6 mL를 injection 시행함.</td></tr>
<tr><td></td><td>A)</td><td>• Hypovolemic shock, improved
• Duodenal ulcer (H1) bleeding
s/p Endoscopic epinephrine injection
• GI bleeding distal to duodenum, possible</td></tr>
<tr><td></td><td>P)</td><td>• Diagnostic : 환자의 bleeding 정도에 비해 내시경상에서 관찰된 병변 크기가 작아 다른 bleeding focus를 찾기 위해 abdomino-pelvic CT 촬영하기로 함.
• Therapeutic :
- Therapeutic NPO
- IV PPI 유지</td></tr>
</table>

IV PPI의 사용

현재까지의 연구에 따르면 omeprazole과 pantoprazole 만이 궤양의 재출혈 빈도와 수술율 및 사망률을 낮추는 것으로 알려져 있다. 내시경 소견에서 재출혈 위험도가 높은 경우 PPI의 IV사용이 추천된다.

[NEJM 2008:359:938-37]

Updated Problem List

#1 Tarry stool ➞ Duodenal ulcer bleeding

#2 Hypotension ➞ #1

#3 Leukocytosis ➞ #2

#4 Elevated BUN/Cr ➞ #2

#5 Recent ingestion of analgesics for shoulder pain

#6 h/o gastric ulcer bleeding, s/p endoscopic sclerotherapy

#7 h/o *H.pylori* infection (treated with antibiotics)

#8 Hyperglycemia and glycosuria

Hospital Day 3

#1 Tarry stool ➞ Duodenal ulcer bleeding		
	S)	• 오전에 검은 변 한 번 더 봤어요. • Dizziness (-)
	O)	• V/S : 93/66 mmHg-80/min-18/min- 36.9 ℃ • Hb : 10.6 g/dL • *H.pylori* serum IgG (-) • Abdomino-pelvic CT : no remarkable finding
	A)	• Duodenal ulcer bleeding, s/p Endoscopic hemostasis • GI bleeding distal to duodenum, possible
	P)	• DU bleeding : • Diagnostic plan: - risk factor stratification - *H.pylori* test : 추후 urea breath test (UBT) test • Therapeutic plan : - diet 진행 - anti-ulcer medication 유지 • Another bleeding focus on GI tract • Diagnostic plan: - colonoscopy - small bowel series 고려

Tests for detection of Helicobacter pylori

UBT test, stool antigen test, biopsy based test 모두 치료의 성공 여부를 판단할 수 있지만 이러한 검사는 모두 *H. pylori*의 load에 영향을 받으므로 치료 4주 이내에 시행한 검사는 false-negative로 나타날 수 있다. 또한 4주 이내에 항생제, bismuth compound를 사용하였거나 PPI를 사용한지 2주가 지나지 않은 시점에서는 정확한 결과를 얻을 수 없다.
치료의 성공여부를 판별하기 위해서는 non-invasive test가 일반적으로 선호되며 serologic test의 경우 치료성공의 monitor로 사용되지 않는데 이는 임상상황에서 *H. pylori* specific antibody titer의 감소가 너무 느리기 때문이다.

[Harrison's Internal edicine;pp.946-949]

Hospital Day 5

#1 Tarry stool ➡ Duodenal ulcer bleeding	
S)	아무 이상 없는 것 같아요. 원래처럼 대변봤어요.
O)	• V/S : 103/73 mmHg - 85 회/min - 18 회/min - 36.9℃ • Hb : 12.7 g/dL • Colonofibroscopy : normal
A)	• DU bleeding, s/p Endoscopic epinephrine injection • GI bleeding distal to duodenum, possible
P)	• Diagnostic plan : - 외래에서 UBT test 시행 후 결과 확인 - small bowel series 시행 후 외래 방문 • Therapeutic plan : - anti-ulcer medication 유지하여 discharge - patient education : 진통제 복용 하고자 할 때 상의할 것

본 case에서는 내원 후 첫 EGD 시행 당시 *H. pylori* infection 여부에 대한 assessment가 이루어지기 전 iv PPI를 사용한 상태였으므로 duodenal ulcer에 대한 치료를 끝내고 4주가 지난 시점에서 UBT test를 시행하는 것이 적절한 방법이라고 할 수 있다. 또한 이전에 *H. pylori* eradication의 history가 있는 환자로 serologic test가 감염 여부를 판단하는데 적절한 검사가 될 수는 없으나 titer의 정도로 대략적인 감염 유무를 판단하는데 도움을 받을 수 있다.

#8 Hyperglycemia and glycosuria	
S)	다음/다갈/다뇨 (-/-/-)
O)	• Fasting glucose : 84 mg/dL • HbA1c : 5.6% • Glycosuria (-)
A)	Transient hyperglycemia d/t acute stressful condition
P)	Observation

Updated Problem List

#1 Tarry stool ➡ Duodenal ulcer bleeding

#2 Hypotension ➡ #1

#3 Leukocytosis ➡ #2

#4 Elevated BUN/Cr ➡ #2

#5 Recent ingestion of analgesics for shoulder pain

#6 h/o Gastric ulcer bleeding, s/p endoscopic sclerotherapy

#7 h/o *H.pylori* infection (treated with antibiotics)

#8 Hyperglycemia and glycosuria ➡
Transient hyperglycemia associated with #1

Follow-up After Discharge

퇴원 후 2주 시점에 small bowel series를 시행하였는데 이상 소견이 없었으며 4주간 PPI 복용하였다.

H. pylori infection 가능성에 대해서는 6주 뒤 외래 내원하여 Urea breath test (UBT) 시행하기로 하였으며 최종적으로 UBT (-) 확인되어 투약을 종료하였다.

Lesson of the case

상부 위장관 출혈 환자에서 저혈압이 동반된 중등도 이상의 출혈이 있을 경우 수혈을 준비하는 것보다 충분한 수액보충요법이 선행되어야 하며 급성출혈시에는 proton pump inhibitor 지속 정주요법이 필요하다.

CASE 28 1일 전 시작된 호흡곤란으로 내원한 57세 남자

Chief Complaints

Dyspnea, started 1 day ago

Present Illness

5일 전 음주 뒤 난방이 되지 않은 방에서 수면을 취했다고 하며, 이후 간헐적으로 좌측 흉통이 발생하였으나, 증상이 심하지 않아서 참고 견뎠다.
2일 전부터 발열, 오한, 기침 및 노란색의 가래가 발생하였다.
1일 전 오전까지 산행에 다녀올 정도로 큰 불편감을 느끼지 못하였으나, 저녁 8시경 급격한 MRC grade 4의 호흡곤란 및 흉통의 악화로 외부병원에 방문하였고, 당시 pulse oximeter에서 산소 포화도 90%로 입원을 권유 받았으나, 환자가 거부하였다.
이후에도 호흡곤란 지속되어 본원 응급실로 내원하였고, 내원 당시 발열, 오한, 기침 및 노란색의 소주잔 1/2컵 정도의 가래가 있었다. 흉통은 칼로 찌르는 듯한 성격으로 왼쪽 가슴에 국한되어 있었으며, 기침 및 움직임에 의해 악화되었다.

Past History

hypertension : 10년 전 진단, 경구 혈압강하제 복용 중
tuberculosis : 40년 전 진단, 약 1년간 항결핵제 복용 후 완치판정 받음.
surgical history : 1년 전 Rt. humerus fracture로 open reduction 및 internal fixation 시행함. 4개월 전 presacral mass에 대해 excision 시행하였고, extracranial meningioma(benign)를 진단받음.
diabetes (-)
hepatitis (-)
trauma history (-)

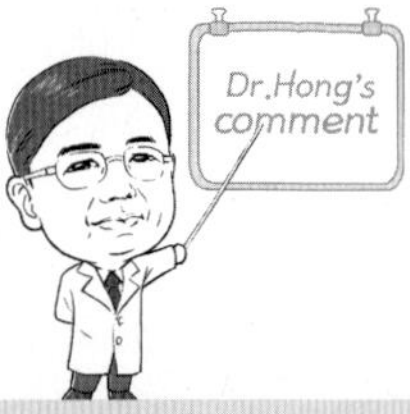

Social.Hx에서 occupation에 '무직' 이라고 되어 있다. 현재 무직이므로 맞는 말이지만 medical interview에서는 현재 뿐만 아니라 과거에 무엇을 했는지도 참고가 된다. 과거에 무슨 일을 했는지가 patient as a person을 이해하는 데는 조금 더 도움이 될 것이다.

Family History

diabetes (-)
hypertension (-)
renal disease (-)
malignancy (-)

Social History

occupation : 무직
alcohol : 35년간 매일 소주 1병 이상
smoking : current smoker, 45 pack-years

Review of Systems

General

general weakness (+)	weight loss (-)

Skin

rash (-)	itching sensation (-)

Head / Eyes / ENT

headache (-)	dizziness (-)
visual disturbance (-)	sore throat (-)
rhinorrhea (-)	oral ulcer (-)

Respiratory

hemoptysis (-)	

Cardiovascular

chest pain (-)	palpitation (-)
orthopnea (-)	dyspnea on exertion (-)

Gastrointestinal

anorexia (-)	dyspepsia (-)
nausea (-)	vomiting (-)
diarrhea (-)	abdominal pain (-)

Genitourinary

dysuria (-)	urgency (-)
frequency (-)	hematuria (-)

Musculoskeletal

arthralgia (-)	back pain (-)

Physical Examination

height 168.0 cm, weight 85.4 kg, body mass index 30.2 kg/m^2

Vital Signs

BP 130/96 mmHg - HR 112/min - RR 24/min - BT 38℃

General

chronically ill - looking	alert, oriented to time, place and person
no generalized edema	

Skin

skin turgor : normal	ecchymosis (-)
rash (-)	purpura (-)

Head / Eyes / ENT

icteric sclera (-)	anemic conjunctiva (-)
neck vein distention (-)	palpable lymph nodes (-)

Chest

symmetric expansion without retraction	decreased breath sound in Lt. hemithorax
no definite crackle/wheezing	dullness on percussion of Lt. hemithorax

Heart

regular rhythm	normal heart sounds without murmur

Abdomen

soft & flat	normoactive bowel sound
tenderness (-)	rebound tenderness (-)

Musculoskeletal

joint swelling (-)	joint tenderness (+)
pretibial pitting edema (-)	

Initial Laboratory Data

CBC

WBC (4,000~ 10,000/ mm³)	20,500	Hb (13~17 g/dL)	16.4
		platelet (150~350 × 103/mm³)	350

Chemical & Electrolyte battery

Ca (8.3~10 mg/dL) P (2.5~4.5 mg/dL)	9.5 4.5	glucose (70~110 mg/dL)	105
protein (6~8 g/dL) albumin (3.3~5.2 g/dL)	7.5 3.7	aspartate aminotransferase (AST) (~40 IU/L) /alanine aminotransferase (ALT) (~40 IU/L)	29/21
alkaline phosphatase (ALP) (40~120 IU/L)	65	lactate dehydrogenase (LDH) (120~250 IU/L)	449
total bilirubin (0.2~1.2 mg/dL)	1.1	BUN (10~26 mg/dL) Cr (0.7~1.4 mg/dL)	21 0.8
C-reactive protein (~0.6 mg/dL)	11.6	brain natriuretic peptide (BNP) (~100 pg/mL)	12
Na (135~145 mmol/L) K (3.5~5.5 mmol/L) Cl (98~110 mmol/L)	137 4.7 104		

Coagulation battery

prothrombin time (PT) (70~140 %)	113.3%	PT(INR) (0.8~1.3)	0.94
activated partial thromboplastin time (aPTT) (25~35 sec)	30.8 sec		

Urinalysis with microscopy

specific gravity (1.005~1.03)	1.010	pH (4.5~8)	6.0
albumin (trace)	(-)	glucose (-)	(-)
ketone (-)	(-)	bilirubin (-)	(-)
occult blood (-)	(-)	nitrite (-)	(-)

ABGA

pH 7.43	$PaCO_2$ 37 mmHg	PaO_2 54 mmHg	HCO_3^- 25 mmEq/L	SaO_2 89%

Chest X-ray

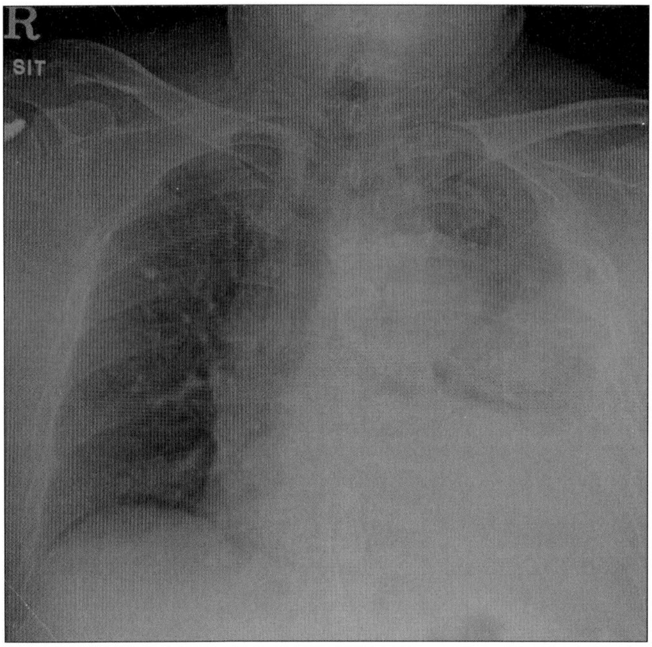

Lt. costophrenic angle의 blunting이 관찰되고 있으며, fluid meniscus가 보인다. 종격동 부분에는 기도가 우측으로 치우쳐 있으며, Lt. hilum의 음영이 증가되어 있다. 우측 폐실질에는 별 소견이 없고 좌측은 좌하방부에 음영 증가 및 air bronchogram이 보인다.

EKG

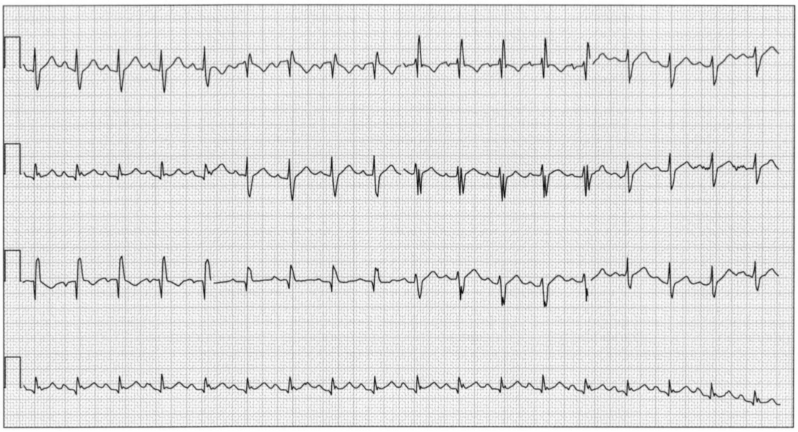

HR 107/min의 sinus tachycardia, V1 rsR 및 V6의 slurred S 소견을 고려할 때 RBBB가 있다.

Initial Problem List

#1 Dyspnea
#2 Pleuritic chest pain
#3 Increased opacity in left lower lung field
#4 Fever and chills
#5 Cough with yellowish sputum
#6 Leukocytosis and elevated C-reactive protein
#7 Heavy alcohol drinking
#8 Smoking
#9 s/p Excision for benign meningioma (sacral area)
#10 s/p ORIF for fracture of Rt. humerus
#11 h/o Pulmonary tuberculosis
#12 Right bundle branch block

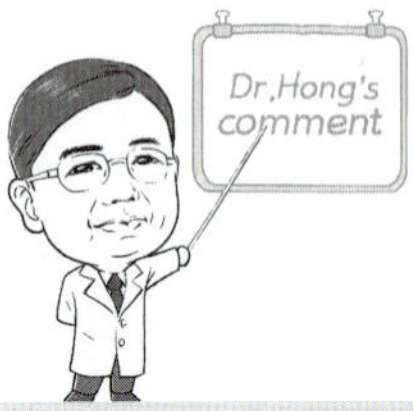

Obesity도 음주, 흡연처럼 관리가 필요한 health problem이다.

Assessment and Plan

#1 Dyspnea
#2 Pleuritic chest pain
#3 Increased opacity in left lower lung field
#4 Fever and chills
#5 Cough with yellowish sputum
#6 Leukocytosis and elevated C-reactive protein

A)	Community acquired pneumonia with parapneumonic effusion
P)	• Diagnostic plan : - sputum gram stain/culture, AFB stain/culture, blood culture - diagnostic thoracentesis: pleural fluid analysis, Gram stain/culture, AFB stain/culture, ADA, Tb-PCR, chest CT • Therapeutic plan : - empirical antibiotics (ceftriaxone) - supplement of oxygen and ABGA

BNP level이 낮고 흉수가 편측성이어서 호흡곤란의 원인이 heart failure보다는 pneumonia와 관련된 parapneumonic effusion의 가능성이 크다고 보았다.

Hospital Day 1

#1 Dyspnea
#2 Pleuritic chest pain
#3 Increased opacity in left lower lung field
#4 Fever and chills
#5 Cough with yellowish sputum
#6 Leukocytosis and elevated C-reactive protein

S) 숨이 차고 가슴이 계속 아픕니다.

O)

- BP 120/80 mm/Hg - HR 111/min - RR 26/min - BT 38℃
- Diagnostic thoracentesis :
  - grossly straw color
  - WBC 25,000/mm^3 (degenerative leukocytes), RBC 7,520/mm^3 pH 7.0, protein 7.4 g/dL, glucose 10 mg/dL
  - LDH 12,218 IU/L
  - Gram stain : no organism seen
  - AFB stain : negative
- Chest CT :

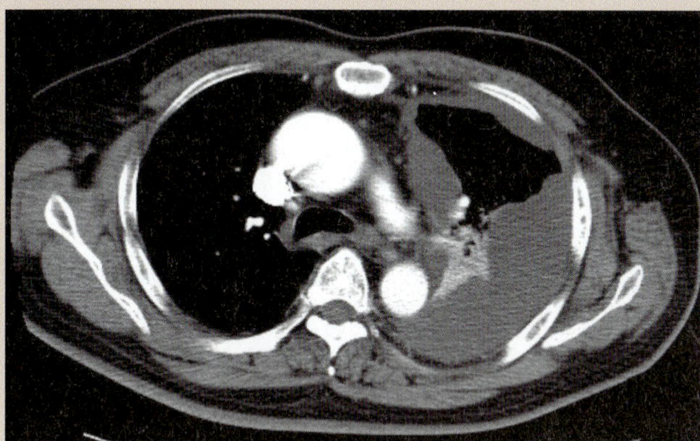

A) Complicated parapneumonic effusion, left

P)

- Diagnostic plan :
  - microbiologic test of pleural fluid
- Therapeutic plan:
  - chest tube insertion and drainage of pleural fluid
  - add antibiotics for the coverage of anaerobe (metronidazole)

Complicated parapneumonic effusion은 다음 중 하나가 있을 때로 정의된다 : gram stain/culture positive, pH < 7.2, glucose < 60 mg/dL, LDH > 1000 IU/L, loculated effusion.

Updated Problem List

#1 Dyspnea ➡ Complicated parapneumonic effusion, left
#2 Pleuritic chest pain ➡ #1
#3 Increased opacity in left lower lung field ➡ #1
#4 Fever and chills ➡ #1
#5 Cough with yellowish sputum ➡ #1
#6 Leukocytosis and elevated CRP level ➡ #1
#7 Heavy alcoholics
#8 Smoking
#9 s/p Excision for benign meningioma (sacral area)
#10 s/p ORIF for fracture of Rt. humerus
#11 h/o Pulmonary tuberculosis
#12 Right bundle branch block

Hospital Day 2

#1 Dyspnea ➞ Complicated parapneumonic effusion, left

S) 관을 넣어도 가슴 아픈 것은 비슷하고, 숨이 더 찹니다.

O)

- BP 130/80 mm/Hg - HR 101/min - RR 26/min - BT 38℃
- ABGA (Venturi mask, FiO2 50%)
- pH 7.42 - $PaCO_2$ 36 mmHg - PaO_2 58 mmHg- HCO_3 - 23 mEq/L-SaO_2 90%
- Follow-up pleural fluid analysis :
  - grossly straw color
  - WBC 160/mm^3 (neutrophil 100%), RBC 660/mm^3
  - pH 7.4, protein 6.6 g/dL, glucose 4 mg/dL
  - LDH 1,856 IU/L
- Pneumococcal urinary antigen: negative
- Legionellar urinary antigen: negative
- 왼쪽흉곽에 흉관을 삽입하였음 : 2시간 동안 245 mL이 배액되었으나, 이후 배액되지 않음.

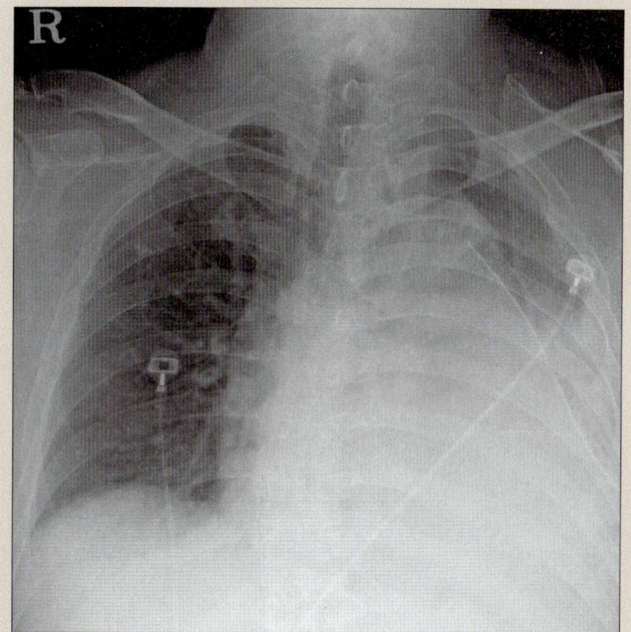

O)	• 배액양이 적어 추가로 chest tube를 1개 더 삽입하였으나, 40 mL만 배액이 되었고 더 나오지 않음. 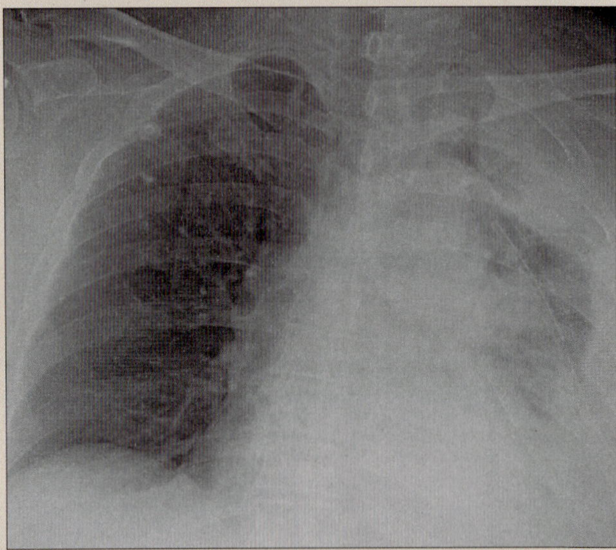
A)	• Complicated parapneumonic effusion, left, inadequately drained • Impending respiratory failure
P)	• Treatment plan: - ICU care - maintain antibiotics - close monitoring of drainage from chest tube

Hospital Day 4

#1 Dyspnea → Complicated parapneumonic effusion, left	
S)	숨이 더 찹니다.
O)	• BP 125/75 mm/Hg - HR 111/min - RR 28/min - BT 37.8℃ • Chest tube #1 : 20 mL, chest tube #2 : 40 mL • ABGA (Reservoir bag 10 L/min) : • pH 7.42 - $PaCO_2$ 42 mmHg - PaO_2 50 mmHg - HCO_3 - 27 mEq/L - SaO_2 86% • Chest X-ray : 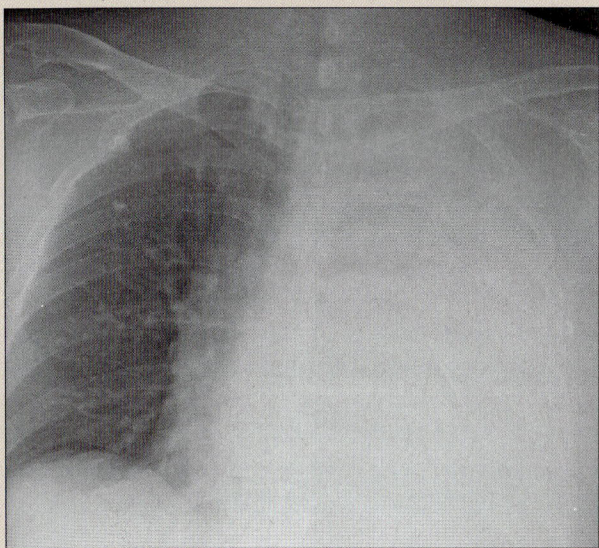 • 왼쪽 폐가 완전히 collapse되었고, 2개의 흉관으로부터 배액되는 흉수양도 불충분한 상태로 이에 대해 흉부외과에 의뢰하였고, 이미 들어가 있는 2개의 흉관을 제거하고, 아래쪽에 새로운 흉관을 넣는 것을 추천하여 시행하였음.

O)

- Chest X-ray after another chest-tube inserted :

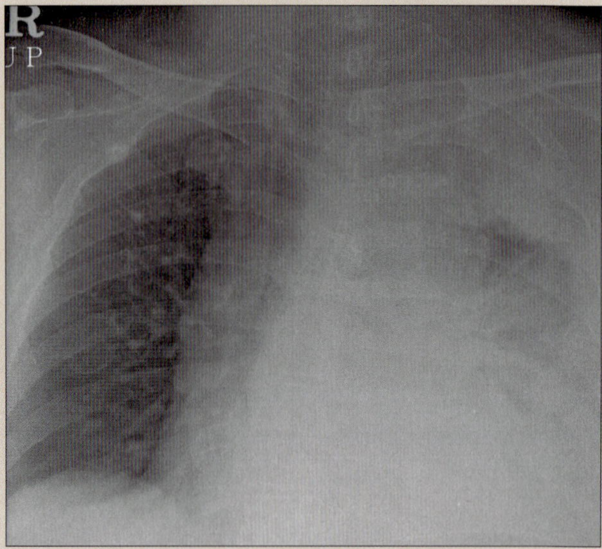

- 새로운 흉관을 삽입한 직후 140 mL의 bloody fluid가 배액되었으나, 더 이상의 배액은 없었으며, 환자의 호흡곤란 및 산소 요구량은 심해짐.
- ABGA (Reservoir bag 15 L/min)
  pH 7.43 - $PaCO_2$ 40 mmHg - PaO_2 68 mmHg - HCO_3 - 27 mEq/L - SaO_2 94% → 항생제 및 chest tube drainage에 효과를 보이지 않고, 빠르게 환자의 상태가 악화되어 video-assisted thoracoscopic surgery(VATS)로 exploration 및 decortication 하기로 결정하고 응급으로 수술 시행하였음.
- Operative finding :
  - pleura : thickening due to inflammation
  - pleural cavity : multiple soft masses comprising of inflammatory materials
  - lung : edematous, inflamed

<table>
<tr><td>O)</td><td>

• Gross finding of surgical specimen :

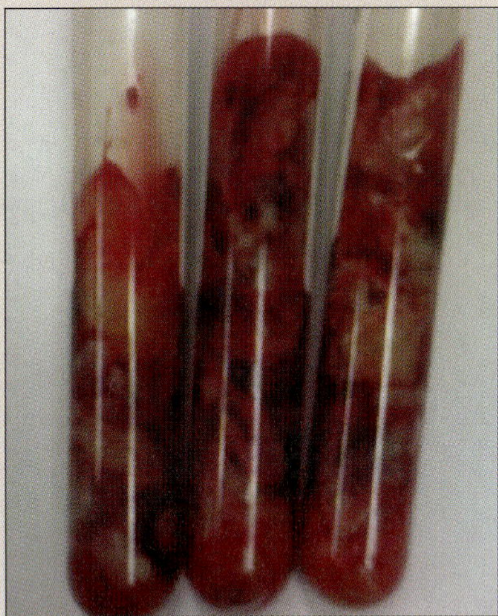

• Immediate postop chest X-ray :

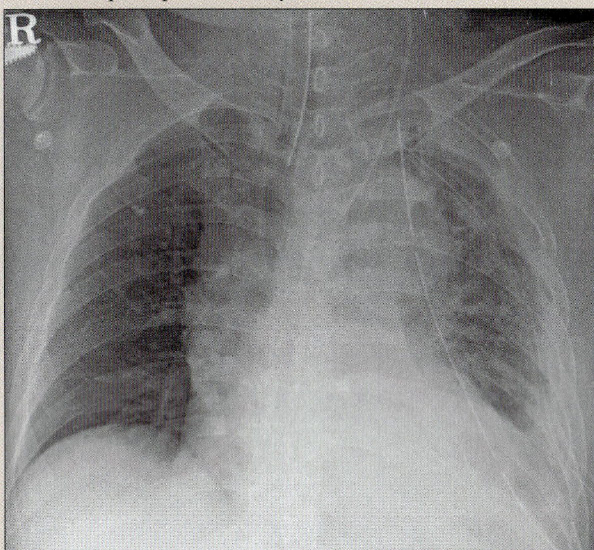

</td></tr>
<tr><td>A)</td><td>s/p Decortication for complicated parapneumonic effusion, left</td></tr>
<tr><td>P)</td><td>

• Diagnostic plan:
- Gram stain/culture, AFB stain/culture, pathology for surgical specimen
- bronchoscopy : endobronchial lesion여부 확인 필요

• Treatment plan : maintain antibiotics and post-operative care

</td></tr>
</table>

Updated Problem List

#1 Dyspnea → Complicated parapneumonic effusion, left, s/p Decortication

Hospital Day 6

#1 Dyspnea → Complicated parapneumonic effusion, left → s/p Decortication		
	S)	수술한 부위가 간혹 아픈데, 숨찬 것은 많이 좋아졌어요.
	O)	• BP 120/75 mm/Hg - HR 80/min - RR 20/min - BT 36.0℃ • Chest tube #4, 5 : total 50 mL was drained. • Bronchoscopy : no endobronchial lesion • ABGA (nasal cannula 4 L/min) pH 7.41 - $PaCO_2$ 45 mmHg - PaO_2 77 mmHg- HCO_3^- 29 mEq/L - SaO_2 95% • Pleural fluid culture (specimen from HD #1, and HD #3) *Streptococcus constellatus* • Pleural fluid ADA : 41.8
	A)	Complicated parapneumonic effusion due to viridans streptococcus
	P)	• Diagnostic plan : - microbiologic studies and pathology of surgical specimens • Treatment plan : - change antibiotics to ampicillin/sulbactam - transfer to general ward

급성기의 empyema의 경우 decortication을 하지 않는 것이 일반적이나, 이 환자의 경우 내과적 치료가 실패하고, 상태가 심각하게 악화되었기 때문에 수술적 치료를 결정하였다. 수술 후 환자는 증상 및 징후가 매우 빠르게 회복되었다.

Updated Problem List

#1 Dyspnea → Complicated parapneumonic effusion, left, due to viridans streptococcus, s/p Decortication

Hospital Day 11

#1 Dyspnea ➡ Complicated parapneumonic effusion, left, due to viridans streptococcus, s/p Decortication

S) 수술한 부위 통증도 많이 좋아졌어요. 숨도 덜 찹니다.

O)
- BP 120/75 mm/Hg - HR 80/min - RR 20/min - BT 36.0℃
- Chest tube #4, 5 : total 50 mL was drained.
- Mycobacterium tuberculosis-PCR (pleural fluid) : negative
- Pathology report of surgical specimens :
  bacteria like colonies with sulfur granule (center) suggestive of actinomycosis

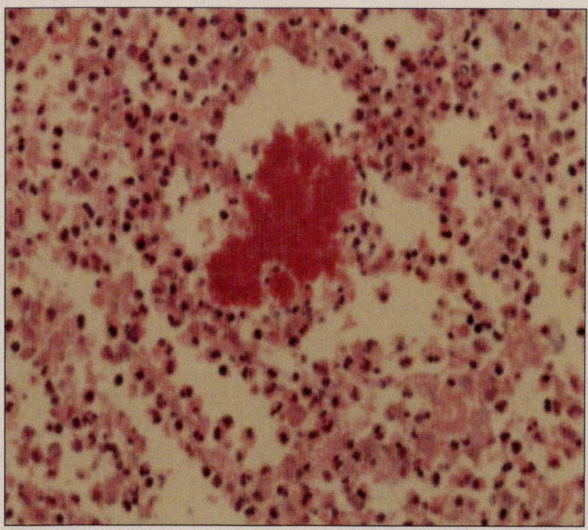

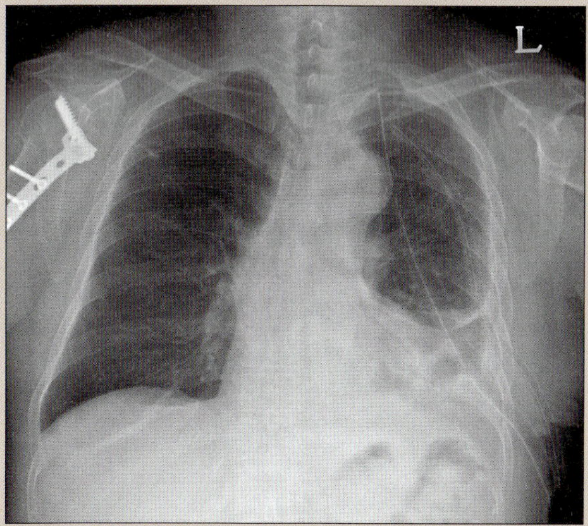

A) Complicated parapneumonic effusion due to actinomycosis

P) Maintain ampicillin/sulbactam

이 환자의 흉수에서 처음 배양되었던 viridans streptococcus는 actinomycosis에 연관된 혼합 병원균으로 사료되었고 결국 parapneumonic effusion의 원인균은 actinomycosis로 판단하였다.

Updated Problem List

#1 Dyspnea ➡ Complicated parapneumonic effusiondue to actinomycosis and viridans streptococcus, s/p Decortication

Hospital Day 12

#1 Dyspnea ➡ Complicated parapneumonic effusion, due to actinomycosis and viridans streptococcus, s/p Decortication		
	S)	숨도 차지 않고 괜찮습니다.
	O)	• BP 125/80 mm/Hg - HR 82/min - RR 20/min - BT 36.0℃ • 수술 뒤 삽입하였던 두 개의 흉관을 제거함. 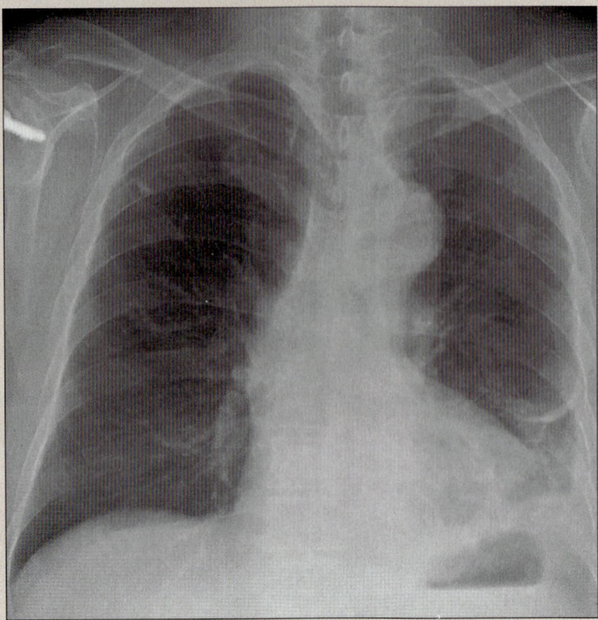
	A)	Actinomycosis, improving
	P)	경구용 항생제로 교체하여 퇴원

Actinomycosis는 penicillin 혹은 ampicillin계열의 항생제에 효과가 좋은 것으로 알려져 있다. 치료 기간은 명확하게 결정되어 있지는 않으나, 적어도 6개월에서 18개월 사이의 치료기간이 필요하다고 알려져 있다.

[Baik et al. Respirology 1999:4:31-35]

Updated Problem List

#1 Dyspnea ➡ Complicated parapneumonic effusion due to actinomycosis and viridans streptococcus, s/p Decortication
#2 Pleuritic chest pain ➡ #1
#3 Increased opacity in left lower lung field ➡ #1
#4 Fever and chills ➡ #1
#5 Cough with yellowish sputum ➡ #1
#6 Leukocytosis and elevated CRP level ➡ #1
#7 Heavy alcoholics
#8 Smoking
#9 s/p Excision for benign meningioma (sacral area)
#10 s/p ORIF for fracture of Rt. humerus
#11 h/o Pulmonary tuberculosis
#12 Right bundle branch block

:: Pulmonary actinomycosis의 clincal manifestations

흉부 방선균증(pulmonary actinomycosis)은 전체 방선균증 중에서 10~15% 정도를 차지하며, 폐실질 혹은 늑막을 침범하며 서서히 진행하는 경과를 보이는 것이 보통이다. 일반적으로 입안이나 위장관으로부터의 흡인에 의해서 발생하며, 흔한 증상으로는 흉통, 발열, 체중감소를 들 수 있다. 방사선학적 소견은 종괴의 형태나 폐렴의 형태를 나타내는 것이 흔하며 따라서 종양이나 폐결핵과의 구분이 어려울 때가 많다. 흉부 방선균증의 50%이상에서 흉수, 농흉, 혹은 늑막비대와 같은 늑막을 침범한 소견이 관찰된다고 알려져 있다. 흉부 방선균증의 진단은 생검을 통한 조직병리검사에서 유황과립(sulfur granule)이 관찰되어야 이루어지며, 방선균 자체가 육아 조직에 둘러싸여 병변의 깊은 부위에 위치하기 때문에 경피적 흡인생검이나 경기관 생검에서 진단되는 것보다 개흉술에 의한 절개 생검에서 진단되는 경우가 더 많다. 미생물 배양검사에서 방선균증은 포도상구균 및 연쇄상구균과의 혼합감염이 흔하다.

Follow-up at 7 months from first admission

#1 Dyspnea → Complicated parapneumonic effusion, due to actinomycosis and viridans streptococcus, s/p Decortication

S)	dyspnea (-), chest pain (-)
O)	• Biopsy tissue bacterial culture: no growth • Biopsy tissue AFB culture: no growth • Pleural fluid AFB culture: no growth • On amoxicillin/clavulanate for 7 months 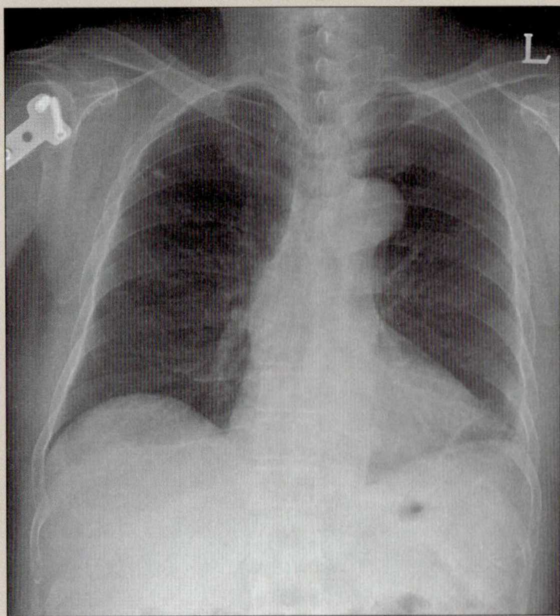
A)	Improved pulmonary actinomycosis
P)	Maintain amoxicillin/clavulanate up to 12 months

:: Pulmonary actinomycosis의 clinical course

일반적으로 흉부 방사선균증은 치주 질환, 만성 폐질환, 조절되지 않는 당뇨 등과 같은 위험인자가 있는 환자에서 주로 발생하는 것으로 알려져 있으며, 50% 정도의 환자에서 늑막을 침범하는 소견을 보일 수 있으나, 대량의 농흉을 형성하는 것은 드문 것으로 알려져 있다. 그리고 임상경과가 느리다는 것도 하나의 특징이다. 이 환자의 경우 위험인자가 없었던 점, 대량의 농흉을 형성했다는 점 및 임상경과가 몇 시간 만에 악화될 정도로 매우 빨랐다는 점이 특이할 만한 점이라고 하겠다.

〈Respirology 1999:4;31-35〉

Lesson of the case

흉부 방선균증의 예후는 두경부나 복부의 방선균증에 비하면 나쁜 것으로 알려져 있다. 이는 광범위한 항생제 사용의 증가로 방선균증의 빈도가 점차 감소하여 실제 임상에서의 경험이 많지 않고 또한 비특이적인 임상 양상으로 인해 조기 진단이 어려워 병이 진행된 후 발견되는 경우가 많기 때문으로 추측된다. 그러나 조기 진단과 적절한 치료가 이루어 진다면 흉부 방선균증은 사망률이나 이환률이 낮아 예후가 좋다. 따라서 폐에 장기간의 침습적인 병변을 보이며 종괴의 음영이나 농흉이 나타나는 경우에 흉부 방선균증을 감별진단으로 염두에 두는 것이 필요하다. 또한 본 증례처럼 통상적인 배액술에 임상적 호전을 보이지 않는 급성 농흉에서 조기에 수술적 치료법을 고려하는 것도 내과의사의 중요한 역할의 하나이다.

CASE 29 1일 전 시작된 흑색변을 주소로 내원한 43세 남자

Chief Complaints

Tarry stool, started 1 day before admission

Present Illness

2개월 전에 그레이브스병 진단받고 propranolol 40 mg bid 복용하면서 방사선 동위원소 치료를 고려 중이던 남자로, 입원 1개월 전부터 고빌리루빈혈증이 동반된 급성 A형 간염으로 소화기내과에서 경과 관찰하고 있었다.

2일 전부터 하복부에 쥐어짜는 듯한 복통이 시작되었고 1일 전부터 흑색변이 섞여있는 설사가 하루에 5차례나 있어서 본원 응급실을 방문하였다.

Digital rectal exam에서 melena 소견 및 L-tube irrigation에서 old blood clot이 보였다. 응급실에서 시행한 내시경검사로 십이지장 궤양에서의 출혈이 확인되었으며, 바로 출혈부위에 에피네프린을 주사하는 내시경 시술을 시행하여 일단 출혈이 호전되었다.

동반증상 : 전신쇠약감, 피로감, 체중감소(2 kg/2 weeks)

복통 : 아랫배에 쓰린 듯한 numeric rating scale(NRS) 4점의 통증이 있었고, 설사하기 직전에 가장 심했다가 설사 후에는 호전되는 양상이었다.

Past Medical History

diabetes (-)

hypertension (-)

Family History

갑상선질환 : 할아버지, 아버지, 조카가 갑상선 문제가 있다고 들었으나 진단 명은 알지 못함.

diabetes (-)

hypertension (-)

malignancy (-)

hepatitis (-)

Social History

occupation : 아연도금업

alcohol : 소주1.5병, 주 1회

smoking : current smoker , 10 pack-years

Review of Systems

Head / Eyes / ENT

headache (-)	blindness (-)
visual disturbance (-)	eye injection (-)
hearing disturbance (-)	

Respiratory

dyspnea (-)	hemoptysis (-)
cough (-)	

Cardiovascular

chest pain (-)	palpitation (-)
orthopnea (-)	dyspnea on exertion (-)

Neurologic

seizure (-)	cognitive dysfunction (-)
psychosis (-)	motor change (-)

Skin

purpura (-)	erythema (-)

Physical Examination

height 173.4 cm, weight 50.9 kg , body mass index 16.9 kg/m^2

Vital signs

BP 130/69 mmHg - HR 100/min - RR 20/min - BT 36℃

General appearance

acutely ill-looking	alert and oriented to time, place, and person

Skin

skin turgor : normal	ecchymosis (-)
rash (-)	purpura (-)

Head/Eyes/ENT

protruded eyeball (+)	pinkish conjunctiva (-)
icteric sclera (+)	diffuse goiter (+)

Chest

symmetric expansion without retraction	clear breath sounds without crackle

Heart

regular rhythm	normal heart sounds without murmur

Abdomen

soft & flat	increased bowel sounds
tenderness (-)	rebound tenderness (-)

Neurologic

motor weakness (-)	sensory disturbance (-)
gait disturbance (-)	neck stiffness (-)

Initial Laboratory Data

CBC

WBC (4,000~10,000/mm³)	7,300	Hb (13~17 g/dL)	6.4
WBC differential count	neutrophil 18.9% lymphocyte 68.8%	platelet (150~350 × 10³/mm³)	306

Chemical & Electrolyte battery

Ca (8.3~10 mg/dL) P (2.5~4.5 mg/dL)	9.0 7.7	glucose (70~110 mg/dL)	120
protein (6~8 g/dL) albumin (3.3~5.2 g/dL)	4.3 2.1	aspartate aminotransferase (AST) (~40 IU/L)/ alanine aminotransferase (ALT) (~40 IU/L)	39 52
alkaline phosphatase (ALP) (40~120 IU/L)	140	gamma-glutamyl transpeptidase (r-GT) (11~63 IU/L)	20
total bilirubin (0.2~1.2 mg/dL)	32.4	direct bilirubin (~0.5 mg/dL)	20.4
BUN (10~26 mg/dL)/ Cr (0.7~1.4 mg/dL)	60	estimated GFR (≥ 60 mL/min/1.7m2)	66
C-reactive protein (~0.6 mg/dL)	0.2		
Na (135~145 mmol/L) K (3.5~5.5 mmol/L) Cl (98~110 mmol/L)	139 3.5 110	total CO_2 (24~31 mmol/L)	16.9

Coagulation battery

prothrombin time (PT) (70~140 %)	84.8%	PT(INR) (0.8~1.3)	1.09
activated partial thromboplastin time (aPTT) (25~35 sec)	35.0 sec		

Urinalysis

specific gravity (1.005~1.03)	1.015	pH (4.5~8)	5.0
albumin (trace)	(-)	glucose (-)	(-)
ketone (-)	(-)	urobilinogen (-)	(+)
occult blood (-)	(+++)	nitrite (-)	(-)
WBC (-)	(+)		

Thyroid function test and autoantibody (내원 20일 전)

T3 (98~180 ng/dL)	150 ng/dL	TSH (0.4~5 um/mL)	0.04 ug/mL
free T4 (0.8~1.9 ng/dL)	2.8 ng/dL		

이 갑상선 기능검사는 일차성 갑상선 기능 항진증을 가리키며 그레이브 병으로 진단할 수 있다.

Chest X-ray

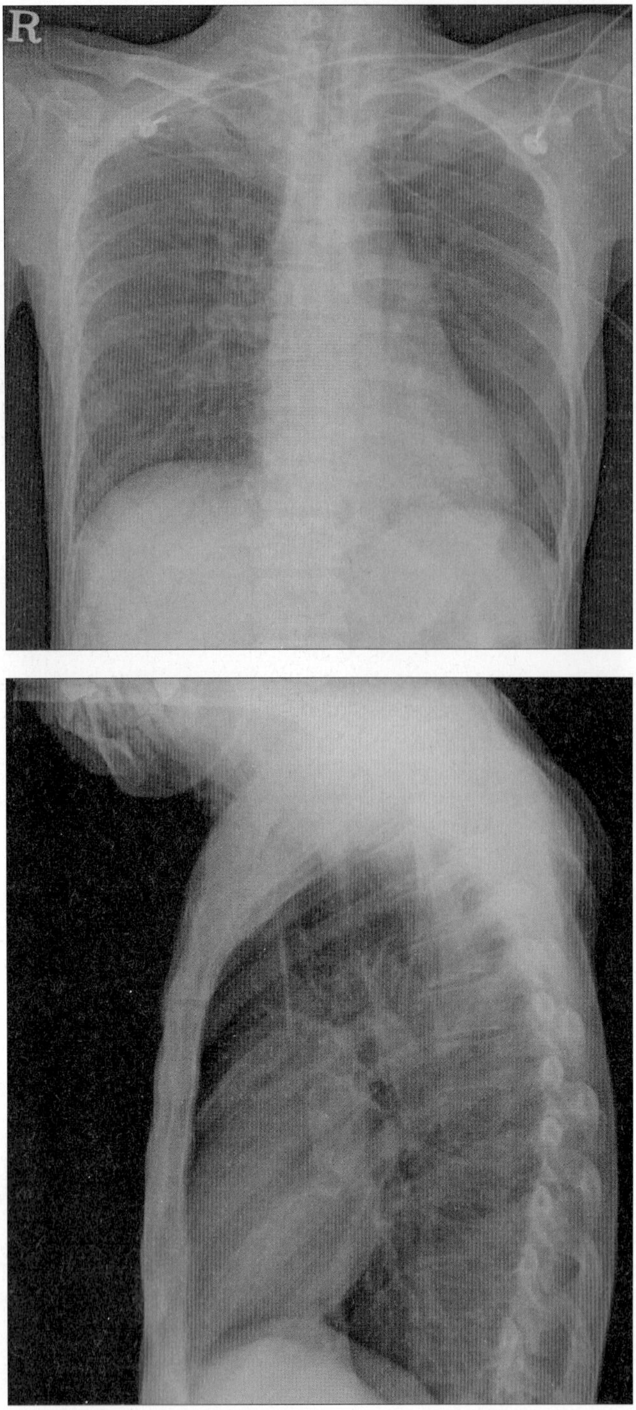

Chest X-ray 상 이상소견은 보이지 않는다.

Initial Problem List

#1 Anemia due to duodenal ulcer bleeding,
s/p Endoscopic epinephrine injection

#2 Graves' disease

#3 Recent acute hepatitis A with persistent hyperbilirubinemia

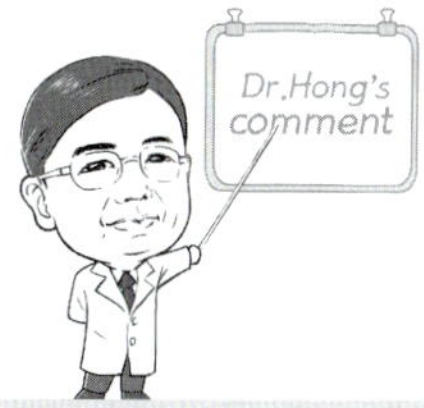

전해질 검사에서 upper normal Cl (110)와 low total CO_2 (16.9)는 mild metablic acidosis를 시사하나 문제 목록에서 간과되었다.

Assessment and Plan

#1 Anemia due to duodenal ulcer bleeding, s/p Endoscopic epinephrine injection	
A)	Successful hemostasis
P)	• NPO 유지 • Intravenous proton pump inhibitor • Keep hydration • *Helicobacter pylori* IgG antibody and urea breath test

#2 Graves' disease	
A)	Uncontrolled hyperthyroid state
P)	• NPO 및 십이지장궤양 출혈 때문에 당분간 경구 propranolol 중단 • 식이 가능해지면 내분비내과 협진 보아서 medication • Thyroid function test and autoantibody follow up

#3 Acute hepatitis A with persistent hyperbilirubinemia	
A)	• Acute hepatitis with cholestasis • Elevated total bilirubin due to combined duodenal bleeding • Coexisting cholangitis, less likely
P)	• Monitor PT and serum bilirubin level • Vitamin K replacement • Intravenous dextrose water

Acute hepatitis A환자의 30%에서 황달이 발생하는데 total bilirubin이 대부분 10 mg/dL를 넘지 않고 2주 이내에 peak에 도달한 후 호전된다. 그러나 일부에서 cholestasis가 발생하여 10 mg/dL 이상의 hyperbilirubinemia가 지속되나 이 경우 역시 대개 sequelae 없이 호전되므로 supportive care를 지속한다.

Hospital Day 1

#1 Anemia due to duodenal ulcer bleeding, s/p Endoscopic epinephrine injection	
S)	검은 변이나 혈변은 더 이상 없습니다.
O)	• V/S : BP 130/70 mmHg, HR 120/min, RR 20/min, BP 36.8℃ • Stool color : no melena or hematochezia
A)	Duodenal ulcer bleeding, no more active bleeding
P)	• Intravenous proton pump inhibitor 지속 • 식이시작 고려

#2 Graves' disease	
S)	덥습니다. 가슴도 쿵쾅쿵쾅 뛰는 것 같구요.
O)	• HR 120/min • Diarrhea 5회/day
A)	Graves' disease off medication
P)	빈맥과 심계항진이 지속되기 때문에 propranolol 재복용 고려

#3 Acute hepatitis A	
S)	속이 미식미식해요. 토할 것 같아요. 식사는 안 하지만 밥맛도 없습니다.
O)	• AST/ALT : 57/53 IU/L • ALP : 131 IU/L • Total bilirubin: 35.1 mg/dL • PT : 84.8%
A)	• Acute hepatitis A with persistent hyperbilirubinemia • Preserved synthetic function of the liver
P)	• Follow serum ASL/ALT and bilirubin level • Supportive care

New #4 Prerenal azotemia	
S)	소변은 잘 나오고 있습니다. 식사는 잘 못합니다.
O)	• I/O : 3,500 mL/ 3,000 mL • Chest X-ray : no pulmonary congestion • Lab : BUN/Cr 79/2.3 mg/dL • FeNa : 0.2%
A)	• Prerenal azotemia due to duodenal ulcer bleeding and dehydration • Nonoliguric acute tubular necrosis (ATN)
P)	• IV hydration 유지 • Follow serum creatinine and electrolyte

New #5 Hypokalemia		
	S)	구역질이 나고 설사가 잦습니다.
	O)	• Serum K : 2.8 mmol/L • Transtubular K gradient (TTKG): 14.3 • Total CO2 : 11.0 mmol/L
	A)	Hypokalemia d/t diarrhea and volume contraction
	P)	• Loperamide 쓰면서 설사 조절 • Hydration • Serum magnesium level 검사 • Azotemia 있으므로 serum K level 확인하면서 조심스럽게 • potassium replacement

Updated Problem List

#1 Anemia due to duodenal ulcer bleeding,
s/p Endoscopic epinephrine injection
#2 Graves' disease
#3 Recent acute hepatitis A with persistent hyperbilirubinemia
#4 Pre-renal azotemia due to #1
#5 Hypokalemia due to diarrhea associated with #1

Hospital Day 8

<table>
<tr><td colspan="3">#2 Graves' disease
#5 Hypokalemia</td></tr>
<tr><td></td><td>S)</td><td>자꾸 토합니다.
설사도 멈추지 않고요.
심장도 쿵쾅쿵쾅 뛰고, 힘들어요.
시간이 지나면서 점점 증상이 나빠지는 것 같습니다.</td></tr>
<tr><td></td><td>O)</td><td>• BP 75/40 mmHg, HR 130/min, RR 18/min , BT 37.0℃ ,
• Diarrhea : 5회/day에서 10회/day로 증가
• Vomiting : 2회/day에서 10회/day로 증가
• Serum electrolyte 결과 : K^+3.4 mmol/L
• Throid function test :
- T3 : 160 ng/dL
- TSH : 0.04 mu/mL
- free T4 : 3.1 ng/dL</td></tr>
<tr><td></td><td>A)</td><td>Thyroid storm due to uncontrolled Graves' disease</td></tr>
<tr><td></td><td>P)</td><td>• Start propylthiouracil
• Propranolol 증량
• Give Lugol's solution
• Check vital sign frequently
• Repeat thyroid function test
• Consult with endocrinology for management of thyrotoxicosis</td></tr>
</table>

Criteria of thyroid strom

다음 reference를 찾아보면 thyroid storm의 critetia가 기술되어 있으며, score가 45점을 넘으면 highly suggestive, score가 25~44점이면 thyroid storm을 support해 준다고 기술되어 있다.
이 환자는 score가 60점으로 thyroid storm으로 볼 수 있다.

[Endocrinol Metab Clin North Am 1993; 22:263]

Treatment of thyrotoxic crisis

1. IV fluids with corticosteroids
2. Propylthiouracil 100mg every 6 hours by mouth or L-tube.
3. Potassium iodide by mouth to block the release of thyroid hormone
4. Propranolol 2~5mg IV every 4 hours

[NEJM volume 330:1731-1738]

Hypokalemia in hyperthyroidism
Beta2 sympathomimetics효과가 있는 medication 하면 serum potassium의 감소가 발생하는데, hyperthyroidism 환자에서도 마찬가지 효과가 발생할 수 있으며 hyperthyroidism이 있는 성인에서 일반적으로 hypokalemia가 관찰된다.

Updated Problem List

#1 Anemia due to duodenal ulcer bleeding,
s/p Endoscopic epinephrine injection
#2 Graves' disease ➡ Thyroid storm
#3 Recent acute hepatitis A with persistent hyperbilirubinemia
#4 Pre-renal azotemia due to #1 and #2
#5 Hypokalemia due to diarrhea associated with ➡ #1 & #2

Hospital Day 15

#2. Graves' disease → Thyroid storm		
	S)	이젠 설사도 안하고요. 토하지도 않습니다. 가슴도 쿵쾅거리지 않습니다.
	O)	• Vital sign : BP 100/60 mmHg, HR 61/min, RR 20/min, BT 36.8 ℃ • No more diarrhea, no more vomiting • Serum K : 3.6mmol/L • T3 : 76.5 ng/dL • TSH 0.04 mU/mL • Free T4 : 1.3 ng/dL
	A)	Thyroid storm, improved
	P)	• Propranolol, methimazole 유지 • 내분비내과 외래 추적관찰 및 방사선동위원소 치료 고려

Clinical Course

과거 Graves' disease를 진단받고 medication을 하고 있던 환자이다. 최근 구토 및 설사 횟수 증가하면서 빈맥이 지속되는 상황이었고, 십이지장 궤양 출혈 및 탈수로 인한 azotemia가 진행했던 환자였다.

구토, 설사 횟수 증가 등의 증상은 십이지장 궤양 출혈과 관련된 소화기 증상으로 판단하여 대증적인 치료만을 하였으나 호전되지 않았고, 빈맥은 출혈 및 구토, 설사로 인한 탈수가 동반된 상황을 고려하여서 탈수로 인하여 나타나는 증후로 오판하였다.

그러나 증상 지속되면서 환자의 전신 상태는 더욱 악화되고 저칼륨혈증이 교정되지 않는 추세를 보였다. 이에 뒤늦게 증상과 함께 갑상선기능 검사를 종합하여 갑상선 중독증으로 진단하였던 증례이다.

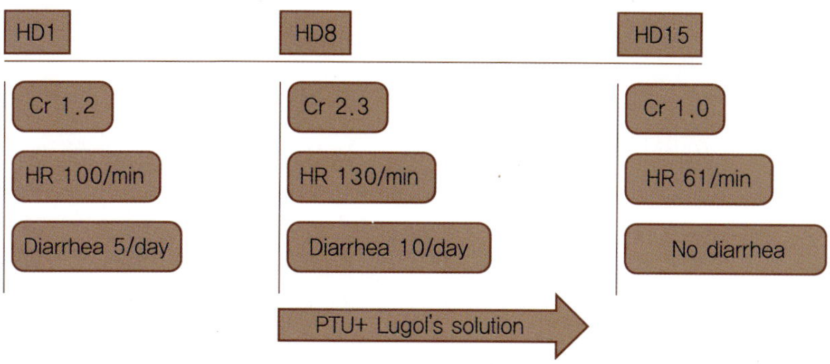

Lesson of the case

이 환자는 그레이브스병이 있다가 십이지장 궤양 출혈 및 급성 A형 간염과 같은 요인에 의해 갑상성 중독증이 합병했다. 갑상선 중독증은 임상의가 이를 의심할 수 있는 능력을 가져야 하고, 즉시 치료를 해야 하는 medical emergency이다.

CASE 30 3주 전 시작된 하지 부종을 주소로 내원한 23세 여자

Chief Complaints

Lower leg edema with itching sense, started 3 weeks ago

Present Illness

1개월 전 콧물과 코막힘이 발생하여 한의원에서 비염으로 진단받고 약 2주간 한약을 복용하였다. 한약복용 후 콧물, 코막힘은 호전되었으나 한약 복용 1주째부터 양하지에 가려움증을 동반한 발진 및 부종이 생겼다. 하지부종은 점점 진행하여 약 2주만에 몸무게가 6 kg 정도 증가하였다.

4일 전 양측하지부종, 가려움증 및 저림감 지속되어 본원 응급실을 방문하였다. 응급실에서 시행한 검사상 eosinophil 48.2%(9024/mm^3)로 eosinophilia and edema due to herb medication으로 판단하고 알레르기 내과로 의뢰되었고 추가 검사 및 진단을 위해 입원하였다.

Past History

rhinitis (+)
asthma (-)
atopy (-)
herb medication : 내원 1개월 전부터 2주간 한약 복용함.
생식력/여행력 (-/-)
diabetes (-)
hypertension (-)
hepatitis (-)
tuberculosis (-)
3년 전 major depressive disorder로 2개월간 투약 후 중단.
(paroxetine, diazepam, zolpidem, trazodone) 이후 증상없이 지냈음.

Family History

diabetes (-)
hypertension (-)
hepatitis (-)
tuberculosis (-)
malignancy (-)

Social History

occupation : 대학생
alcohol : 맥주 500 mL/week
smoking : 1개피/day for 1 year, 1년전 금연
residence : 서울 강동구
marital status : 미혼

Review of Systems

General

fever (-)	easy fatiguability (+)
chills (-)	night sweating (-)
sleep disturbance (-)	

Head/eye/ENT

headache (+) - both parietal area, throbbing, intermittent	
visual disturbance (-)	eye injection (-)
hearing disturbance (-)	oral ulcer (-)
dry eyes (-)	dry mouth (-)
rhinorrhea (-)	sore throat (-)
photosensitivity (-)	

Respiratory

dyspnea (-)	hemoptysis (-)
cough (-)	sputum (-)

Cardiovascular

chest pain (-)	palpitation (-)
orthopnea (-)	dyspnea on exertion (-)
Raynaud phenomenon (-)	

Gastrointestinal

anorexia (-)	dyspepsia (-)
nausea (-)	vomiting (-)
diarrhea (-)	abdominal pain (-)

Genitourinary

flank pain (-)	gross hematuria (-)
genital ulcer (-)	

Neurologic

seizure (-)	cognitive dysfunction (-)
psychosis (-)	motor
sensory change (-)	

Musculoskeletal system

arthralgia (-)	myalgia (-)
back pain (-)	muscle pain (-)
morning stiffness (-)	

Skin

purpura (-)	erythema (-)

Physical Examination

height 155.9 cm, weight 57.5 kg, body mass index 23.7 kg/m^2

Vital Sign

BP 125/73 mmHg - HR 96/min - RR 18/min - BT 37℃

General appearance

healthy looking appearance	alert mental status
well oriented	

Head / eyes / ENT

clear sclera	pinkish conjunctivae
palpable lymph node (-)	tonsilar hypertrophy (-)
pharyngeal injection (-)	neck vein distension

Chest

symmetric expansion without retraction	tenderness on chest wall (-)
clearbreath sounds without crackle nor wheezing	

Heart

regular rhythm	normal sounds without murmur

Abdomen

soft & flat	normoactive bowel sound
tenderness (-)	rebound tenderness (-)

Skin

skin turgor : normal	ecchymosis (-)
rash (-)	purpura (-)

Back and Extremities

both lower extremities lesion :

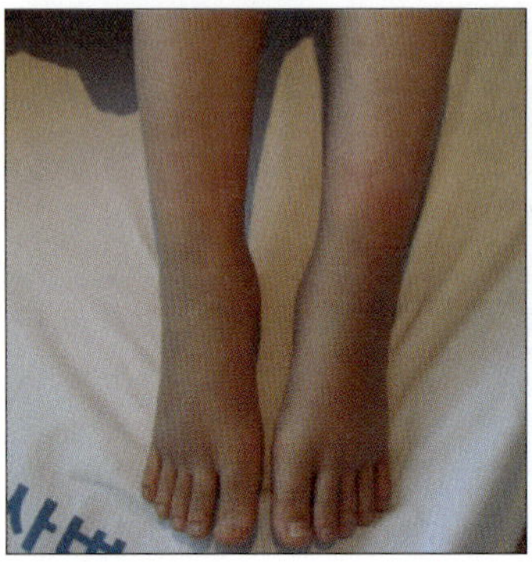
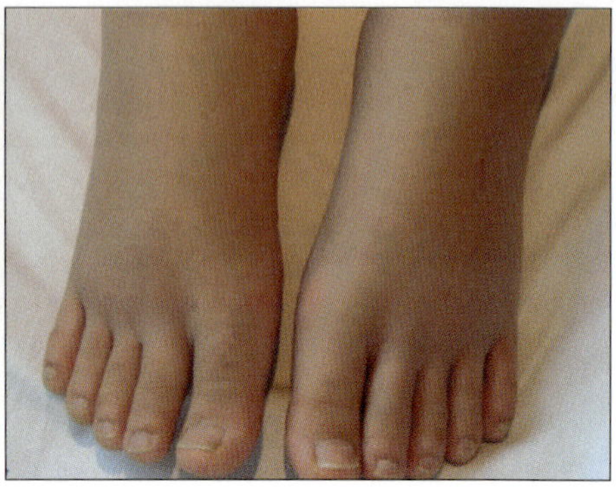

non-pitting edema (+/+) : nontender, slightly warm

multiple faint erythematous to brownish patches on the both lower legs and feet

Initial Laboratory Data

CBC

WBC (4,000~10,000/mm³)	31,000	Hb (13~17 g/dL)	13.1
WBC differential	eosinophil 57%	platelet (150~350 × 10³/mm³)	290

Chemical & Electrolyte battery

Ca (8.3~10 mg/dL) P (2.5~4.5 mg/dL)	8.8 4.5	glucose (70~110 mg/dL)	96
protein (6~8 g/dL) albumin (3.3~5.2 g/dL)	6.6 4.1	aspartate aminotransferase (~40 IU/L) /alanine aminotransferase (~40 IU/L)	21/16
alkaline phosphatase (ALP) (40~120 IU/L)	41	gamma-glutamyltranspeptidase (11~63 IU/L)	
total bilirubin (0.2~1.2 mg/dL)	1.1	direct bilirubin (~0.5 mg/dL)	
BUN (10~26 mg/dL) Cr (0.7~1.4 mg/dL)	23 0.9	estimated GFR (≥ 60 mL/min/1.7m²)	90
C-reactive protein (~0.6 mg/dL)	10.6	erythrocyte sedimentation rate (0~20 mm/hr)	
Na (135~145 mmol/L) K (3.5~5.5 mmol/L) Cl (98~110 mmol/L)	142 4.0 105	total CO_2 (24~31 mmol/L)	

Coagulation battery

prothrombin time (PT) (INR) (0.8~1.3)	1.20	activated partial thromboplastin time (aPTT) (25~35 sec)	25.5

Routine urinalysis micro

specific gravity (1.005~1.03)	1.02	pH (4.5~8)	6.0
albumin(trace)	(-)	glucose (-)	(-)
ketone (-)	(-)	bilirubin (-)	
occult blood (-)	(-)	nitrite (-)	(-)
WBC (-)	(+)		

Viral marker

HBsAg	(-)	HBsAb	(+)
Anti-HCV Ab	(-)		

Radiologic Finding

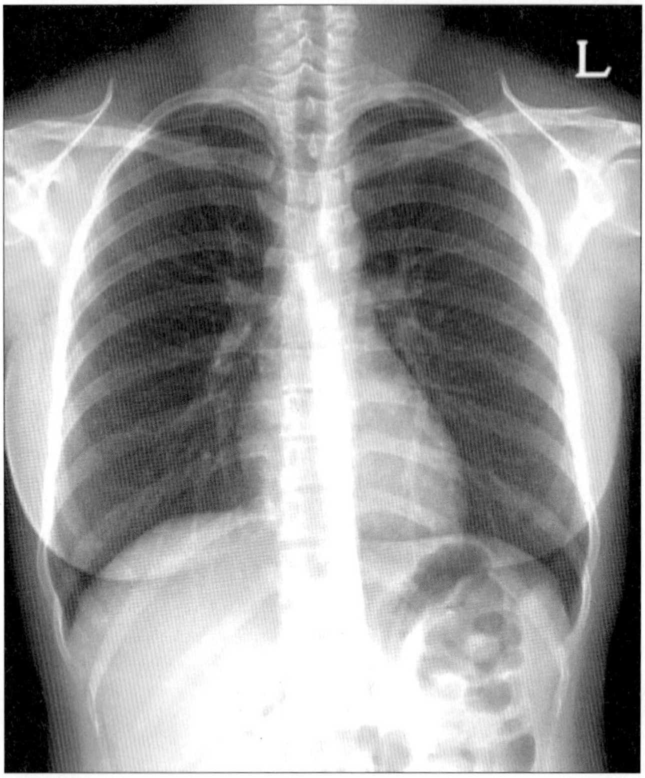

입원 당시 chest X-ray로 lung parenchyme에 active lung lesion은 관찰되지 않는다.

Initial Problem list

#1 Both lower extremity edema and itching sense
#2 Multiple faint erythematous rash on the lower legs
#3 Marked eosinophilia
#4 h/o Herb medication
#5 Headache

Assessment and Plan

<table>
<tr><td colspan="3">#1 Both lower extremity edema and itching sense
#2 Multiple faint erythematous rash on the lower legs
#3 Marked eosinophilia
#5 Headache</td></tr>
<tr><td></td><td>A)</td><td>• Hypereosinophilic syndrome (HES)
• Episodic angioedema with eosinophilia (EAE)
• Eosinophilia d/t parasite infection
• Chronic eosinophilic leukemia</td></tr>
<tr><td></td><td>P)</td><td>• Diagnostic plan :
- peripheral blood smear, bone marrow biopsy & aspiration
- immunoglobulin subtype
- routine stool exam
- parasite antibody test: toxocara, clonorchissinensis, paragonimuswestermani, cysticercus, sparganum skin prick test, total IgE
- eosinophilic involvement of specific organ 확인
- brain MRI, Nerve conduction velocity
- 2D-echocardiogram
- Chest CT, abdomino-pelvicCT
• Therapeutic plan :
- antihistamine
- intravenous steroid 여부는 bone marrow biopsy 및
- 다른 검사 결과 확인 후 고려</td></tr>
</table>

<table>
<tr><td colspan="3">#1 Both lower extremity edema and itching sense
#2 Multiple faint erythematous rash on the lower legs
#3 Marked eosinophilia
#4 h/o Herb medication</td></tr>
<tr><td></td><td>A)</td><td>Eosinophilia due to herb medication</td></tr>
<tr><td></td><td>P)</td><td>이전의 검사 결과 확인</td></tr>
</table>

#5 Headache		
	A)	• Migraine • Eosinophilic involvement of central nervous system
	P)	현재는 headache 없으나 brain MR 확인. 이상 없으면 migraine으로 assess하고 증상 발현시 신경과 진료

Hospital Day 1

#1 Both lower extremity edema and itching sense #2 Multiple faint erythematous rash on the lower legs #3 Marked eosinophilia #4 h/o Herb medication #5 Headache		
	S)	골수검사 한 곳이 많이 아파요. 머리 아픈것은 이제 괜찮아요.
	O)	• Bone marrow aspiration : marked eosinophilia • Toxocara antibody : negative • Total IgE : 24.9 KU/L • C3 105.0 mg/dL, C4 23.4 mg/dL • Immunoglobulin subtype • IgG 1000.0 mg/dL (700~1600) • IgA 247.0 mg/dL (70~400) • IgM 87.9 mg/dL (40~230) • IgD 0.5 mg/dL (0.44~8.06) • IgE 12.8 mg/dL (0~378) • Chest CT : within normal limit • Abdomino-pelvic CT : within normal limit • Brain MRI : within normal limit • Nerve conduction velocity : within normal limit • 2D-echocardiogram : within normal limit
	A)	Hypereosinophilic syndrome (HES), most likely
	P)	• Methypredinisolone 1 mg/kg 시작 • Bone marrow biopsy, skin biopsy, parasite lab 최종 결과 확인

Hospital Day 3

#1 Both lower extremity edema and itching sense
#2 Multiple faint erythematous rash on the lower legs
#3 Marked eosinophilia
#4 h/o Herb medication
#5 Headache

	S)	다리 붓기가 많이 빠졌어요.
	O)	• WBC 8,600/mm³ eosinophil 80/mm³ • Body weight 57.5 kg → 55.0 kg
	A)	• Hypereosinophilic syndrome (HES), more likely • Episodic angioedema with eosinophilia, probable
	P)	• 경구 predinisolone 1 mg/kg 유지하며 discharge • 2주 후 OPD follow up

Outpatient Clinic

	S)	다리 부은것은 다 좋아졌어요. 이전 몸무게로 돌아왔어요. 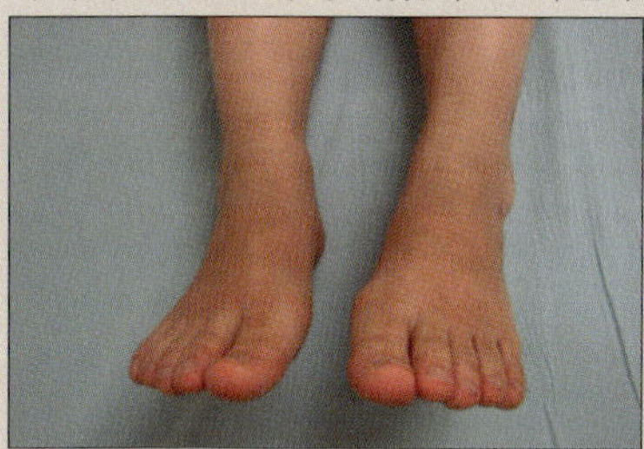 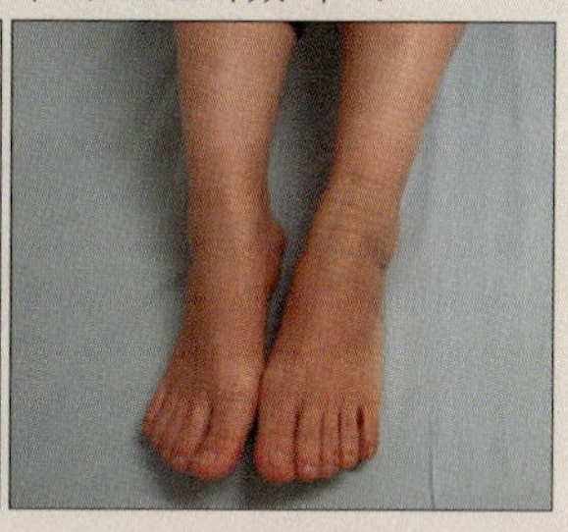
	O)	• Predinisolone 1 mg/kg 2주 복용 • Parasite antibody : all negative • Bone marrowbiopsy : reactive eosinophilia, marked myeloblasts 0.6 % eosinophilic, promyelocytes 2.2 % promyelocytes 0.9 % eosinophilic, myelocytes 8.0 % myelocytes 3.2 % eosinophilic, metamyelocytes 7.3 % metamyelocytes 2.6 % eosinophilic, band forms 11.4 % band forms 3.7 % eosinophilic, segmented forms 31.0 % • Skin biopsy : superficial perivascular and mononuclear cell infiltration with increased eosinophilia : 이 소견만으로는 확정적 진단 어려움.

O)	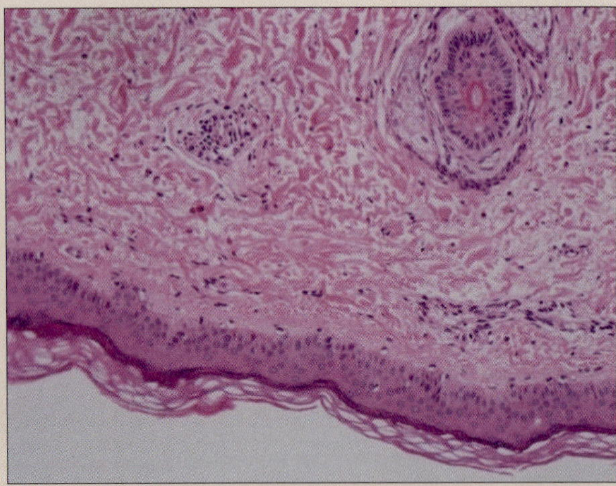 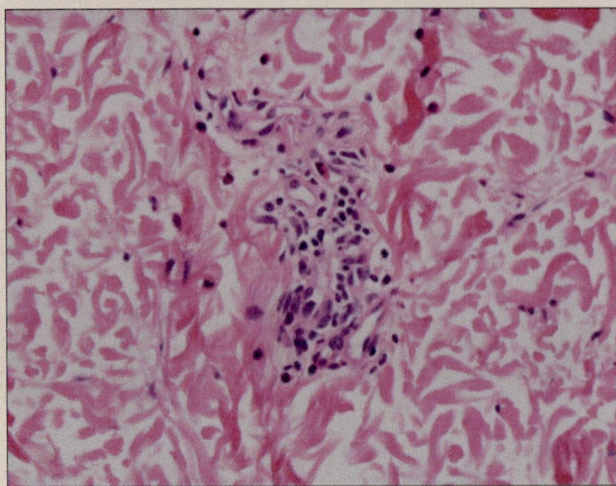
A)	• Hypereosinophilic syndrome (HES), more likely • Episodic angioedema with eosinophilia
P)	• 경구 predinisolone 30 mg/day for 2 weeks • 2 주 후 CBC, eosinophil count follow up

Updated Problem List

#1 Both lower extremity edema and itching sense ➡
Hypereosinophilic syndrome, more likely
#2 Multiple faint erythematous rash on the lower legs ➡ #1
#3 Marked eosinophilia ➡ #1
#4 h/o Herb medication
#5 Headache ➡ Migraine

Lessonof the case

Eosinophilia로 manifestation하는 질환을 감별하기 위해서는 history taking이 가장 중요하다. 본 환자에서는 herb medication에 의한 eosinophilia 및 hypereosinophilic syndrome인지 episodic angioedema with eosinophilia인지 아직 감별할 수 없으나 차후 환자를 follow up하면서 두 질환의 감별진단을 시도해 볼 수 있을 것이다.

CASE 31 50일 전 발견된 eosinophilia로 내원한 18세 여자

Chief Complaints

eosinophilia, detected 50 days ago

Present Illness

3개월 전 좌측 발목에 가려움증을 동반한 erythematous papules이 발생하여 한의원에서 한약을 복용하였다. 한약을 복용하는 동안 피부병변은 호전되었으나 한약을 끊으면 다시 악화되었다. 이후 피부과에서 접촉성 피부염이라 듣고 투약하였으나 호전과 악화를 반복하였고 이후 피부병변이 전신으로 진행하면서 전신부종이 생겼다.

2개월 전 37.8℃의 열, 양측 고관절부위통증이 발생하여 OO병원 류마티스내과를 방문하였다. 그곳에서 진통제 투여 후 고관절통증은 호전되었고, 검사상 류마티스 및 감염질환의 가능성은 낮다고 들었다. 하지부종에 대해서는 신장에는 이상 없다고 들었다.

그러나 미열, 전신부종(주로 얼굴 및 양측하지) 및 피부병변이 낫지 않아 50일 전 ΔΔ병원에 입원하였다. 검사상 parasite antibodies는 음성이었고 eosinophilia가 확인되었다. Bone marrow biopsy는 시행하지 않았으나 hypereosinophilic syndrome으로 생각하고 steroid와 albendazole을 복용하였다. 그 병원 입원 중 밤중에 숨이 찬 일이 있었고 코가 목안으로 넘어가서 불편했다고 한다. 약물치료 후 eosinophil은 감소하였다.

ΔΔ병원에서 퇴원한 후 외래에서 시행한 검사상 eosinophil은 더 감소하였으나 피부병변이 지속되어 본원으로 전원되었다. 내원시에는 얼굴과 양측하지의 부종은 호전된 상태였다.

〈 Associated symptoms 〉

- postnasal drip (+)
- nocturnal dyspnea (+) - ΔΔ병원입원당시
  abdominal pain (+) - right upper quadrant, ΔΔ병원입원당시
- peripheral tingling sense (-)
- OO 병원검사결과 :
  rheumatoid factor (RF) : (-)
  fluorescent antinuclear antibody (FANA) : (-)
  anti - cycliccitrullinated peptide antibody (anti - CCP Ab) : (-)
- ΔΔ병원검사결과 : eosinophil count ($/mm^3$)
  4,550 (7주 전) → 3,480 (6주 전) → 5,180 (5주 전) → 1,420 (3주 전)

Past History

Allergic disease :
rhinitis (-)
asthma (-)
atopy (-)
Herb medication : 3개월 전부터 1개월간 한약 복용함.
2주 전부터 약 2주간 약초물 마심.
생식력 (-)
여행력 (-)
diabetes (-)
hypertension (-)
hepatitis (-)
tuberculosis (-)

Family History

diabetes (-)
hypertension (-)
hepatitis (-)
tuberculosis (-)
malignancy (-)

Social History

occupation : 고등학생
alcohol : (-)
smoking : never - smoker
residence : 제주도 제주시

Review of Systems

Head / Eyes / ENT

fever (-)	easy fatiguability (+)
chills (-)	night sweating (-)
sleep disturbance (-)	

HEENT

headache (-)	visual disturbance (-)
eye injection (-)	hearing disturbance (-)
oral ulcer (-)	dry eyes (-)
dry mouth (-)	rhinorrhea (-)
sore throat (-)	photosensitivity (-)

Respiratory

sputum (-)	hemoptysis (-)
cough (-)	

Cardiovascular

chest pain (-)	palpitation (-)
nocturnal dyspnea (+)	dyspnea on exertion (-)
Raynaud phenomenon (-)	

Gastrointestinal

anorexia (-)	dyspepsia (-)
nausea (-)	vomiting (-)
diarrhea (-)	abdominal pain (-)

Genitourinary

flank pain (-)	gross hematuria (-)
genital ulcer (-)	

Neurologic

seizure (-)	cognitive dysfunction (-)
psychosis (-)	motor change (-)

Musculoskeletal

arthralgia (-)	myalgia (-)
back pain (-)	muscle pain (-)
morning stiffness (-)	

Physical Examination

height 163.4 cm, weight 51.3 kg, body mass index 20 kg/m^2

Vital Signs

BP 110/67 mmHg - PR 97/min - RR 18/min - BT 37℃

General appearance

not in acute distress	alertand oriented to time, person, place
rash on face and trunk	

HEENT

clear sclera	pinkish conjunctivae
palpable lymph node (-)	tonsilar hypertrophy (-)
pharyngeal injection (-)	neck vein engorgement (-)

Chest

symmetric expansion without retraction	tenderness on chest wall (-)
clearbreath sounds without crackle or wheezing	

Heart

regular rhythm	normal heart sounds without mrumur

Abdomen

soft & flat	normoactive bowel sound
right upper quadrant area tenderness (±)	rebound tenderness (-)

Skin

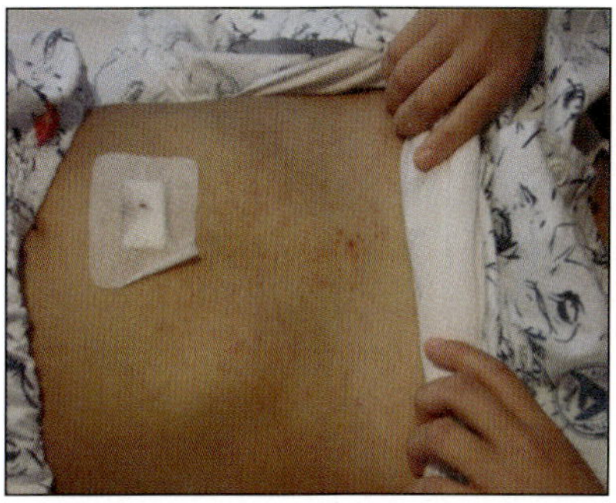
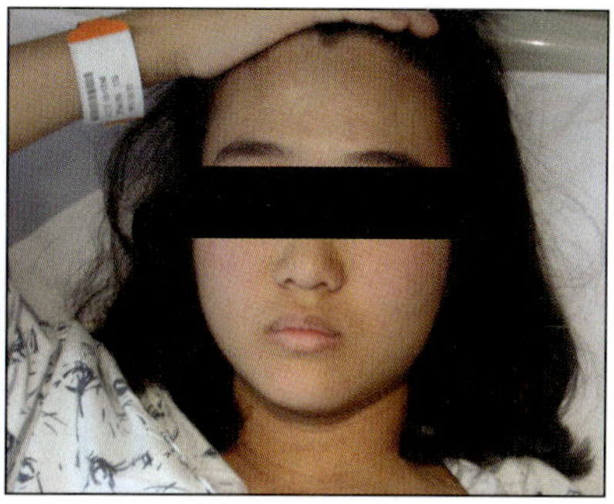

skin rash : erythematous papules involving the face and trunk	
skin turgor : normal	ecchymosis (-)
rash (+)	purpura (-)

Back and Extremities

lower extremities edema (-)	costovertebral angle tenderness (-/-)

Initial Laboratory Data

CBC

WBC (4,000~10,000/mm³)	5,700	Hb (13~17 g/dL)	10.2
WBC differential	nevtrophil 70%	platelet (150~350 × 10³/mm³)	376

Chemical & Electrolyte battery

Ca (8.3~10 mg/dL) P (2.5~4.5 mg/dL)	8.4 4.0	glucose (70~110 mg/dL)	73
protein (6~8 g/dL) albumin (3.3~5.2 g/dL)	7.2 3.7	aspartate aminotransferase (~40 IU/L)/alanine aminotransferase (~40 IU/L)	26/10
alkaline phosphatase (ALP) (40~120 IU/L)	67	total bilirubin (0.2~1.2 mg/dL)	0.7
BUN (10~26 mg/dL) Cr (0.7~1.4 mg/dL)	9 0.6	C-reactive protein (1~0.6 mg/dL)	10.6
Na (135~145 mmol/L) K (3.5~5.5 mmol/L) Cl (98~110 mmol/L)	143 4.0 107	total CO_2 (24~31 mmol/L)	

Coagulation battery

prothrmobin time (PT)(INR) (0.8~1.3)	1.13	activatd partial thromboplastin time (aPTT) (25~35sec)	36.9

Routine Urinalysis

specific gravity (1.005~1.03)	1.02	pH (4.5~8)	5.0
albumin (trace)	(-)	glucose (-)	(-)
ketone (-)	(-)	bilirubin (-)	(-)
occult blood (-)		nitrite (-)	(-)

Viral Marker

HBsAg	(-)	HBsAb	(+)
anti-HCV Ab	(-)	HIV Ag & Ab	(-/-)

Radiologic Finding

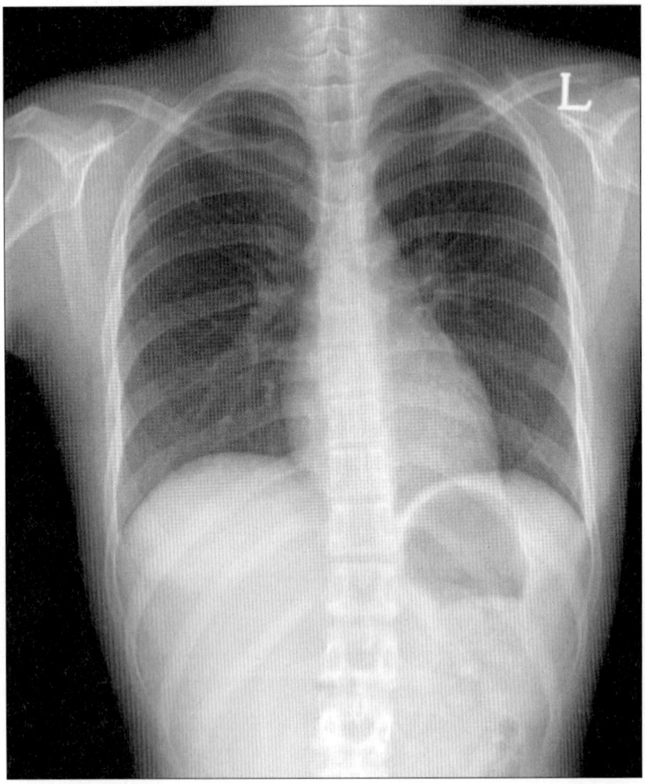

입원 당시 chest X-ray로 lung parenchyme에 active lung lesion은 관찰되지 않는다.

Initial Problem List

#1 Eosinophilia
#2 Skin rash (generalized erythematous papules)
#3 Right upper quadrant (RUQ) tenderness
#4 Nocturnal dyspnea
#5 Postnasal drip
#6 h/o Herb medication
#7 Anemia
#8 Fatigue

Assessment and Plan

<table>
<tr><td colspan="3">#1 Eosinophilia
#2 Skin rash (generalized erythematous papulopatches)
#3 RUQ tenderness
#4 Nocturnal dyspnea
#5 Postnasal drip</td></tr>
<tr><td></td><td>A)</td><td>• Churg-Strauss syndrome with organ involvement (GI, skin)
• Bronchial asthma
• Allergic rhinitis, sinusitis</td></tr>
<tr><td></td><td>P)</td><td>• Diagnostic plan:
- pulmonary function test
- methacholine provocation test,
- skin prick test
- x-ray : paranasal sinus series
- nasopharyngoscopy
- anti-neutrophil cytoplasmic antibodies (ANCA),
- peripheral blood smear
- chest CT
- abdomen and pelvis CT (organ involvement 확인 위해)
- skin biopsy
• Therapeutic plan :
- antihistamine
- diagnostic work up 시행 후 intravenous steroid 투여 고려</td></tr>
</table>

<table>
<tr><td colspan="3">#1 Eosinophilia
#2 Skin rash (generalized erythematous papules)
#6 h/o Herb medication</td></tr>
<tr><td></td><td>A)</td><td>• Eosinophilia due to parasite infection
• Eosinophilia due to herb medication
• Hypereosinophilic syndrome (HES)</td></tr>
<tr><td></td><td>P)</td><td>• Routine stool 3회 반복 검사
• Screen parasite antibodies: toxocara, clonorchissinensis, paragonimuswestermani, cysticercus, sparganum
• Immunoglobulin subtype</td></tr>
</table>

<table>
<tr><td colspan="3">#7 Anemia
#8 Fatigue</td></tr>
<tr><td></td><td>A)</td><td>Anemia of chronic disease
Iron-deficiency anema</td></tr>
<tr><td></td><td>P)</td><td>• Peripheral blood smear
• Iron level, serum ferritin, total iron binding capacity (TIBC), reticulocyte count
• CBC follow up하면서 필요 시 transfusion</td></tr>
</table>

Hospital Day 1

<table>
<tr><td colspan="3">#1 Eosinophilia
#2 Skin rash (generalized erythematous papulopatches)
#4 Nocturnal dyspnea
#5 Postnasal drip</td></tr>
<tr><td></td><td>S)</td><td>몸이 간지러워요.</td></tr>
<tr><td></td><td>O)</td><td>• Methacholine provocation test :
- positive (PC20 11.877 mg/mL)
• Pulmonary function test :
- FEV1/FVC 98, FVC 2.59 (81%), FEV1 2.53 (82%)
• Paranasal sinus series: normal
• Nasophryngoscopy : rhinitis with mucoid postnasal drip
• Skin prick test : D.f/D.p 5×5/6×5, Alternaria 3×3
• Chest CT : within normal limit
• Dermatology consult report:
- Impression) eosinophilicpustular folliculitis
hypereosinophilic syndrome
- Recommendation) skin biopsy</td></tr>
<tr><td></td><td>A)</td><td>• Churg-Strauss syndrome
• Bronchial asthma, less likely
• Allergic rhinitis, less likely</td></tr>
<tr><td></td><td>P)</td><td>• Inhaled corticosteroid, intranasal steroid
• Oral predinisolone 0.5 mg/kg, antihistamine, decongestant
• Skin biopsy 시행 및 parasite antibody 확인</td></tr>
</table>

<table>
<tr><td colspan="3">#1 Eosinophilia
#2 Skin rash (generalized erythematous papulopatches)
#6 h/o Herb medication</td></tr>
<tr><td></td><td>O)</td><td>• IgG 1,640 mg/dL (700~1600)
• IgA 299 mg/dL (70~400)
• IgM 132 mg/dL (40~230)
• IgD 2.26 mg/dL (0.44~8.06)
• IgE 465.8 mg/dL (0~378)
• C3 105 mg/dL (88~201), C4 23.4 mg/dL (16~47)
• Toxacara antibody (serum) : negative</td></tr>
<tr><td></td><td>A)</td><td>Elevated IgE level</td></tr>
<tr><td></td><td>P)</td><td>Routine stool, parasite antibody 결과 확인</td></tr>
</table>

#7 Anemia #8 Fatigue		
	O)	• TIBC 199 ug/dL • Iron 28 ug/dL • Ferritin 189.6 ng/mL • Reticulocyte 1.61%
	A)	Anemia of chronic disease
	P)	Observation

Updated Problem List

#1 Eosinophilia

#2 Skin rash (generalized erythematous papules)

#3 Right upper quadrant (RUQ) tenderness

#4 Nocturnal dyspnea

#5 Postnasal drip

#6 h/o Herb medication

#7 Anemia ➔ Anemia of chronic disease

#8 Fatigue

#9 Elevated IgE level

Hospital Day 2

#1 Eosinophilia #2 Skin rash (generalized erythematous papulopatches) #4 Nocturnal dyspnea #5 Postnasal drip #9 Elevated IgE level		
	S)	고등학생이어서 학교가야 돼요.
	O)	• Skin rash: no change • Eosinophil count : 40 /mm^3
	A)	• Churg-Strauss syndrome • Bronchial asthma, Allergic rhinitis: both, less likely
	P)	• Medication 유지하며 discharge • 2주후 외래 follow up: routine stool 및 parasite antibody, anti-neutrophil cytoplasmic antibodies 확인

After Discharge

• Skin biopsy :

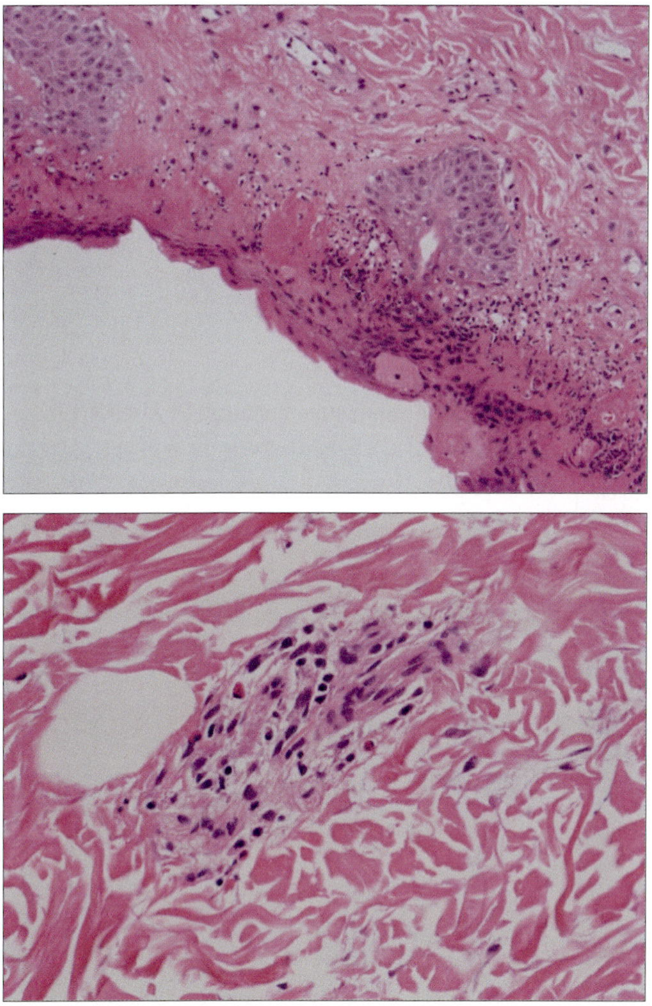

Skin biopsy 결과 perivascular lymphocytic and eosinophilic infiltration with excoriation이 관찰되고 있다.

• anti-neutrophil cytoplasmic antibodies (EIA)
• MPO-ANCA: negative
• PR3-ANCA: negative
• clonorchis Ab (-)
• paragonimus Ab (-)
• cysticercus Ab (-)
• sparganum Ab(-)
• routine stool : parasite-negative

Updated Problem List

#1 Eosinophilia ➡ Churg-Strauss syndrome
#2 Skin rash (generalized erythematous papulopatches) ➡ #1
#3 RUQ tenderness ➡ resolved
#4 Nocturnal dyspnea ➡ #1
#5 Postnasal drip ➡ #1
#6 Anemia ➡ anemia of chronic disease associated with #1
#7 Fatigue ➡ #1
#8 h/o Herb medication
#9 Elevated IgE level ➡ #1

Lesson of the case

천식증상을 보이는 환자에서 multi-organ manifestation을 보이면 Churg-Strauss syndrome을 고려해 보아야 한다. 본 환자에서는 외부병원 입원 당시 있었던 nocturnal dyspnea 및 postnasal drip의 history가 단서였다.

CASE 32 1주 전 시작된 발진으로 내원한 63세 여자

Chief Complaints

Generalited skin rish, started 1 week before admission

Present Illness

본원 혈액내과에서 본태성 혈소판증가증(Essential thrombocytosis) 진단받고 1개월 전 부터 allopruinol, anagrelide 복용하기 시작하였다.
1주 전 오른쪽 하지부터 발진이 발생하기 시작했고, 2일 전에는 입술이 부으면서 입안 점막에 수포가 생겼다. 이와 함께 목 안이 아프면서 발진이 전신으로 퍼졌다.
1일 전에는 눈이 아프고 열이 생겨 응급실 경유 입원하였다.

Past History

acute myocardial infarction : (3개월 전) percutaneous coronary intervention 시행 받음, aspirin/plavix 복용 중

hepatitis : chronic hepatitis C

pulmonary tuberculosis : 결핵약 복용 후 완치판명 받음.

diabetes (-)

hypertension (-)

Family History

둘째 여동생 : liver cirrhosis

diabetes (-)

hypertension (-)

malignancy (-)

Social History

occupation : 주부
alcohol (-)
smoking : never-smoker
marital status : 배우자 및 둘째 아들과 동거 중

Review of Systems

General

generalized edema (-)	easy fatigability (-)
weight loss (-)	febrile sense (+)
chills (-)	dizziness (-)

Skin

purpura (-)	rash (+)

HEENT

headache (-)	blurred vision (-)
hoarseness (-)	hearing disturbance (-)
visual disturbance (-)	rhinorrhea (-)
sore throat (+)	eyeball pain (+)
hair loss (-)	oral ulcer (+)

Respiratory

dyspnea (-)	hemoptysis (-)
cough (-)	sputum (-)

Cardiovascular

chest pain (-)	palpitation (-)
orthopnea (-)	dyspnea on exertion (-)

Gastrointestinal

anorexia (-)	nausea (-)
vomiting (-)	constipation (-)
diarrhea (-)	abdominal pain (-)

Genitourinary

flank pain (-)	gross hematuria (-)
genital ulcer (-)	dysuria (-)

Neurologic

seizure (-)	cognitive dysfunction (-)
psychosis (-)	motor-sensory change (-)

Musculoskeletal

Costovertebral angle tenderness (-)	tingling sense (+)
back pain (-)	muscle pain (-)
pretibial pitting edema (-)	

Physical Examination

Height 159.0 cm, weight 50.0 kg, body mass index 19.8 kg/m^2

Vital Signs

BP 120/66 mmHg - HR 69/min - RR 18/min - BT 37.4℃

General Appearance

acute ill looking	alert and oriented to time, place, and person

Skin

skin turgor : normal	ecchymosis (-)
rash : generalized, well-defined erythematous maculopapular rash, involving palm and sole, bullae (+), Nikolsky's sign (+), oromucosal involvement (+)	purpura (-)

Head / Eyes / ENT

visual field defect (-)	pinkish conjunctiva
icteric sclera (-)	palpable lymph nodes (-)

Chest

symmetric expansion without retraction	clear breath sounds without crackle

Heart

regular rhythm	normal heart sounds without mrumur

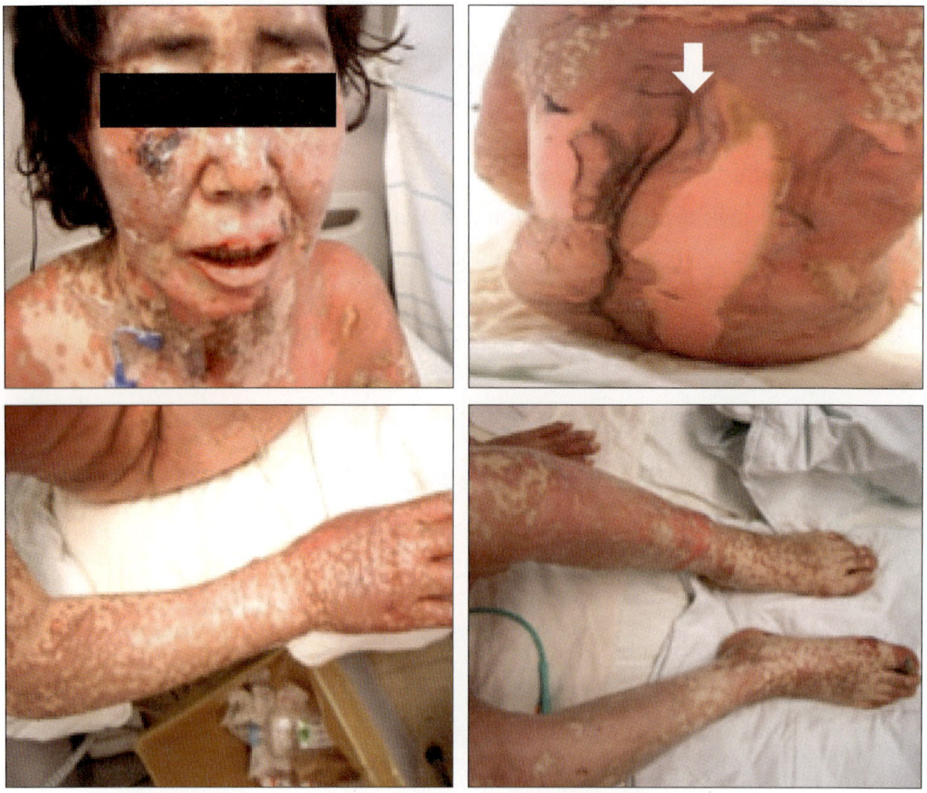

Nikolsky's sign

약간의 마찰에도 피부의 outermost layer가 벗겨질 경우 Nikolsky's sign 양성이라고 한다. 러시아 의사 Pyotr Nikolsky의 이름을 따서 명명되었으며 거의 모든 toxic epidermal necrolysis(TEN)에서 관찰된다.

〈Arch Dis. Child 79 (3): 290〉

Abdomen

soft & flat	normoactive bowel sound
tenderness (-)	rebound tenderness (-)

Neurology

motor weakness (-)	sensory disturbance (-)
gait disturbance (-)	neck stiffness (-)

Initial Laboratory Data

CBC

WBC ($4,000 \sim 10,000/mm^3$)	10,200	Hb (13~17 g/dL)	11.6
WBC differential count	neutrophil 90.8 %, lymphocyte 5.9 %, monocyte 2.9 %	platelet ($150 \sim 350 \times 10^3/mm^3$)	490

Chemical & Electrolyte battery

Ca (8.3~10 mg/dL) P (2.5~4.5 mg/dL)	8.0 4.6	glucose (70~110 mg/dL)	120
protein (6~8 g/dL) albumin (3.3~5.2 g/dL)	6.2 3.4	aspartate aminotransferase (AST) (~40 IU/L) /alanine aminotransferase (ALT) (~40 IU/L)	97/107
alkaline phosphatase (ALP) (40~120 IU/L)	137	gamma-glutamyltranspeptidase (r-GT) (11~63 IU/L)	54
total bilirubin (0.2~1.2 mg/dL)	0.6	direct bilirubin (~0.5mg/dL)	0.1
BUN(10~26 mg/dL) Cr (0.7~1.4 mg/dL)	20 1.1	estimated GFR (≥ 60 $mL/min/1.7m^2$)	90
C-reactive protein (~0.6 mg/dL)	10.4	cholesterol (~199 mg/dL)	100
Na (135~145 mmol/L) K (3.5~5.5 mmol/L) Cl (98~110 mmol/L)	130 5.5 100	total CO_2 (24~31 mmol/L)	15.7
ABGA : pH 7.40, PaO_2 79 mmHg, $PaCO_2$ 32 mmHg, HCO_3- 20 mEq/L, SaO_2 96%			

Coagulation battery

prothrombin time (PT) (70~140 %)	82.1	PT(INR) (0.8~1.3)	1.11
activated partial thromboplastin time (aPTT) (25~35 sec)	50.8		

Urinalysis

specific gravity (1.005~1.03)	1.020	pH (4.5~8)	5.0
albumin (trace)	(-)	glucose (-)	(-)
ketone (-)	(-)	bilirubin (-)	(-)
occult blood (-)	(-)	nitrite (-)	(-)
urobilinogen (-)	(-)	WBC (-)	(-)

Chest X-ray

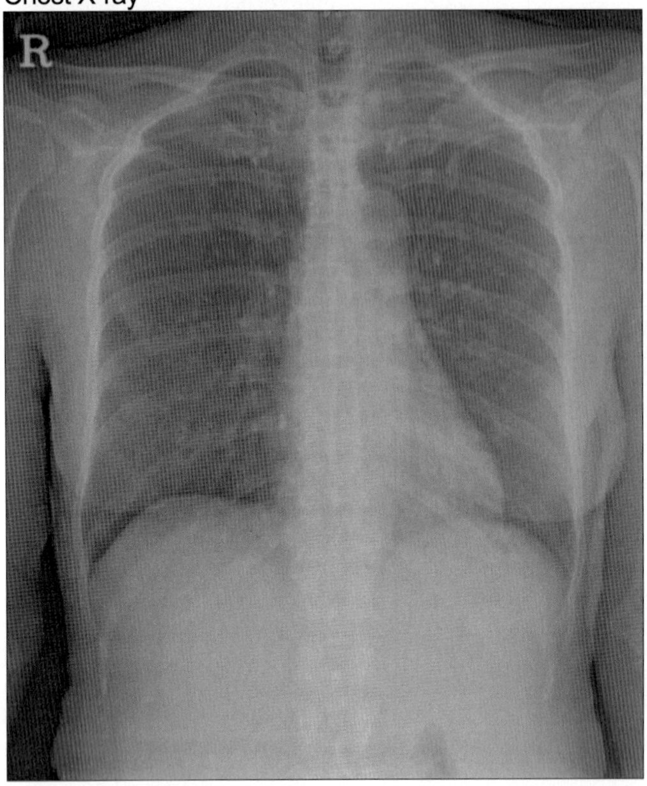

Chest X-ray 상 이상 소견은 보이지 않았다.

Initial Problem List

#1 Essential thrombocytosis, on allopruinol, anagrelide
#2 History of acute myocardial infarction s/p PCI
#3 Chronic hepatitis C
#4 Generalized bullous skin rash with desquamation
#5 Oral ulcer
#6 Febrile sense
#7 Ocular pain
#8 Leukocytosis
#9 Elevated C-reactive protein
#10 Elevated liver enzymes (hepatotoxic type)

Essential thrombocytosis (ET)
비교적 드문 chronic blood disorder로 골수에서 megakaryocytes에 의해 혈소판을 과다 형성하는 질환이다. 원인은 잘 모르며 드물게 급성골수성 백혈병 또는 골수섬유증으로 발전하기도 한다. 모든 환자에게 치료가 필요한 것은 아니나 혈전 또는 출혈의 위험성이 높은 경우 hydroxyurea, interferon-a, anagrelide, allopurinol 등을 사용할 수 있다.
[N Engl J Med 353 (1): 33-45]

Assessment and Plan

Acute-onset febrile illness를 동반한 체표면적 30% 이상을 침범한 skin lesion (diffuse erythema progressing to vesicles and bulla, sloughing of epidermis)과 비교적 흔한 원인 약제인 allopurinol을 복용한 점을 미루어 보아 TEN 가능성이 가장 높다고 생각했다. Skin biopsy 시행 시 다른 drug-induced rash에서 보일 수 있는 perivascular T-lymphocytes infiltration 외에도 full-thickness epidermal sloughing을 확인할 수 있다.

[Br J Dermatol 1956; 68:355]

#1 Essential thrombocytosis, on allopruinol, anagrelide
#4 Generalized bullous skin rash with desquamation
#5 Oral ulcer
#6 Febrile sense
#7 Ocular pain
#8 Leukocytosis
#9 Elevated C-reactive protein
#10 Elevated liver enzymes (hepatotoxic type)

A)	• Toxic epidermal necrolysis (TEN) due to drug • Staphylococcal scalded skin syndrome (4S) • Viral exanthema • Connective tissue disease
P)	• Diagnostic plan : - 원인가능 약제 분석 - skin biopsy 시행 • Therapeutic plan: - 원인이 될 수 있는 약 모두 중단 - NPO with adequate hydration - systemic steroid - steroid에 반응 없을 경우 IV immunoglobulin 투여

Stevens-Johnson syndrome/ TEN의 치료

1) glucocorticoids IV
2) immunoglobulin (with/without corticosteroid)
3) 그 외 plasmapheresis, ocular care, adequate hydration

#3. Chronic hepatitis C
#10. Elevated liver enzymes (hepatotoxic type)

A)	• Drug hypersensitivity • Chronic hepatitis C • Autoimmune hepatitis
P)	• Diagnostic plan : - check HCV RNA quantitative - work-up for autoimmune hepatitis • Therapeutic plan : - 원인이 될 수 있는 약 중단 - close observation and LFT follow-up

Hospital Day 1

#1 Essential thrombocytosis, on allopruinol, anagrelide
#4 Generalized bullous skin rash with desquamation
#5 Oral ulcer
#6 Febrile sense
#7 Ocular pain
#8 Leukocytosis
#9 Elevated C-reactive protein
#10 Elevated liver enzymes (hepatotoxic type)

	S)	조직검사 했어요.
	O)	• Drug history 파악 : 3개월 전부터 : plavix (clopidogrel), aspirin protect (aspirin) herben retard (diltiazem), concor (bisoprolol) lipitor (atorvastatin), cozaar (losartan) 1개월 전부터 : zyloric (allopurinol), agrylin (anagrelide) 4일 전 : 패독원, 호계원(한방감기약) 2일 전 : tylenol ER (acetaminophen) 1일 전 : methylprednisolone, peniramine • skin biopsy : sloughed epidermis with minimal perivascular lymphocytic infiltration
	A)	TEN due to allopurinol
	P)	IV methylprednisolone + IV immunoglobulin

#3 Chronic hepatitis C
#10 Elevated liver enzymes (hepatotoxic type)

	S)	C형 간염이 있어요.
	O)	• HCV RNA <12 IU/mL • Anti-HAV IgM (-) • Anti-mitochondrial Ab (-) • Anti-smooth muscle Ab (-) • Anti-LKM1 Ab (-) • Antinuclear Ab (-) • IgG 860.0 mg/dL, IgA 160.0 mg/dL, IgM 143.0 mg/dL
	A)	Liver enzyme elevation due to drug hypersensitivity
	P)	Observation and LFT follow-up

Updated Problem List

#1 Essential thrombocytosis, on allopruinol, anagrelide
#2 History of acute myocardial infarction s/p PCI (09.3월)
#3 Chronic hepatitis C
#4 Generalized bullous skin rash with desquamation ➔ Toxic epidermal necrosis due to allopurinol
#5 Oral ulcer ➔ #4
#6 Febrile sense ➔ #4
#7 Ocular pain ➔ #4
#8 Leukocytosis ➔ #4
#9 Elevated C-reactive protein ➔ #4
#10 Elevated liver enzymes (hepatotoxic type) ➔ #4

Hospital Day 34

#4 Generalized bullous skin rash with desquamation ➔ Toxic epidermal necrosis due to allopurinol		
	S)	소독하면서 조금 나아지는 것 같아요.
	O)	• 소독 시행하면서 desquamation 된 피부의 재상피화 진행 중임. • Evidence of secondary infection (-)
	A)	TEN due to allopurinol
	P)	IV methylprednisolone + IV immunoglobulin

Hospital Day 35

S)	가래가 나오기 시작하고 숨이 차요.
O)	• V/S : BP 108/70 mmHg, PR 114/min, RR 22/min, BT 38.2 ℃ • Chest : coarse breath sounds with end-inspiratory crackle in right upper anterior chest • CBC : 11,200 (seg 96%)-8.9/25.3-98K • ABGA : 7.49-23.0-69.9-17.5 (SaO2 96 % under room air) 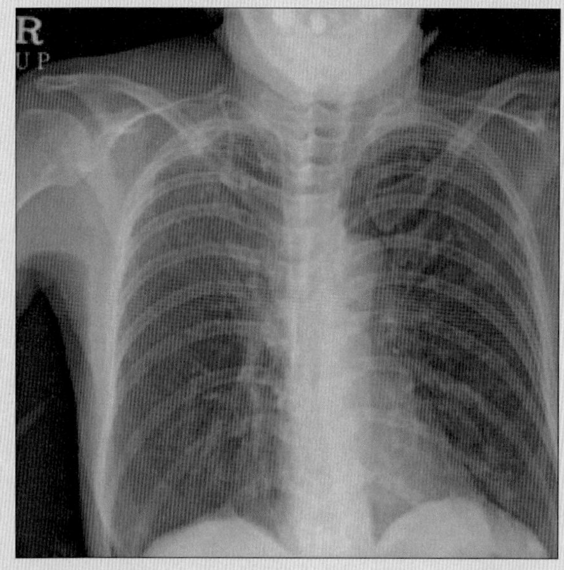
A)	Fever due to hospital-acquired pneumonia
P)	• Blood and sputum culture • Start empirical antibiotics (cefepime + vancomycin) • Chest x-ray serial follow-up • 경과 악화 시 further evaluation 위한 시행 chest CT 고려

Rt upper lung field 쪽으로 ground glass opacity가 새로 생겼다.

Updated Problem List

#1 Essential thrombocytosis, on allopruinol, anagrelide

#2 History of acute myocardial infarction s/p PCI (09.3월)

#3 Chronic hepatitis C

#4 Generalized bullous skin rash with desquamation → Toxic epidermal necrosis due to allopurinol

#5 Oral ulcer → #4

#6 Febrile sense → #4

#7 Ocular pain → #4

#8 Leukocytosis → #4
#9 Elevated C-reactive protein → #4
#10 Elevated liver enzymes (hepatotoxic type) → #4
#11 Hospital-acquired pneumonia

Hospital Day 39

#11 Hospital-acquired pneumonia		
	S)	숨쉬기가 힘들어요.
	O)	• V/S: BP 150/90 mmHg, PR 110/min, RR 28/min, BT 38.4℃ • ABGA : 7.32 - 31.0 - 58.0 - 16.0 (SaO_2 87 % under room air) (A-a) DO2 = 53 (60대 정상치 : 17~31 mmHg) • Blood culture : no growth • Sputum culture : methicillin-resistant *Staphylococcus aureus* (MRSA) 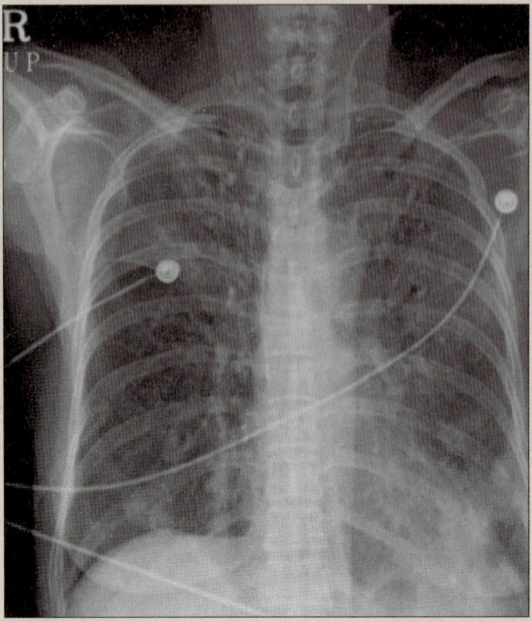 HD#39

<table>
<tr><td>O)</td><td>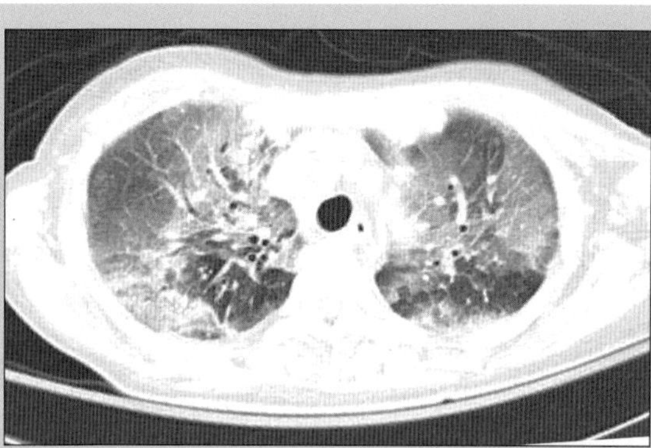
Chest CT (HD#39)</td></tr>
<tr><td>A)</td><td>• Opportunistic pneumonia with diffuse bilateral infiltrates:
- Infectious etiology
: bacterial infection, such as MRSA
: viral infection (influenza, parainfluenza, cytomegalovirus···)
: fungal infection (aspergillosis···)
: Pneumocystis jiroveci pneumonia
- Noninfectious etiology
: diffuse parenchymal lung disease (DPLD)</td></tr>
</table>

P)	• Diagnostic plan: - broncho alveolar lavage (BAL) 시행 : culture for bacteria/viruses/fungus : immunofluorescence assay for PNEUMOCYSTIS : Galactomannan test, PCR for viruses - Serum Galactomannan test - CMV antigenemia assay • Therapeutic plan : - intubation and mechanical ventilation 시행 - empirical antibiotics: cefepime + vancomycin 유지 - start trimethoprim/sulfamethoxazole (TMP-SMZ) plus steroid

Hospital Day 43

#11 Hospital - acquired pneumonia	
O)	• BAL 결과 : 정량배양 : no growth *P. jiroveci* (+), CMV culture (+) parainfluenza culture (+), aspergillus Ag (-) parainfluenza Ag (+) • Chest X-ray : 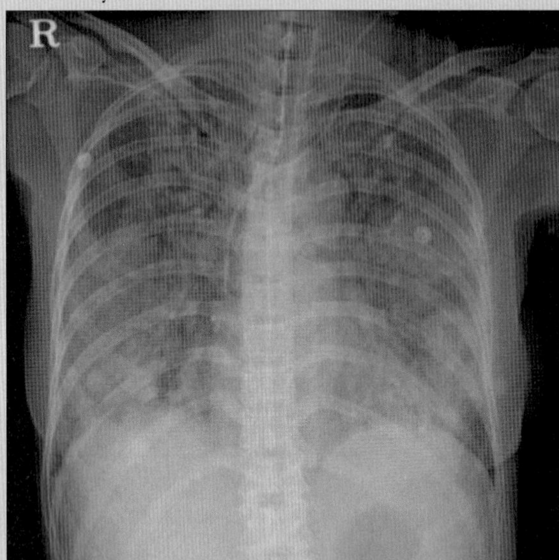
A)	• *Pneumocystis jiroveci* pneumonia • Parainfluenza and CMV co-infection, possible
P)	• Cefepime + vancomycin 유지 • Trimethoprim/sulfamethoxazole (TMP-SMZ) plus steroid 유지 • Ribavirin plus IV immunoglobulin for parainfluenza infection • IV ganciclovir for CMV infection • Repeat BAL

Updated Problem List

#1 Essential thrombocytosis, on allopruinol, anagrelide
#2 History of acute myocardial infarction s/p PCI
#3 Chronic hepatitis C
#4 Generalized bullous skin rash with desquamation ➡ Toxic epidermal necrosis due to allopurinol
#5 Oral ulcer ➡ #4
#6 Febrile sense ➡ #4
#7 Ocular pain ➡ #4
#8 Leukocytosis ➡ #4
#9 Elevated C-reactive protein ➡ #4
#10 Elevated liver enzymes (hepatotoxic type) ➡ #4
#11 Hospital-acquired pneumonia ➡ *P. jiroveci* pneumonia

Salvage therapy for *P. jiroveci* infection

(1) TMP-SMZ은 그대로 유지한 채 caspofungin 추가
(2) Caspofungin 투약 3일째에도 호전 없을 시 치료 실패로 판정하고 clindamycin + primaquine으로 교체

[Transplantation 2007; 84:685-8]

비록 sputum에서 MRSA가 동정되었으나 bilateral infiltrate이 새로 생겼고 비교적 long-term하게 steroid를 사용한 점을 고려 하여 TMP-SMZ(bactrim)을 시작하였다. TMP-SMZ 시작 후 임상적으로 악화될 수 있으므로 steroid를 함께 사용하였다.

BAL을 시행했을 시 여러 oraganism에 의한 infection을 비교적 높은 정확도로 진단할 수 있다. Pneumocystis의 경우 HIV 환자에서 BAL 시행만으로 97~100% 진단하게 된다. 반면 aspergillus antigen(galactomannan assay)은 sensitivity 64%, specificity 90%의 진단율을 보이며 CMV culture의 경우 양성으로 나오더라도 꼭 invasive disease를 의미하는 것은 아니다.

아직까지 parainfluenza infection에 효과적인 치료방법은 없다. aerosolized ribavirin±IVIG를 투여해 볼 수 있으나 viral shedding 또는 mortality를 줄인다는 증거는 없다.

Hospital Day 45

<table>
<tr><td colspan="2">#11 Hospital-acquired pneumonia ➜ P. jiroveci pneumonia</td></tr>
<tr><td>O)</td><td>• Repeat BAL 결과:
- 정량세균배양 : no growth
- P. jiroveci (+)
- CMV culture (-)
- parainfluenza culture (-)
- aspergillus antigen (+) : titer 3.18
• Serum aspergillus Ag (+) (titer 〉10.0)
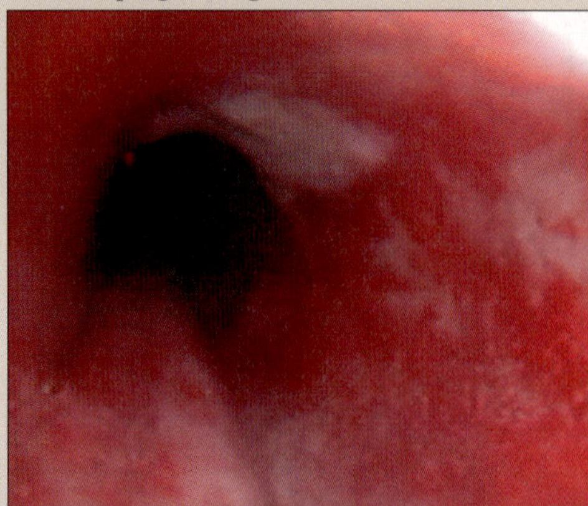
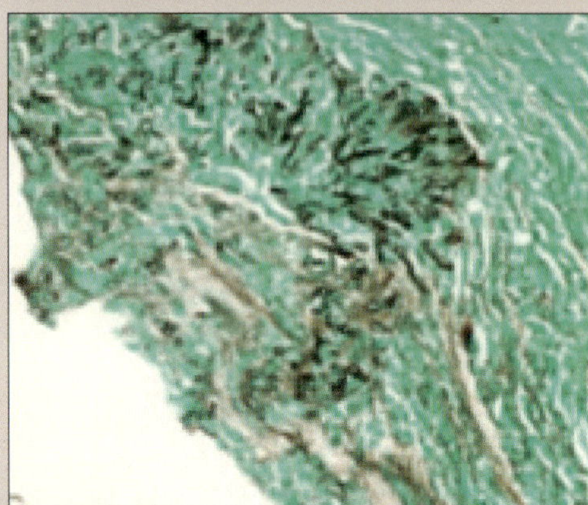</td></tr>
<tr><td>A)</td><td>• Pneumocystis jiroveci pneumonia, treatment failure
• Parainfluenza and CMV co-infection, possible
• Aspergillus tracheobronchitis</td></tr>
<tr><td>P)</td><td>Bactrim 대신 primaquine + clindamycin salvage therapy로 regimen 변경, Voriconazole 추가</td></tr>
</table>

Clinical Course

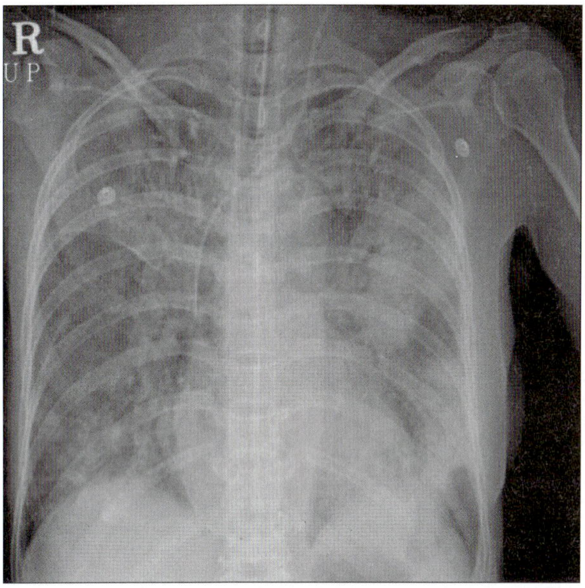

< HD#40 >

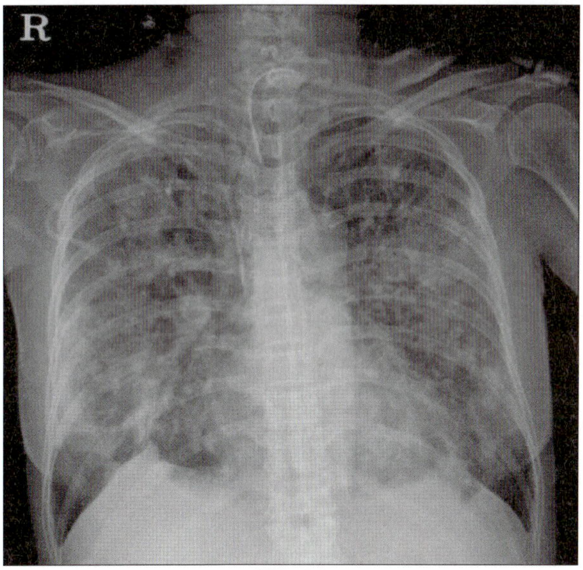

< HD#59 >

PCP salvage therapy를 하면서 환자 전신 condition 호전되어 O_2 tapering 하고 T piece trial 중이다.

Lesson of the case

Steroid 등 면역 억제제를 장기간 사용할 경우에는 항상 secondary 및 opportunistic infection에 유의해야 한다.